Monika Hohlmeier

Meine mageren Jahre
sind vorbei!

Monika Hohlmeier

Meine mageren Jahre sind vorbei!

*Mit kreativen Rezeptideen
von Monika Hohlmeier und
Harald Schultes*

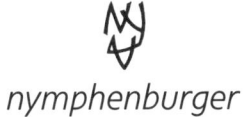

nymphenburger

Danksagung

Mein erster Dank richtet sich an Harald Schultes, der mir die Idee zu diesem Buch gab und mir während meiner Genesungszeit ein verlässlicher und treuer Berater war. Dass er dabei selbst entdeckte, dass er an einzelnen Lebensmittelunverträglichkeiten litt, führte dazu, dass ich »Meine mageren Jahre sind vorbei« schrieb. Von Herzen danke ich meiner Verlegerin Brigitte Fleissner-Mikorey, die mich mit unendlicher Geduld und Ruhe unterstützte und ganz nebenbei gemeinsam mit ihrem Bruder Michael, den entscheidenden Tipp zu meinem Buchtitel gab. Ihr Vater, Herr Dr. Herbert Fleissner, der das erste Gespräch mit mir führte, machte mir Mut, doch selbst ans Werk zu gehen. Ohne ihn hätte ich mich vielleicht doch nicht getraut! Einzelne Passagen dieses Buches wurden von Dona Kujacinski angeregt, deren temperamentvollen Kommentare ich nie vergessen werde. Die Hauptarbeit in der Zusammenarbeit mit mir hatten jedoch eindeutig meine Lektoren Carlo Günther und Eva Schrecklinger. Sie standen mit akribischer Genauigkeit an meiner Seite, gaben wertvolle Anregungen und öffneten mir die Augen, wenn ich beim Schreiben mal wieder vergaß, dass die Leser des Buches mein Leben natürlich nicht so gut kennen können wie ich – und sie machten mir bei Durststrecken immer wieder Mut. Meinem Vorsitzenden im Haushaltsausschuss Manfred Ach und allen meinen Kollegen danke ich dafür, dass sie mir nachsahen, dass ich in der Hauptphase des Schreibens nicht an allen Terminen teilnehmen konnte. Innerlich bewegt danke ich einem der großartigsten Menschen, denen ich in meinem Leben begegnet bin: Äbtissin Laetitia Fech. Ohne sie hätte ich niemals mein Selbstvertrauen in der Zeit meiner schweren Erkrankung und politischer Wirren behalten und ohne sie wäre dieses Buch nie entstanden. Fast mit einem siebten Sinn ausgestattet stand sie mir in den entscheidenden Momenten der schweren Jahre zur Seite, obwohl sie selbst einen 18-Stunden-Tag zu bewältigen hat. Ich bewundere sie für ihre immense Stärke und sensible Feinfühligkeit. Und nun ein ganz persönlicher Dank: Lieber Markus, liebe Michaela, lieber Michael, ohne euch würde ich heute nicht so gesund und munter über meine Erkrankungszeit geschrieben haben. Während des Schreibens habt ihr mich aufgemuntert, mir ständig Mut gemacht und wenn ich nicht so schnell vorankam und genervt war, sorgtet ihr dafür, dass nicht einmal mehr eine Maus über den Flur laufen durfte, um mich in meiner schriftstellerischen Kreativität zu stören. Ich fühle mich durch euch reich beschenkt und bin dankbar dafür!

Alle verwendeten Fotos stammen aus dem Privatarchiv der Autorin, außer das Foto auf Seite 126: AP Images, Frankfurt.

Die Rezepte stammen von Harald Schultes.
Mehr Infos unter www.haraldskochschule.de

Besuchen Sie uns im Internet unter
www.nymphenburger-verlag.de

© 2008 nymphenburger in der
F. A. Herbig Verlagsbuchhandlung GmbH, München
Alle Rechte vorbehalten
Umschlaggestaltung: Wolfgang Heinzel
Umschlagmotiv: Norbert Hellinger, München
Satz: Filmsatz Schröter, München
Gesetzt aus: 10,75/13,94 Punkt Sabon
Druck und Binden: GGP Media GmbH, Pößneck
Printed in Germany
ISBN 978-3-485-01145-7

Inhalt

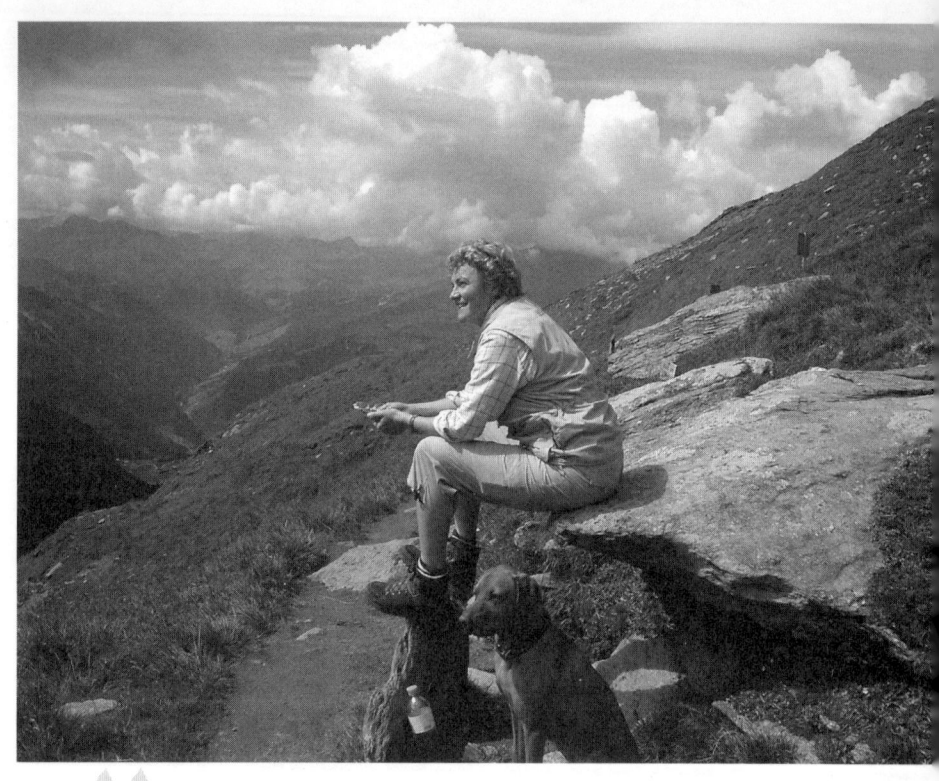

Der herrliche Ausblick nach einem anstrengenden Aufstieg.
Ein Sinnbild für meine letzten Jahre.

Auf dem Nullpunkt

Der Angriff kam aus dem Nichts und bestand aus einem Wort: Magersucht. Er traf mich am Abend des 22. Juli 2004, einem Donnerstag, im Münchner Hofbräukeller. Bis dahin war der Tag normal verlaufen. Aufstehen. Frühstücken mit der Familie. Ins Ministerium fahren. Termine in Hülle und Fülle wahrnehmen. Zwischendurch pünktlich Kartoffeln und Karotten essen. Der Abend war verplant mit einem Essen, zu dem Ministerpräsident Edmund Stoiber eingeladen hatte. Es sollte ein zwangloses Treffen werden zwischen den Mitgliedern des bayerischen Kabinetts und der CSU-Fraktionsspitze sowie den Vertretern der Presse. Ich war damals bayerische Staatsministerin für Unterricht und Kultus und stand im Mittelpunkt des Interesses. Allerdings nicht so sehr wegen der Debatte um fehlende Lehrer an den bayerischen Schulen oder der gerade tobenden Intrigenschlacht um meine politischen Ämter. Oh nein! Meine Figur war das Tuschel-Thema Nummer eins.

Ich hatte zu diesem Zeitpunkt über zwanzig Kilo verloren, wog deutlich unter sechzig Kilo, was bei einer Größe von 1,78 Meter schlicht zu wenig ist. Den Grund, eine über Jahre andauernde Autoimmunerkrankung, die durch eine Medikamentenunverträglichkeit ausgelöst worden war und erhebliche Stoffwechselprobleme verursachte, kannte außer meiner Familie und einer Handvoll engster Vertrauter keiner. Das führte zu Spekulationen über meinen Gesundheitszustand, zumal meine Essgewohnheiten zwangsweise spartanisch geworden waren: Ich lebte seit vielen Monaten von Kartoffeln, Karotten, Olivenöl und noch ein paar weiteren Gemüsesorten, fast alle anderen Lebensmittel waren von der Essensliste gestrichen – damit ich nicht noch mehr Gewicht verlor. Unaufhaltbares, unkontrolliertes Abnehmen, davor hatte ich inzwischen Panik. Andere lebten von Diät zu Diät, kämpften mit den Pfunden und ich beneidete sie darum. Was für eine verkehrte Welt! Natürlich hatten viele meinen Gewichtsverlust mitbekommen, aber keiner wusste, was es damit auf sich hatte, sodass Gerüchten Tür und Tor geöffnet war. Der schwierigen politischen Situation, in der ich mich befand, war dies auch nicht zuträglich. Ich wollte jedoch keine Erklärungen abgeben, denn mein Gesundheitszustand war prekär und ungeklärt. Lange Zeit konnte mir kein Internist, kein Facharzt meinen Zustand medizinisch begründen und mir eine wirksame Therapie anbieten. Ich erholte mich mithilfe einer alternativen Behandlungsmethode nur langsam und mit eiserner Disziplin und war mir alles andere als sicher, ob ich vollkommen genesen würde. Was sollte ich also erklären?

An jenem Abend im Hofbräukeller ging es mir nicht besonders gut. Ich war erschöpft, meine gesamte Augenpartie aufgrund eines Quincke-Ödems, das mit der Autoimmunerkrankung einherging, entzündet und dick angeschwollen. Das schlimmste daran war ein heftiges, ständiges Brennen. Während ich die fühlbar neugierigen Blicke in meinem Rücken ignorierte und mich mit einigen Kollegen und Journalisten unterhielt, brach plötzlich eine Vertreterin der Presse ohne Entschuldigung in unser Gespräch ein und fragte ansatzlos, seit wann ich magersüchtig sei. Alles um mich herum hielt den Atem an. Nach einer Schrecksekunde sagte ich freundlich lächelnd zu der Dame: »Tut mir leid, mit Magersucht kann ich Ihnen nicht dienen. Ich darf wegen einer Erkrankung zurzeit nur nicht alles essen. Sie werden mir doch meine gute Figur nicht neiden?«

Wie ich es geschafft habe, mich nicht zu rechtfertigen, sondern das Ganze humorvoll zu parieren, ist mir heute schleierhaft. Danach bin ich noch einige Zeit bei der Veranstaltung geblieben. Geheult wie ein Schlosshund habe ich erst zu Hause. Wegen der menschlichen Niedertracht, die gesundheitliche Schwäche eines Menschen nicht nur in aller Öffentlichkeit bloßzustellen, sondern sich auch noch diebisch darüber zu freuen. Doch das war nichts gegen das, was noch kommen sollte.

Dachte ich zunächst:»Vergiss diese Journalistin, sie kann dich doch gar nicht verletzen«, wurde ich bald eines Besseren belehrt. Sie konnte es. In diesem Moment, in dieser Situation konnte sie es. Ich war schwach. Die öffentliche Bloßstellung traf mich mit einer Wucht, mit der ich nicht gerechnet hatte. Magersucht! Was für eine Verleumdung! Alles kam hoch: meine Krankheiten, unter denen ich seit 2002 litt, die damit verbundenen Entbehrungen, die Schmerzen. Besonders quälend war jedoch das Gefühl der Ohnmacht, sich nicht gegen persönliche Angriffe schützen zu können, sich immer rechtfertigen zu müssen, nicht einfach nur Mensch sein zu dürfen, wenn es einem schlecht geht. Und dann auch noch auf der politischen Ebene persönlich angegriffen zu werden und viel zu wenig Kraft für die politische Auseinandersetzung zu haben.

Ich brach seelisch zusammen, war auf dem Nullpunkt angelangt. Ich habe geweint, immer wieder. Meistens heimlich, weil ich meine Familie nicht noch mehr belasten wollte, die bis heute fest an meiner Seite steht und ohne die ich diese schweren Jahre nicht überstanden hätte. Den Krankheitsverlauf einer Autoimmunerkrankung kennt niemand genau. Die Auswirkungen reichen bis hin zu Organversagen. Bei mir waren die Nieren extrem stark angegriffen, aber auch Bauchspeicheldrüse und Leber kämpften mit der Erkrankung. Ich hätte sterben können.

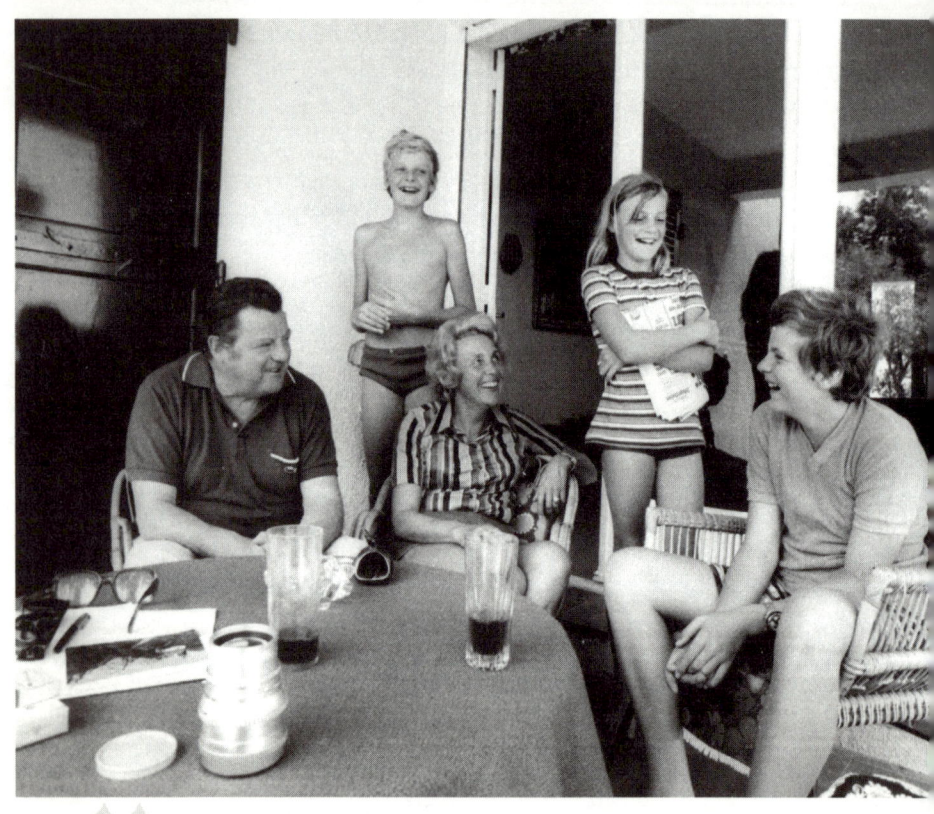

Ein Bild aus schönen Familienzeiten in unserem südfranzösischen Ferienhaus. Von rechts: mein Bruder Max, ich, meine Mutter, mein Bruder Franz Georg und mein Vater.

Von Hamsterbacken, Essigknödelschlachten und falscher Milch

Als Kind war ich eine schlechte Esserin. Eine ganz schlechte sogar. Auf meinen Rippen könne man Klavier spielen, spottete unsere Familie. Meine Mutter, unsere Hauswirtschafterin Kethi und Traudi, mein Kindermädchen, hatten ihre liebe Not mit mir. Wie oft mir unsere resolute Kethi mit dem Nudelholz am liebsten eines auf den Allerwertesten gegeben hätte, weil ich ihr schönes Essen verschmähte, hat sie mir nie verraten. Es hätte auch nicht viel genützt: Mein Allerwertester steckte meistens in Lederhosen.

Meine Brüder und ich hatten eine traumhafte Kindheit. Natürlich blieben uns die politischen Turbulenzen der damaligen Zeit nicht ganz verborgen, aber insgesamt gelang es unseren Eltern, vor allem unserer Mutter, sehr gut, missliebige Zeitgenossen oder politischen Ärger von uns fernzuhalten. Wir wuchsen im Paradies auf. In einer heilen Welt. Frei, beschützt und geliebt von unseren Eltern. Unser Zuhause war ein zu einem ehemaligen Benediktinerkloster gehörender Gebäudeteil mit hohen Gewölben und im bayerischen Rott am Inn. Südlich angrenzend lag ein großer Garten, auf dessen terrassenförmigen Ebenen alles wuchs: Williamsbirnen, kleine Obstbirnen, Frühäpfel, Himbeeren, rote und schwarze Johannisbeeren, Stachelbeeren, Brombeeren, Erdbeeren, Kirschen, Zwetschgen, Aprikosen und Blumen – herrliche Blumen. Großvaters Rosenbeete boten eine Idylle, wie es sie wohl nur noch selten gibt. Jeden Tag wanderte er an den Rosen entlang und schnitt sie zurecht. Für mich war unser Garten der Garten Eden. Es gab auch eine Trauerweide, an deren »Lianen« wir immer Tarzan spielten, ein Hexen-

> Wir wuchsen im Paradies auf. In einer heilen Welt. Frei, beschützt und geliebt von unseren Eltern.

häuschen, das uns als Abenteuerhaus diente und einen riesigen Sandkasten, dessen Ausmaße für einen Kinderspielplatz ausgereicht hätten. Klettern, rennen, schaukeln, toben und schreien konnten wir Kinder nach Herzenslust. Neben dem Park lag der Rotter Friedhof, auf den ich später noch zu sprechen komme.

Ich war ein wildes Kind und habe zusammen mit meinen Brüdern und meiner besten Freundin Rosi schon im Kleinkindalter alles Mögliche angestellt. Die Geschichte mit dem Apfelbaum werde ich nie vergessen: Er stand in unserem Garten und seine Äste reichten bis fast auf die Erde, sodass auch Kinder ohne weiteres hinaufklettern konnten. Eines Tages saß ich mal wieder auf einem der obersten Äste, weil ich der Überzeugung war, dass es dort die saftigsten Äpfel gibt. Beim Runterklettern rutschte ich ab und blieb an einem Aststumpen hängen, der sich tief unter meine Haut im Solarplexus direkt unterhalb des Brustbereichs bohrte. Es tat höllisch weh, ich schrie Zeter und Mordio. Max, der mich da oben hängen sah und brüllen hörte, raste zum Gartentor und schrie aus Leibeskräften: »Hilfe! Hilfe! Die Moni hat sich aufgehängt! Die Moni hat sich aufgehängt!« Alles, was in Rott am Inn Beine hatte und laufen konnte, befand sich binnen einer Minute in unserem Park. Das halbe Dorf war zusammengelaufen. Meine Mutter stürzte zu mir und hievte mich dank ihrer Größe vom Aststumpf. Sie war so glücklich, die »Erhängte« heulend, aber quietschlebendig vor sich zu sehen, dass sie das Schimpfen völlig vergaß. Bis auf die Verletzung am Brustkorb und dem Schreck war Gott sei Dank nicht viel passiert. Da die Wunde, die der Ast hinterlassen hatte, jedoch stark blutete, wurde ich zum Arzt transportiert und genäht. Bis auf ein Loch, das mich noch einige Jahre an das stolze Ereignis erinnerte, blieb aber nichts zurück.

Wir drei Straußkinder waren eine wilde und temperamentvolle Bande im Alter von fünf bis acht Jahren, an der Ärzte und Krankenschwestern im Lauf der Jahre noch ihre große Freude haben sollten, vor allem das Personal im Krankenhaus von Bad Aibling. Eines schönen Tages wurden wir dort alle gleichzeitig eingeliefert und in einem Zimmer untergebracht. Was war geschehen? Max hatte einen Leistenbruch, Franz Georg einen Nabelbruch und eine Blinddarmentzündung, ich hatte einen Leistenbruch und einen Nabelbruch. Unsere Mutter war, wegen der ganzen Brüche und Entzündungen, mit den Nerven am Ende und beschloss, alle ihre Kinder auf einen Streich operieren zu lassen. Franz und ich waren zuerst dran, Max als Letzter .

Obwohl ich Schmerzen hatte, war ich nach drei Tagen bereits relativ zankfreudig, weil meine Brüder es auch im Krankenhaus nicht lassen konnten, mich zu ärgern. Nachdem das Mittagessen – Nudelsuppe, zum Nachtisch Pudding – gebracht worden war, eskalierte der Streit. Ich hatte eine Sauwut auf meine Brüder und begann mit Kissen zu schmeißen. Max und Franz Georg warfen natürlich zurück. Dass die Kissen nicht nur auf den Betten und in unseren Gesichtern landeten, war unvermeidbar. Einige davon flogen punktgenau in die Suppenteller und Dessertschüsselchen. In dem Zimmer sah es aus wie in einem Schweinestall. Überall in den Betten und am Boden klebten die Reste der Nudelsuppe gemischt mit dem Pudding.

Als die Krankenschwester die Sauerei sah, bekam sie einen Anfall und informierte die Klinikleitung. Diese fackelte nicht lange und rief ihrerseits Marianne Strauß an mit der Bitte, ihren ungezogenen Nachwuchs umgehend aus der Klinik abzuholen. Mutter war stocksauer und pfiff uns an, dass es rauchte. Ihre Standpauke ist mir bis heute in bester Erinnerung. So bekamen wir zu hören, ob wir nicht wüssten, wie wir uns zu benehmen hätten? Und dass man Essen zu würdigen habe, wo so viele Menschen auf der Welt Hunger litten und dass auch in Deutschland die Zeit der zwei Weltkriege mit ihren entsetzlichen Hungersnöten noch nicht lange zurückliegen würde. Wir saßen ziemlich kleinlaut im Auto, denn uns war völlig klar, was unsere Mutter meinte. Hatten wir doch von der Schwester meines Vaters Tante Maria oder Kethi schon so manches Mal von diesen entbehrungsreichen Kriegs- und Nachkriegszeiten gehört, wenn wir mal wieder das eine oder andere nicht essen wollten. Aber bei unserer Mutter war uns das neu. Ganz vorsichtig starteten wir Erklärungsversuche, denn wir hatten das Essen ja gar nicht treffen wollen. Die Kissen trafen nur nicht immer das vorgesehene Ziel. Da war aber mit ihr nicht gut Kirschen essen, denn sie antwortete nur knapp, dass man schon wissen müsse, wo man sich Kissenschlachten erlauben könne und wo nicht. Wir schämten uns schweigend dafür. Nie wieder hinterließen wir eine derartige Sauerei.

Meine erste Erinnerung an Essen verbindet sich mit gemischten Gefühlen. Schon als kleines Kind konnte es passieren, dass ich Essen rigoros verweigerte. Warum es mir nicht schmecken wollte, weiß ich bis heute nicht genau. Damals kannte man Lebensmittelunverträglichkeiten oder Stoffwechselprobleme bei Kindern noch nicht. Aßen sie schlecht, schenkte man dem meist keine Beachtung, da man es für Ungezogenheit und Bockigkeit hielt, wenn nicht aufgegessen wurde. So ging es auch mir. Kethi und Mami legten Wert darauf, dass wir eine gute Mischkost erhielten. Es gab viel Gemüse, Obst und Mehlspeisen und immer wieder Fleisch, ab und zu auch Fisch. Fettes Fleisch kam eher selten auf den Tisch – was mich freute, da ich mich davor fürchterlich ekelte! Vor allem fettes Schweinefleisch, fette Wurst oder fetter Schinken lösten bei mir regelrechte Würgegefühle aus. Ich brachte sie einfach nicht hinunter und pulte jeden noch so kleinen Fitzel Fett heraus. Mein Albtraum in der Rubrik Gemüse dagegen war Sellerie. Den mochte ich einfach nicht. Egal ob roh oder gekocht. Doch meine Mutter und Kethi gaben nicht auf und versuchten immer und immer wieder, mir diese Knolle schmackhaft zu machen: als Salat, gebacken, gebraten, als versteckte Beilage, in edlem Waldorfsalat … Umsonst. Wenn ich dieser Speisen auch nur von der Ferne ansichtig wurde, dann war mir schon schlecht, und ich verweigerte jeden Bissen. Mit Sellerie war bei mir kein Blumentopf zu gewinnen.

Überhaupt saß ich so manches Mal blass und verstockt vor meinem Teller und nahm keinerlei sanfte Hinweise, dass Essen doch wichtig sei, oder handfeste Ermahnungen zur Kenntnis. In

>> *Damals kannte man Lebensmittelunverträglichkeiten oder Stoffwechselprobleme bei Kindern noch nicht.*

punkto Nahrung war ich ein Spezialfall: Ich aß einfach nicht. Warum? Darüber lässt sich im Nachhinein nur spekulieren. Am liebsten futterte ich knackige Semmeln, dick mit Butter und Erdbeermarmelade bestrichen. Pfannkuchen, Kaiserschmarrn und Wiener Schnitzel mit Preiselbeeren und Zitrone waren der absolute Renner. Auch so manche Suppe fand meine Anhängerschaft: Pfannenkuchensuppe, verschiedene Gemüsecremes oder die heißgeliebten Buchstabennudeln in Rinderbouillon. Auf deutliche Ablehnung stieß dagegen Brotsuppe, die unsere Kethi so gerne mochte.

Wenn unsere Eltern unterwegs waren, aß ich mit meinen Brüdern Max und Franz Georg meistens im Kinderzimmer, wobei sich Kethi dafür verantwortlich fühlte, uns ordentliche Tischmanieren beizubringen. Sie lehrte uns, einen Tisch gepflegt zu decken, mit Stoffservietten und namensgravierten Serviettenringen, die Gabel links, das Messer rechts, den Löffel für eine Suppe neben das Messer und das Dessertbesteck oben quergelegt. Es kamen immer eine Tischdecke oder auch Sets auf den Tisch. Mittags und abends saßen wir pünktlich gemeinsam am Tisch und lernten, wie Besteck richtig in die Hand genommen wird. Das Essen durften wir uns selber nehmen, wobei sie darauf achtete, dass es nicht zu wenig war. Uns Kindern sollte es schließlich gut gehen. Und da begann mein Problem.

Bis auf die bereits erwähnten Lieblingsspeisen brachte ich gerade noch Hühnerfrikassee mit Reis, Brathendl mit Pommes frites, Kalbsschnitzel als Rahmschnitzel mit viel Soße, Kartoffelbrei und Karottengemüse oder Forelle mit Kartoffeln, flüssiger Butter und Salz hinunter. Ich legte mir nicht nur wenig auf den Teller, ich ließ es dort auch oft liegen. Nachdem Lob oder gutes Zureden hier ebenfalls nicht fruchteten, versuchte es Kethi mit Strenge. Ich musste so lange am Tisch sitzen bleiben, bis ich aufgegessen hatte. Zumindest einen großen Teil des auf meinem Teller liegenden Essens musste ich zu mir nehmen. Und was tat die kleine Moni? Entweder sie aß trotzdem nicht oder sie stopfte sich das Essen wie ein Hamster in beide Backen und sprach kein Wort mehr. Danach ging es zum Mittagsschlaf. Wenn ich das Essen nicht vorher heimlich ausspucken konnte, haben es mir Traudi oder Kethi herausgeholt. Es gab aber auch Tage, an denen ich mit meinen dicken Hamsterbacken geschlafen habe. Meine Mutter erkannte bald, dass bei mir mit Strenge wenig zu erreichen war. Also wurde ich für jeden Bissen gelobt, den ich zu mir nahm. Alle machten mit, sogar mein Bruder Franz: »Kethi, schau mal, wie toll die Moni heute gegessen hat.« Als hätte ich gerade eine sensationelle Leistung vollbracht. Vielleicht war es das damals auch für mich. Jedenfalls, die Methode hatte Erfolg. Bald hatte ich mir die Hamsterbacken abgewöhnt – was jedoch nicht bedeutete, dass ich von nun an mehr aß.

Ich blieb ein schlechter Esser. Die genauen Gründe dafür waren über viele Jahre unklar. Ich weiß heute nur noch, dass ich häufig unter Bauchweh und starken Blähungen litt. In der damaligen Zeit schenkte man dem aber nicht allzu viel Aufmerksamkeit, da ich ansonsten ja prachtvoll heranwuchs und mir bis auf die üblichen Kinderkrankheiten nichts zu fehlen schien. Die Behauptung, dass Kinder all das ablehnen würden, was ihnen nicht guttut, teile ich aus meiner persönlichen Erfahrung heraus eher nicht. Bei Kaiserschmarrn, Pfannkuchen, Torten, Spätzle, Cordon Bleu vom Schwein, Tiroler Speck oder der krossen Kruste einer guten Schweinshaxe verlassen mich bis heute meine guten Instinkte. Ich würde diese Speisen und etliches andere mehr am liebsten jeden Tag essen, doch darf ich mir solche Sünden nur noch ab und zu leisten, denn die Strafe folgt auf dem Fuß. Aber das wusste ich damals noch nicht.

Mein drei Jahre älterer Bruder Max war im Kleinkindalter ebenfalls ein miserabler Esser, und um uns beiden das Essen schmackhaft zu machen, wurden unterschiedliche Methoden erfunden. Fröhlichkeit war dabei das oberste Gebot. Essen sollte uns Freude bereiten und nicht erzwungen werden. Da gab es zum Beispiel das Wettessen. Wenn so eine Riesenschüssel mit Essigknödeln vor uns Kindern stand, dann hieß es: Auf die Plätze! Fertig? Los! Wir rissen die Gabeln vom Tisch und stießen sie in die

Semmelknödel, die in einem Sud aus Zwiebeln, Essig, Öl, Salz und Pfeffer lagen. Die Zwiebeln hingen uns in der Hektik links und rechts aus den Mündern – nichts hatte mehr Platz, und trotzdem verschlang ich in einem Affenzahn noch einen Knödel und noch einen Knödel, sonst hätten meine Brüder mir ja alle weggeschnappt, und das durfte auf keinen Fall passieren! Ich wollte doch genauso viele schaffen wie sie.

Fröhlichkeit war dabei das oberste Gebot. Essen sollte uns Freude bereiten und nicht erzwungen werden.

Kethi tat so, als würde sie nichts bemerken, oder stand grinsend in der Küchentür und beobachtete mit staunendem Vergnügen die Schlacht um die heißgeliebten Essigknödel, und ehe sie sich versah, war die Schüssel ratzeputz leer.

Ähnlich hoch her ging es beim Pfannkuchenwettessen. Während Kethi in der Küche Pfannkuchen im Akkord backen musste, saßen wir am Tisch und stopften uns einen nach dem anderen rein. Was für ein Spaß! Bei diesem Spiel ging es nicht um Zeit, sondern um Masse. Kaum waren wir in die Küche gestürmt, lagen auch schon goldbraun gebratene Pfannkuchen auf unseren Tellern, zurück am Kindertisch bestrichen wir sie mit köstlicher selbst gemachter Marmelade und rollten sie ordentlich ein – so waren die Regeln. Dann wanderten sie Stück für Stück in unsere weit aufgesperrten Münder. Es muss ausgesehen haben wie beim Füttern von Vogelküken. Wir verdrückten Unmengen. Da war keine Rede von Essensunlust oder gar -verweigerung. Wir waren glücklich und aßen, was die Küche hergab. Wer die meisten schaffte, war Sieger. Oft war das Franz Georg, der glatt über ein Dutzend Rollen verputzen konnte. Ich war zwar mit sieben, maximal acht Stück das ewige Schlusslicht, aber der Zweck war erfüllt – ich hatte gegessen, und das mit großer Freude.

War es für Kethi und unsere Mutter schon schwer, meine Brüder und mich für normales Essen zu begeistern, so schien es bei gesunden Zutaten schier unmöglich zu sein, uns überhaupt in die Nähe des Tisches zu bewegen. Max, Franz Georg und ich mochten zum Beispiel keinen Salat, obwohl der in der Gärtnerei meiner Großeltern in geradezu wunderbarer Vielfalt wuchs. Trotz verschiedenartigster Zubereitungen versuchten wir, uns vor dem Grünzeug zu drücken, so gut wir konnten. An zwei Salatblättern kauten wir ebenso lang wie ein Wiederkäuer. Es war geradezu erbarmungswürdig, wie ich mich aufführte. Da ersann unsere Mutter eine besonders raffinierte List: Sie verbot uns, Salat zu essen. Zuerst waren wir ja ganz erbaut über den Meinungsumschwung, da wir glaubten, uns erfolgreich durchgesetzt zu haben. Weit gefehlt! Wenn mein Vater nach Hause kam, und das war in der Regel nur am Wochenende der Fall, stellte sie jedes Mal eine herrliche Schüssel voll knackfrischem Salat vor ihn hin, sah uns streng an und sagte: »Kinder, der Salat ist nur für Papi. Ihr dürft kein Blatt essen, denn so viel haben wir davon nicht.« Wie zufällig stand sie zwischendurch auf, um etwas Dringendes zu erledigen und verließ das Zimmer. Was wir nicht ahnten: Es war ein abgekartetes Spiel zwischen unseren Eltern. Kaum war sie weg, steckte uns unser Vater heimlich schnell ein paar Blättchen zu. Was für ein Genuss! Wir mampften so viel wir in der Kürze der Zeit, bevor Mami zurückkam, herunterbekommen konnten. Von Mal zu Mal wurden die Schüsseln wie auch unser Appetit auf Salat größer, bis wir uns am Ende sogar darüber beschwerten, weshalb es eigentlich immer nur am Wochenende Salat gab. Unsere Mutter schmunzelte, und der Speiseplan wurde nach unserem Wunsch im Nu geändert.

Sobald ich auf den Geschmack gekommen war, ging ich in die Gärtnerei unserer Großeltern räubern. Mal stibitzte ich eine Gurke, mal einen Kohlrabi oder Erbsen, ich riss gelbe Rüben aus der Erde und verspeiste sie wie alles andere umgehend. Frau Kulanek, die die Gärtnerei betrieb, war zwar über meine Räuberei nicht allzu begeistert, duldete sie aber in freundlicher Weise und schenkte mir sogar ab und zu etwas, zum Beispiel die von ihr gezogenen Walderdbeeren, die eine regelrecht magische Anziehungskraft auf mich ausübten. Auf dem Heimweg vom Kindergarten oder später von der Schule machte ich regelmäßig einen Umweg zu den heißgeliebten Gemüsebeeten. Nachmittags war ich zumeist auf dem Bauernhof von Englhausers bei meinen Freunden Rosi,

Hansi und Jakob sowie den kleinen Zwillingen Karin und Christine. Auch hier holten wir Obst von den Bäumen und Gemüse von den Feldern, weil wir den gesamten Bauernhof als unseren persönlichen Abenteuerspielplatz betrachteten. Ich lernte sogar melken. Mein Hunger zu den geregelten Essenszeiten hielt sich durch die Rohkostfutterei natürlich noch mehr in Grenzen, aber sie tat mir gut, und ich fühlte mich pudelwohl dabei. Dass von mancher Seite immer noch vor zu viel Rohkost gewarnt wird, kann ich nicht verstehen. Wenn sich Magen und Darm daran gewöhnt haben und nicht von Weißmehl, Konserven, Knabberzeugs und Süßigkeiten geschädigt sind, verträgt fast jeder Mensch Rohkost gut. Es sei denn, man isst fünf verschiedene Kohlsorten in Kombination mit weißen und roten Bohnen auf einmal …

Für uns Kinder vom Land war selbstverständlich, wovon viele Kinder in der Stadt nur träumen konnten. Selbst gemachter Sirup, frische Himbeeren, schwarze und rote Johannisbeeren, Stachelbeeren, Erdbeeren, Walderdbeeren standen uns je nach Jahreszeit zur Verfügung. Eis mit heißen Himbeeren oder Kirschen liebte ich über alles, Zwetschgen- und Apfeldatschi mit Zimt und Zucker wurden von uns blechweise vertilgt – am liebsten lauwarm, wovon wir natürlich Bauchweh bekamen. Aber auch sonst litt ich oft unter heftigen Verdauungsstörungen, obwohl ich bei der ausgewogenen Ernährung eigentlich vor Gesundheit hätte strotzen müssen. Es zeichnete sich damals schon ab, dass ich nicht alles vertrug, was allgemein bis heute als gesund erachtet wird. Ich liebte frische Milch. Erst später sollte ich erfahren, dass mein Körper mit der Verarbeitung von Milcheiweiß Probleme hat und sich dagegen zur Wehr setzt. Als Getränk zum Essen gab es neben selbst gemachtem Johannisbeersirup mit Leitungswasser oft frische Kuhmilch, die wir, noch warm, vom Bauern Englhauser holten. Ich liebte diese frische Milch besonders dann, wenn Beeren aus unserem Garten darin schwammen oder wenn Kethi heißen Kakao zubereitete.

Dass mir Milch und Mehl einmal gefährlich werden könnten,

ahnte ich damals noch nicht. Neben Milch galt in meiner Kindheit nämlich weißes Weizenmehl nicht nur als gesund und nahrhaft, sondern auch als magen- und darmschonend. Ich weiß nicht mehr, wie oft bei mir Zwieback mit Kamillentee auf dem Speiseplan stand, wenn mein Darm zur Abwechslung mal wieder mit Durchfall reagierte. Überhaupt bestanden viele Speisen aus Milch, Eiern und weißem Weizenmehl: Schinkennudeln mit Ei, Nudelauflauf, Semmelknödel, Dampfnudeln mit Vanillesoße, Weizenbrot oder Weizensemmeln, Apfelstreuselkuchen und so weiter. Von meinen heiß geliebten Pfannkuchen, Kaiserschmarrn, Zwetschgendatschi oder den selbst gebackenen Weihnachtsplätzchen ganz zu schweigen. So manches Mal musste sogar unser Kinderarzt, Onkel Karl, ein alter Freund der Familie, gerufen werden. Die Diagnose: Verstopfung und Bauchkrämpfe. Nach gesundheitlichen Gründen wurde damals nicht gesucht. Ich wurde eher verdächtigt, heimliche Süßigkeitsreserven angelegt zu haben.

» Dass mir Milch und Mehl überhaupt einmal gefährlich werden könnten, ahnte ich damals noch nicht. «

Das mit den Süßigkeitsreserven hatte durchaus einen Grund: Ich liebte alle Arten von Süßigkeiten, allen voran Plätzchen. Daher war Weihnachten in Rott am Inn für mich in kulinarischer Hinsicht die schönste Zeit. Jedes Jahr wieder wurde ich vom Duft des frisch aus dem Ofen kommenden Gebäcks verzaubert, vor allem von den von unserer Kethi göttlich zubereiteten Spitzbuben: Mürbteigplätzchen mit selbst gemachtem dunklem Johannisbeergelee. Und erst das Spritzgebäck! Da läuft mir bis heute das Wasser im Mund zusammen! Wenn Kethi mit dem Plätzchenbacken begann, spähten wir Kinder stets durch den Türspalt und lauerten darauf, sobald sie uns den Rücken kehrte, schnell, schnell in die Küche zu huschen, um vom Teig zu naschen. Am liebsten wären wir in dieser Jahreszeit den ganzen Tag beim Ausstechen der Plätzchen dabei gewesen. Die Formen waren einfach zu schön: große und kleine Sterne, Tannenbäume, Hasen, Monde. Herrlich! Das Plätzchenbacken verlief jedoch nicht immer in vorweihnachtlicher Stimmung, da unsere Kethi ganz schön zornig werden konnte. So jähzornig, dass unser Großvater einmal behauptete:»Wenn der Herrgott den Zorn noch nicht erfunden hätte, dann hätte es die Kethi getan!«Sie konnte fluchen wie ein Bierkutscher.

Kethi bearbeitete gerade einen Mürbteig, und der wollte nicht so, wie sie wollte. Plötzlich fing sie zu schimpfen an. Erst leise und dann immer lauter – richtig derbe bayerische Flüche. Während wir mit den Ohren an der Küchentür klebten, bekamen wir mit, dass der Grund ihrer Wut der Mürbteig war, der ständig am Nudelholz kleben blieb. Auf einmal wurde es still. Wir öffneten leise die Tür und guckten vorsichtig in die Küche – und wurden Zeugen eines denkwürdigen Spektakels: Die Fenster lagen erhöht, und man musste auf zwei Simse steigen, um sie zu öffnen. Kethi kletterte zunächst auf den ersten Sims, richtete sich auf, erklomm dann auch den zweiten und öffnete das große Fenster, das wie alle anderen durch ein schmiedeeisernes Gitter geschützt war. Dann stieg sie wieder hinunter, nahm den Mürbteig vom Nudelholz und schmiss ihn zielsicher mit voller Wucht durch das Gitter auf den angrenzenden Friedhof, wo er mitten auf einem Grab direkt neben dem Kircheneingang landete.

Tante Maria, die zu Besuch war und den Eklat mitbekam, geriet völlig außer sich, schrie»um Gottes willen!«, raste – tiefgläubig wie sie war – zur Haustür hinaus, um das Haus herum, rein in den Friedhof, hin zum Grab, wo der Mürbteig auf der schwarzen Erde lag, steckte ihn, nachdem sie sich vergewissert hatte, dass niemand den Vorfall mitbekommen hatte, ganz verstohlen unter ihre Jacke und ging dann gemessenen Schrittes zurück ins Haus. Diesen Anblick werde ich nie vergessen. Wir Kinder verfolgten atemlos das Geschehen. Kethi sprach kein Wort, wandte Tante Maria demonstrativ den Rücken zu, als diese durch die Küchentüre trat und tat so, als sei nichts gewesen. In ihrer Wut ignorierte sie sogar die vorsichtig artikulierten Ermahnungen:»Aber Kethi, wenn das einer gesehen hätte, wie aus der Wohnung der Familie Strauß Teige aus dem Fenster geworfen werden.«Mit einem trotzigen»Wenn er sich ausrollen lässt, dann fliegt er nicht aus dem Fenster!« beendete sie die aufkeimende Diskussion. Tante Maria verließ wegen dieser Dickköpfigkeit nur noch kopfschüttelnd die Küche und nahm sich vor, unsere Kethi in ihr nächstes Gebet mit einzuschließen. Und wir Kinder? Wir kugelten uns vor Lachen. Kethis Temperament konnte nicht einmal Tante Maria zügeln.

Tante Maria selbst konnte weltmeisterlich Christstollen backen, er bleibt mir als geradezu legendär in Erinnerung, ebenso wie ihre wunderbaren Weihnachtsplätzchen. Ihre Beißis, das sind feinste Mürbteigplätzchen mit Zitronen-Vanille-Geschmack, den Barbarakuchen, ein länglicher Zitronen-Vanille-Kuchen, und den Mohrenkuchen, ein mit Stärke und Kakao gebackener Schokoladenkuchen, gab sie uns fürsorglich rund um die halbe Welt mit. Überallhin, ob nach Frankreich, Italien, Spanien, Griechenland, Marokko oder Afrika, begleiteten uns ihre blumengeschmückten Blechdosen und die sorgfältig in Alufolie eingewickelten Kuchen. Als Kind war ich manches Mal bei Tante Maria in der Ehlersstraße in Harlaching und durfte ihr dabei helfen, Stollen und Plätzchen zuzubereiten – was bei Gott nicht einfach war. Sie war extrem penibel, dabei jedoch sehr geduldig. Wahrscheinlich geriet ihr Gebäck deshalb so außerordentlich gut. Das feine Mehl für den Stollen kaufte sie in einem speziellen Reformhaus und siebte es daheim so lange, bis es völlig frei von Klümpchen war. Die Orangeade und das Zitronat erstand sie in einem spanischen Früchtehaus am Münchner Rindermarkt, das es heute noch gibt.

Meine Aufgabe war es, diese aromatischen Zutaten in hauchdünne, durchsichtige Scheiben zu schneiden und anschließend minutenlang zu wiegen, denn kein festes Stückchen sollte den Geschmack eines Bissens dominieren. Alle Zutaten mussten sich so harmonisch in den Teig fügen, als ob sie die Natur so zusammengefügt hätte. Anschließend wurde der Stollen unter ständiger und genauer Beobachtung in Tante Marias altem kleinem Ofen gebacken. Der Duft des Stollens, der aus dem Backofen strömte und die Ruhe, die mich unsteten Geist nach einiger Zeit regelmäßig ansteckte, waren herrlich.

Zu Ostern bekamen wir von Tante Maria stets einen Oster-stollen. Anstatt mit Orangeade und Zitronat war er mit verschie-denen Rosinenarten versehen. Keine einzige Rosine durfte durch die Oberfläche des Teiges schauen, da sie ansonsten beim Backen schwarz geworden wäre. Ostern in Rott am Inn war, wie Weih-nachten, etwas ganz Besonderes, obwohl ich für die Kirche und zum großen Eiersuchen in ein Kleid mit Krägelchen gesteckt wurde. Ganz in der Früh am Ostersonntag oder in der Osternacht ging die ganze Familie immer in die Kirche, wo das in Körben mit-gebrachte Essen geweiht wurde. Das ist bis heute Brauch. Wenn wir Kinder nach der Ostermesse in unserem großen, parkähnlichen Garten bunte Eier, Osterhasen und Schokoladeneier in allen For-men und Größen suchen durften, dann dau-

Ostern in Rott am Inn war, wie Weihnachten, etwas ganz Besonderes.

erte das Stunden, denn der Garten bot unzählige Versteckmög-lichkeiten, die wir natürlich nicht sofort fanden. Manchmal tauchten nach Tagen oder sogar Wochen noch einzelne Oster-nester mit Schokoeiern auf.

Das Kleid hat übrigens nie lange überlebt. Spätestens wenn wir vor lauter Vergnügen die Hänge hinunter kugelten oder an den Lianen der Trauerweide hingen, war es damit vorbei. Vor dem Eiersuchen gab es ein großes Osterfrühstück mit kleinen Zucker-ostereiern, die mit ihren Regenbogenfarben nicht nur unsere ver-naschten Münder verzierten, sondern als Dekoration über den ganzen Tisch verteilt zusammen mit den bunten hart gekochten Eiern, den Osterfladen, dem Osterlamm, dem Osterschinken mit Meerrettich und noch vielen anderen wunderbaren Speisen ein farbenprächtiges Bild boten.

Ansonsten gab es bei uns in der Familie nicht allzu viel Süßes oder Zuckerhaltiges. Cola, Limo oder Spezi wurden nur im Aus-nahmefall gestattet – und ab und zu, na ja, ein paar Schleckereien. Unsere Omi, die im ersten Stock des Rotter Benediktinerklosters wohnte, hatte riesengroße Gummibärchen in einer Spezialschub-lade gelagert. Dieses Versteck kannten wir natürlich genau und stibitzten daraus, wenn sich die Gelegenheit bot. Wenn mein

23

Bauch wieder einmal Probleme machte oder ich nichts essen konnte, wurde ich deshalb verdächtigt, heimlich zu viel Schokolade und Gummibärchen gefuttert zu haben. Das stimmte zwar – ich konnte mich sogar an ihnen überfressen –, geschah aber selten. Abgesehen davon hätte man mir das auch angesehen. Von zu viel Süßem wird man in der Regel dick und träge. Ich dagegen war ein dürrer Zappelphillip.

A propos Gummibärchen: Wir hatten zwei Großtanten mütterlicherseits, die Schwestern von Omi, Tante Hanna und Tante Lotte aus Hamburg. Dass drei Schwestern so unterschiedlich sein können, hätte ich mir nie vorstellen können. Tante Hanna war Kindergouvernante in den angesehenen Hamburger Familien. Sie war äußerst gepflegt, schlank, eine gesundheitsorientierte Nichtraucherin und von vornehmem Benehmen, außerdem streng, geradezu pingelig und extrem pünktlich (wie fatal in unserer Familie!). Ihr Haar wurde von einem feinen Netz stets in bester Ordnung gehalten. Sie wohnte in einer wunderhübschen filigranen Puppenwohnung und fuhr stets zweiter Klasse mit der Bahn. Das Essen maß sie grammweise ab.

> *Dass drei Schwestern so unterschiedlich sein können, hätte ich mir nie vorstellen können.*

Tante Lotte war das glatte Gegenteil: pummelig, lebensfroh und essensverliebt. Mit der Kleidung nahm sie es nicht so genau, dafür lief sie umso lieber auf den Fischmarkt und kaufte alles, was man in Hamburg an Meeresfrüchtedelikatessen erhalten konnte, ratschte mit den Hafenarbeitern und Fischern, kannte jeden Metzger und Bäcker der Umgebung und liebte gute Lokale sowie Rot-Händle-Zigaretten. Pünktlichkeit hielt sie nicht für wesentlich. Sie wohnte in einer riesigen, mit uralten Möbeln ausgestatteten Hamburger Altbauwohnung und fuhr mit der Bahn stets erster Klasse.

Unsere Omi wiederum war eine interessante Mischung aus beiden: vornehm, distinguiert, aber auch lebensfroh, Raucherin und kulinarisch anspruchsvoll. Wie sich die unterschiedlichen Charaktere auf uns auswirkten, lässt sich einfach beschreiben. Beide kamen uns immer gemeinsam besuchen. Wenn Tante Hanna das Haus betrat – sie war immer die Erste –, legte sie Wert auf eine höfliche und protokollarisch exakte Begrüßung, dann begutachtete sie uns Kinder genau, ordnete unsere Kleidung und unsere Haare und schenkte uns das neueste Zahnbürstenmodell. Von Tante Lotte wurden wir dagegen strahlend geknuddelt und gleich gefragt, welchen Unfug wir in der letzten Zeit angestellt hätten. Dann zauberte sie aus ihrer übergroßen Tasche einen riesigen Sack bester Hamburger Krabben und eine Drei-Liter-Tüte voller bunter Gummibärchen. Ein Traum für uns! Dass wir unsere Lieblingssüßigkeiten natürlich sofort verschlangen und uns somit den Appetit auf ein ordentliches Essen verdarben, war unausweichlich. Das wiederum führte stets zu Konflikten zwischen den beiden Schwestern über die Verantwortlichkeit im Umgang mit Kindern – sofern sie überhaupt miteinander sprachen. Das Spannende an ihren Besuchen war, dass sich die völlig unterschiedlichen Lebenseinstellungen auch im Essverhalten der beiden widerspiegelten. Tante Lotte futterte voll Vergnügen alles Wohlschmeckende, was ihr begegnete, während Tante Hanna die Esszeiten und die von ihr selbst aufgestellten Speise- oder Diätpläne streng einhielt. Herrlich, zwei so gegensätzliche Großtanten zu haben!

Zu meinem großen Unglück zogen wir bereits 1969, ein Jahr nach meiner Einschulung, nach München, und von da an konnten wir nur noch an den Wochenenden, den Feiertagen und in den Ferien auf dem Land sein. Das lag an der zunehmend bedrohlichen Lage, in der sich unsere Familie aufgrund der exponierten politischen Stellung meines Vaters befand. Infolge der 1968er Protestbewegungen und Unruhen nahmen die politisch motivierten Aggressionen gegen uns deutlich zu. Anfang der Siebzigerjahre ereigneten sich die ersten terroristischen Anschläge, mein Vater stand ganz oben auf der Todesliste der Terroristen und wir leider auch. Die Polizei befürchtete, dass ein Mitglied der Familie entführt und umgebracht werden sollte. Also wurden die Sicherheitsmaßnahmen verschärft. Max sollte aufs Gymnasium, und in Rott am Inn gab es keines. Er hätte allein und ohne Schutz mit dem Bus und Zug nach Wasserburg oder Rosenheim fahren müssen, was wegen der damit verbundenen Gefahr, auf offener Straße entführt zu werden, jedoch unmöglich war. 1972 wurde wegen der akuten Bedrohung das oberste Stockwerk im Hochhaus in München Sendling, indem unsere Wohnung lag, mit Stahlstreben versehen, die in ihrem baulichen Charme auch einem Gefängnis zur Ehre gereicht hätten, und wir Kinder erhielten immer häufiger Polizeischutz, der dann ab 1975 in eine permanente Begleitung durch Sicherheitsbeamte des Bayerischen Landeskriminalamts überging. Ich vermisste die Freiheit meines ländlichen Zuhauses schrecklich, meinen geliebten Park, den Bauernhof, die Felder und Wiesen. In München gab es H-Milch in Tüten, das Gemüse schmeckte nach wenig. Wurst und Schinken waren nicht mit den frischen Rotter Fleischwaren vom Metzger Stechl zu vergleichen, und nirgendwo stand ein Apfelbaum. Gelbe Rübe zum Ausreißen? Fehlanzeige.

Das Hochhaus, in dem wir wohnten, hasste ich. Es stand in einer Sendlinger Betonwüste, und ich als Landkind konnte nicht verstehen, dass auf den Rasenflächen Schilder mit »Betreten verboten« standen. Der Hausmeister und ein paar Anwohner beschimpften uns sogar, wenn wir nur an den Rändern spielten. Lediglich die Hunde mussten sich nicht daran halten. Den Spielplatz fand ich langweilig; dem Architekten war sichtlich wenig eingefallen. An meiner negativen Einstellung konnte nicht einmal der sensationelle Ausblick aus dem 14. Stock, in dem unsere Wohnung lag, etwas ändern. Wenn wir morgens zur Schule gingen, bekamen wir, wie die meisten Kinder, Schulbrote mit. Der Weg führte anstatt an einer Gärtnerei an dem mir damals riesig erscheinenden Supermarkt »dez« vorbei, den meine Mutter häufig zum Einkaufen nutzte und der so gar nichts Persönliches an sich hatte. In Rott am Inn kannte ich jede Verkäuferin sowie die Ladeninhaber und sie kannten mich, hier kannte ich niemanden und das Verkaufspersonal mich auch nicht. Alles war anonym, fremd und riesengroß. Heute bin ich mir bewusst, wie gut es mir damals ging. Wenn ich mir vorstelle, wie viele Kinder in wesentlich schlimmeren Betonwüsten unserer Städte aufwuchsen und aufwachsen, wenn ich mich an die Lebensumstände so mancher Kinder erinnere, die ich bei meiner Arbeit in der Marianne Strauß Stiftung oder meines Jugendförderungsprojekts »Komm in die Zukunft« betreut habe, dann stimmt mich das sehr nachdenklich.

Alles war anonym, fremd und riesengroß. Heute bin ich mir bewusst, wie gut es mir damals ging.

Kinder brauchen Freiheit und Bewegungsraum, eine gute Ernährung und eine Familie, die sie liebt und unterstützt. Bekommen sie das nicht, brauchen wir uns über entsprechende Krankheitsbilder psychischer und physischer Art nicht zu wundern. Der Staat könnte den jungen Menschen viel Leid und Ärger und sich selbst viel Geld im Bereich von Jugendhilfe, Sozialhilfe, psychiatrischen Einrichtungen oder gar Strafanstalten sparen, wenn wir im Sinne von Prävention von vornherein Familien und vor allem Kindern bessere Rahmenbedingungen bieten, klare Schwerpunkte setzen und im Falle von Vernachlässigung wesentlich früher und konsequenter reagieren würden. Nach meinem Wechsel vom Land in die Stadt und in meiner späteren Sozialarbeit bin ich bei diesen Themen sehr sensibel geworden.

Aber zurück zu meiner eigenen Schulzeit: Ich entwickelte mich zum Frühstücksmuffel, da ich morgens trotz Kethis Ermahnungen nicht viel hinunterbrachte. Ich hatte vor neun Uhr einfach keinen Hunger. Das Bedürfnis zu essen ist bei mir bis heute frühmorgens nicht vorhanden. Meistens war ich ziemlich verschlafen und brauchte einige Zeit, bis ich auf Touren kam. In der großen Pause kaufte ich mir deshalb ab und zu eine Breze, die ich so gerne mochte, und trank dazu Milch oder Kakao aus der Tüte. Dass ich inzwischen häufig vormittags müde wurde und unkonzentriert war, fiel kaum jemandem auf, denn meine schulischen Leistungen waren ja in Ordnung.

Obwohl wir jedes Wochenende nach Rott am Inn fuhren, veränderte sich das Verhältnis zu unseren Kameraden immer mehr. Der alte BMW, der uns dorthin brachte, ist mir übrigens dauerhaft im Gedächtnis geblieben: Tante Maria hatte in ihm eines schönen Tages eine frisch vom Bauern geholte Milch verschüttet, woraufhin der Wagen jahrelang säuerlich, fast käseartig stank. Ich weiß nicht genau, wie oft ich mich auf der kurvenreichen Strecke zwischen Rott und München übergeben musste, was jedoch wahrscheinlich eher auf meinen instabilen Magen als auf den Gestank zurückzuführen war. Das einzig Gute daran war, dass ich häufiger vorne sitzen durfte, was ich natürlich als großes Privileg empfand.

Zu den Magen- und Darmbeschwerden gesellten sich im Lauf der Jahre neue Erkrankungen hinzu: Nebenhöhlenentzündungen und Nebenhöhlenvereiterungen, wogegen mir die Ärzte Antibiotika verschrieben, die am Anfang für ein paar Monate halfen. Irgendwann stellte ich fest, dass ich unter immer stärkerer Ruhelosigkeit litt, gleichzeitig traten Müdigkeitsattacken auf, und es machten sich ständig Blasen- und Nierenentzündungen bemerkbar. Dass diese Krankheiten auf einer Instabilität meines Immunsystems basieren und eventuell mit einer falschen Ernährung zusammenhängen könnten – darauf kam damals kein Arzt.

Trotz der häufigen Erkrankungen empfand ich meine Teenagerjahre als glücklich. Meine Mutter hatte die glänzende Idee, unserer Familie in Rottach-Egern eine Doppelhaushälfte für die Wochenenden einzurichten. Sie hatte dort ihre beste Freundin, die wir Kinder immer als Tante Lisbeth bezeichneten und die mit uns schon oft in den Ferien gewesen war. Auch viele andere Freunde lebten im Landkreis Miesbach, sodass wir uns schnell heimisch fühlten. Ich liebte den Ort im herrlichen Tegernseer Tal, fand dort viele Freunde und konnte mich zwanglos bewegen – fernab der widerlichen Hetzpropaganda gegen meinen Vater in den Siebzigerjahren, die auch vor uns Kindern nicht haltmachte. Die Anfangssiebziger waren von hässlichen persönlichen Angriffen gegen meinen Vater geprägt. Zu seiner Verbitterung wurde er immer wieder als Kriegstreiber, Reaktionär und machtbesessener Mensch dargestellt, und diese öffentlichen Anfeindungen wurden zum Teil auch auf uns Kinder übertragen. In Rottach-Egern und im gesamten Landkreis Miesbach wurden wir von den Einheimischen mit einer großen Herzlichkeit aufgenommen, wofür ich mein ganzes Leben lang dankbar sein werde.

Meine Mutter kochte häufig selbst. Und ich war in der Küche mit von der Partie, schaute ihr zu, half mit und nahm das erste kulinarische Rüstzeug für mein späteres Leben mit. Dass heutzutage so manche Kinder nicht einmal wissen, wie man einen Frühstückstisch liebevoll deckt oder eine einfache Mahlzeit wie einen Milchreis mit Pfirsichen zubereitet, finde ich bedauerlich. Wir Deutschen schenken dem gemeinsamen Zusammentreffen bei einer guten Mahlzeit lange nicht so viel Aufmerksamkeit wie zum Beispiel Franzosen oder Italiener. Schade! Es entgeht uns nicht nur der kulinarische Genuss – ohne Zeitdiktat –, es fehlt uns auch die gesellschaftliche Kommunikation in der Familie, unter Freunden: das regelmäßige zwanglose und gemütliche Beieinandersein, bei dem Probleme und Sorgen angesprochen werden oder auch einfach nur miteinander gelacht und geredet wird. Gerade Kindern in unserer heutigen Zeit fehlen diese Gespräche, die nicht erst eigens anberaumt werden müssen, sondern als Selbstverständlichkeit zum Alltag gehören sollten. Unsere zunehmend gehetzte Lebensart schadet nicht nur uns selbst, sondern vor allem unseren Kindern. Es gibt so viele einsame Menschen, die nicht wissen, wie sie mit den ihnen nahestehenden Menschen sprechen sollen. Das sprachlose Informations- und Kommunikationszeitalter: ein paradoxes Phänomen! Wir sollten diesem Problem nicht nur in Form von Beratungsstellen und wissenschaftlichen Analysen Aufmerksamkeit schenken. Unser Bildungswesen sollte den Kindern nicht nur den Kopf mit theoretischem Wissen füllen, sondern auch das Leben im Alltag in den Blickwinkel nehmen. Wir Politiker haben für eine ausreichende finanzielle Ausstattung zu sorgen, ohne dass sich die verschiedenen politischen Ebenen ständig gegenseitig die Verantwortung zuschieben und ein Übermaß an Reglementierung und Verrechtlichung jeden kleinen Spielraum zunichtemacht. Trotz der vielfältigen terminlichen Beanspruchung gelang es meiner Mutter, uns Kindern die wesentlichen Fertigkeiten in punkto Küche und Haushalt beizubringen.

Die größte Freude machte mir das Kuchenbacken! Kethi und die beste Freundin meiner Mutter aus Rottach-Egern, Tante Lisbeth, brachten es mir bei, vor allem Erdbeer- und Apfelkuchen sowie Zwetschgen- und Apfeldatschi. Meine ganz besondere Vorliebe galt jedoch den dicken, fetten Cremetorten, die ich in der nahe zum Hochhaus gelegenen Konditorei in München oder an der herrlichen Kuchentheke des damaligen Hotels Jaedicke in Rottach-Egern genau studierte. Die Zubereitung dieser Kalorienbomben wollte ich auch beherrschen, und daher beschloss ich im holden Alter von zwölf Jahren, es den Konditoren gleichzutun. Die beste Gelegenheit, mich an dieser Stelle zu beweisen, war der Muttertag. So stellte ich mir die Aufgabe, meiner Mutter am Morgen des Muttertags zwölf verschiedene Sahnecremetorten zu präsentieren. Weil mir jedoch klar war, dass ich diese Kreationen unmöglich alleine zustande bringen konnte, rief ich meine Freundin Monika Baier, genannt Hasi, an, um mit ihr die Backaktion zu planen. Wir kauften ein wie die Weltmeister: Weißmehl, Eier, Backpulver, Erdbeeren, Sahne, Zucker, Puderzucker, Butter, Sauerrahm, Schokolade, Kakao und noch vieles andere. Die Liste der Zutaten war unendlich lang.

Zu Hause angekommen, meine Eltern waren verreist und wollten erst am Mittag des Muttertags zurückkommen, machten wir uns mit Feuereifer ans Werk! Die Rezepte hatten wir den Kochbüchern meiner Mutter entnommen. Butter, Eier und Zucker zu Buttercreme schlagen, Eischnee und Sahne ebenso, den Biskuitteig für eine Schokosahnerolle und die Käsesahnetorte aufs Backblech streichen, die Zutaten für die Schokocreme und den Vanilleaufstrich zubereiten, die Erdbeeren putzen und zuschneiden, Puderzucker drüberstreuen. Bei all dem Eifer passierte uns natürlich auch das ein oder andere Unglück. Wir hatten gerade die

Schokolade im Wasserbad verflüssigt, als mir der Puderzucker aus der Hand rutschte, um sich dann sanft und leise in jede Ritze der Küche zu setzen und als klebrige Masse in der Dunsthaube über der Herdplatte Platz zu nehmen. Hasi, die sich pflichteifrig für die Zubereitung der Buttercreme entschieden hatte, schüttete die Zutaten dafür in einen niedrigen Topf und begann, sie mithilfe des Quirls zu vermengen. Dem Projekt war ein durchschlagender Erfolg beschieden: Wegen der niedrigen Höhe des Topfes vermischten sich die Zutaten nicht nur im Topf, sondern flogen kreuz und quer durch die Küche, was unseren Enthusiasmus aber mitnichten dämpfte. Im Gegenteil. Voller Elan machten wir uns an die Schokocreme für die Prinzregententorte und wählten diesmal nach kurzer Diskussion einen etwas passenderen Topf aus. Während dieser Aktion vergaßen wir die Milch auf dem Herd, die so ungebremst über den Topfrand quoll, sich bis auf den Boden ergoss und darüber hinaus in die Herdplatte einbrannte.

Nach ein paar Stunden sah die Küche aus wie ein Schlachtfeld: Die Fenster waren mit Schlagsahne, Buttercreme und Eiern verklebt, die Küchentücher hatten dicke Erdbeerflecken, die Dunsthaube war völlig verklebt, auf dem Herd und im Backofen breitete sich eine schwarz verbrannte Masse aus, jedes Regal, die Gläser und das Geschirr in den Schränken waren mit feinem Mehlstaub überzogen. Doch mittendrin in dem Chaos glänzten die prachtvollen Torten – alle zwölf Stück. Was waren Hasi und ich stolz! Sie waren tatsächlich gut gelungen! Manche erst im zweiten Anlauf, aber immerhin. Wir waren so erschöpft von unseren Heldentaten, dass wir beschlossen, erst einmal eine Pause einzulegen, bevor wir die Küche einer kompletten Reinigung unterziehen wollten. Nach zehn Minuten brachten wir die Torten in den großen Kühlschrank im Keller. Dann ging es zurück in die Küche. Als wir gerade zu Lappen und Putzmittel greifen wollten, rief Hasis Mutter an und forderte ihre Tochter auf, sofort nach Hause zu kommen, da es schon 21 Uhr sei. Hasi folgte, ich ging in mein Zimmer, um mich noch einen Moment auszuruhen, und schlief selig ein.

Was ich nicht ahnen konnte: Meine Mutter und mein Vater kamen bereits in der Nacht zum Muttertag zurück. Da meine Eltern vor dem Zubettgehen noch ein Glas Wein trinken wollten, betrat meine Mutter zu meinem großen Unglück die Küche oder das, was davon übrig geblieben war. Fassungslos bestaunte sie das Chaos. Als ich am nächsten Morgen aufwachte – ich hatte die Nacht, dreckig und verklebt wie ich war, tief und fest auf dem Sofa in meinem Zimmer geschlafen –, bemerkte ich zuerst die Decke, die meine Mutter in der Nacht ganz offensichtlich und ohne mich aufzuwecken über mich gebreitet hatte. Beim Anblick meiner dreckigen Kleidung fiel mir als Nächstes siedend heiß die verwüstete Küche ein. Als ich mich gerade leise dorthin schleichen wollte, um mit dem Aufräumen zu beginnen, brach das Gewitter auch schon über mich herein. Wie aus dem Boden gewachsen stand meine Mutter plötzlich stocksauer und schimpfend vor mir. Nach der ersten Tirade sah sie mich jedoch genauer an und begann, ob meiner mehlig-staubigen Kruste, glucksend zu lachen. »Das gibt es doch nur bei Pünktchen und Anton!«, stöhnte sie. Daraufhin sauste ich in den Keller, holte die ersten beiden Torten, dann die nächsten zwei und wäre dabei beinahe auch noch die Kellertreppe hinuntergestürzt. Als endlich alle zwölf Torten vor meiner Mutter auf dem Esstisch standen, gratulierte ich ihr mit schlechtem Gewissen und stolzem Herzen zum Muttertag. Sie strahlte über das ganze Gesicht und freute sich über das liebevoll gemeinte Geschenk, obwohl sie in der Nacht noch zwei Stunden lang den gröbsten Dreck aus der Küche entfernt hatte.

Trotz ihrer Freude musste ich zur Strafe alle Ritzen, die Dunstabzugshaube und den Backofen sauber machen. Doch das machte mir angesichts des großen Muttertagskuchenfestes, das wir mit Freunden am Nachmittag feierten, nichts mehr aus. Ich futterte unzählige Kuchenstücke und bekam danach kräftig Bauchweh und Durchfall. Wie weit dies mit Unverträglichkeiten oder mit der viel zu großen Menge der zu mir genommenen Kuchenstücke zu tun hatte, ist im Nachhinein kaum feststellbar. Ich vermute, dass beides schuld war, denn zu dieser Zeit begannen die gesundheitlichen Probleme mehr zu werden. Als ich nämlich ein weiteres Mal an den Leisten operiert wurde, schritt zum Erstaunen der Ärzte der behandelnden Ärzte meine Genesung nur schleppend voran. Ich lag im Bett und jedes Mal, wenn ich aufstehen wollte, versagte mein Kreislauf. Auch von Krämpfen, zunächst vor allem in den Waden und den Füßen, wurde ich geplagt.

Zu dieser Zeit begannen die gesundheitlichen Probleme mehr zu werden.

Im Krankenhaus schrieb man das meiner Wehleidigkeit zu und forderte meine Mutter auf, sie solle mich zu Disziplin anhalten und unmissverständlich auffordern, dass ich mich nicht so anstellen solle.

Meine Mutter hingegen war sensibel und wusste, dass ich kein Hypochonder war, der um Aufmerksamkeit bettelte. Mittlerweile hatte ich zwei Kreislaufzusammenbrüche gehabt und war einmal im Bad sogar bewusstlos zusammengebrochen. Die Krämpfe hatten zeitgleich zugenommen, und meine Mutter machte sich ernsthaft Sorgen. So konnte es nicht weitergehen. Mit Wehleidigkeit hatten diese Beschwerden nichts zu tun. Sie besprach sich mit Tante Lisbeth, und es wurde ein erfahrener Hausarzt gerufen. Er diagnostizierte, was die Ärzte im Krankenhaus übersehen hatten: Aufgrund eines Resorptionsmangels im Darmbereich war es zu einer generalisierten Demineralisation im Blut mit der Folge von schweren Krämpfen und Kreislaufzusammenbrüchen gekommen. Einfach ausgedrückt: Mein Darm konnte die Stoffe nicht aufnehmen, worauf mein Körper mit Krämpfen reagierte. Der Resorptionsmangel war erst etwas später diagnostiziert worden, nachdem die verabreichten Medikamente zu fast keiner Besserung der Blutzusammensetzung führten. Zuvor hatte man die Demineralisierung auf mein rasches Wachstum und die sportlichen Anstrengungen zurückgeführt.

So erhielt ich über drei Monate hinweg immer wieder Infusionen, die meinen Zustand verbessern halfen. Empfehlungen für meine Ernährung erhielt ich nur wenige, ganz allgemein gehaltene. Ich sollte Joghurt und Käse essen, genügend Milch trinken und mich ansonsten gesund mit Vollkornbrot, Obst, Gemüse und einer adäquaten Menge Fisch und Fleisch ernähren. Das war jedoch nicht die richtige Kur für mich, und die Ursache für die mangelnde Aufnahmefähigkeit des Darms wurde nie festgestellt. Sie wurde als vorübergehendes Phänomen betrachtet, das wieder verschwinden würde. Bald war ich wieder auf den Beinen und diese Episode geriet rasch ins Vergessen. Keiner sah den roten Faden der gesundheitlichen Schwächen, der sich durch meine Kindheit und Jugendzeit zog. Ich galt nur als etwas anfällig, und das war es auch schon. Ansonsten war ich ja ein fröhliches und aktives Mädchen. Zudem war bei uns immer eine Menge los.

Vielfach hielten sich Gäste in unserem Haus auf. Freunde, Bekannte und Staatsgäste fühlten sich sehr wohl in unserem Haus, ganz gleich ob in Rottach-Egern oder in München. Kamen sie zu Besuch, wurde so richtig aufgekocht, meistens bayerische Schmankerl oder Wild. Als Vorspeise gab es zum Beispiel Brätknödel- oder Pfannkuchensuppe, darauf folgte Rehrücken mit Spätzle und Preiselbeeren und zum Schluss wurde Eis mit heißen Himbeeren oder Käse serviert. An einen Rehrücken erinnere ich mich besonders gut. Es war schon Anfang der Achtzigerjahre, als Alexander Schalck-Golodkowski zu Besuch kam. Er war Staatssekretär im Ministerium für Außenhandel in der ehemaligen DDR und führte mit meinem Vater Franz Josef Strauß die Verhandlungen für Erich Honecker. Der Milliardenkredit wurde insofern bei uns zu Hause ausgehandelt – übrigens einer der wenigen Kredite dieser Art, der vollständig zurückbezahlt wurde.

> *Wenn Freunde, Bekannte oder Staatsgäste zu uns kamen, wurde so richtig aufgekocht, meistens bayerische Schmankerl oder Wild.*

Wir Kinder erlebten Alexander Schalck-Golodkowski deshalb mehrfach in unserem Haus in der Hirsch-Gereuth-Straße in München, wo er dann zumeist zum Abendessen blieb. Kethi bereitete stets das Mahl zu, und auf dem Tisch stand das wunderschöne Nymphenburger Porzellan. Als der Rehrücken aufgetragen wurde, umhüllte uns sofort ein wunderbarer, vom Fleisch und von der Soße ausgehender Duft. Der Geschmack war dementsprechend einzigartig, und vor lauter Genießen sprach niemand am Tisch ein Wort. Wir waren hin und weg von dem exzellent zubereiteten Wild. Als meine Mutter nach dem Essen in die Küche ging, um sich bei unserer Köchin zu bedanken, sah sie den Grund für den köstlichen Geschmack des Rehrückens auf einer der Arbeitsplatten stehen: eine Flasche edelsten französischen Weines. Sie war halb leer. Unsere temperamentvolle und energische Kethi hatte die andere Hälfte über das Reh und in die Soße gegossen. Ihr trockener und im Brustton der Überzeugung vorgebrachter Kommentar: »I hob g'moant, dass de oide staubige Flasch'n eh weg g'hört!« Das war das teuerste Wild, das je bei der Familie Strauß serviert wurde.

Da mein Vater ein begeisterter Jäger war, den ich gerne auf die Pirsch begleitete, war unsere Tiefkühltruhe ständig gut mit Wildspezialitäten gefüllt. Reh, Hirsch, Fasan, Kaninchen oder Hase mochte ich gern. Wildschwein weniger, da ich den durchdringenden Geschmack von älteren Keilern nicht leiden konnte. Einmal war er zum Fürsten Johannes von Thurn und Taxis eingeladen worden, und ich durfte ihn begleiten. Wir fuhren in die Oberpfalz und verbrachten einen sehr erfolgreichen Jagdtag, bei dem wir sogar die Zeit fanden, in Ruhe miteinander zu reden oder auch einfach miteinander zu schweigen. Nicht weil wir uns nichts zu sagen gehabt hätten, aber bei uns waren Minuten der Ruhe selten. Wir genossen dieses Schweigen in gegenseitiger Zuneigung. Mein Vater war immer froh, wenn er eines von uns Kindern bei sich hatte, denn dann war er nicht gezwungen, ständig gesellschaftlich parlieren und anderen Rede und Antwort stehen zu müssen. Er wollte ab und zu einfach seine Ruhe haben und nicht jedes Wort auf die Waagschale legen müssen. Dazu war ich der beste Vorwand. Wenn ich neben ihm ging, dann traute sich kaum jemand, unser Gespräch zu stören. Abends in der Jagdgesellschaft liebte er das gemütliche Zusammensein und die dazugehörige Brotzeit.

Auf dieser Jagd war vorgesehen, dass er einen Platz am Tisch für Ehrengäste bekommen sollte. Durch Zufall bekam er mit, wie einige Förster und Jäger aus der Region des Bereichs für Ehrengäste mit dem harschen Kommentar verwiesen wurden: »Das Volk sitzt draußen!« Er sah mich an und wir beide waren uns einig. Wenn das Volk draußen war, dann gehörten wir auch dorthin. Wir standen auf und marschierten zu den verblüfften Förstern und Jägern und setzten uns zu ihnen. Vergnügt verbrachte er dort ratschend und brotzeitend über eine Stunde und kehrte erst dann an den Ehrentisch zurück.

So lernte ich dank der Jagdambitionen meines Vaters und der Kochkünste meiner Mutter sowie der von Kethi viele Arten der Zubereitung von Wild kennen, denn all das Wild, das er mitbrachte, musste auch gegessen werden. Überhaupt bekam ich von zu Hause aus und durch meine spätere Lehre zur Hotelkauffrau in Großküche und Restaurant ein solides kulinarisches Rüstzeug für mein späteres Leben mit. Über die unterschiedliche Verträglichkeit von Lebensmitteln lernte ich dagegen gerade mal so viel, wie der Volksmund weiß: Kohl und Bohnen blähen, Süßigkeiten machen dick und führen zu Karies, schimmlige Lebensmittel müssen weggeworfen werden, da sie zu ernsthaften Gesundheitsproblemen bis hin zu Krebs führen könnten, gekochte Lagerkartoffeln hebt und wärmt man nicht auf, und Vollkornbrot ist gut für die Aktivität des Darms wegen seiner Ballaststoffe. Ich erfuhr, dass Speisen mit Eiern bei Hitze wegen Salmonellen gefährlich seien und dass Hackfleisch rasch aufgebraucht werden müsse. Zu Steinobst sollten wir kein Wasser trinken und nicht zu viel durcheinander futtern, da man davon Durchfall bekäme.

Dass der Körper auf einzelne Lebensmittel negativ reagieren könnte, war unbekannt, obwohl meine Mutter an derartigen Problemen litt. Und dass die Reaktionen bei jedem Menschen individuell und ganz unterschiedlich ausgeprägt sein können, wusste schlichtweg niemand. Dass man Unverträglichkeiten sogar genetisch vererben kann, darüber wurde nie diskutiert. Wie sehr ein auf die persönlichen Bedürfnisse des Einzelnen abgestimmtes Essen für die Lebensqualität und Gesunderhaltung maßgeblich ist, gehört bis heute

> *Dass der Körper auf einzelne Lebensmittel negativ reagieren könnte, war unbekannt.*

nicht zum Allgemeinwissen. Eher folgt man dem Zeitgeist, der neue Speisemoden hervorbringt. Einmal ist Tofu in allen Formen und Variationen besonders in und ein anderes Mal fettreduzierte oder mit Zuckeraustauschstoffen versehene »magere« Lebensmittel. Kaum einer weiß, dass eine sinnvolle Ernährung mit individuell ausgewählten Lebensmitteln in Kombination mit ausreichender Bewegung jede Frühjahrsdiät überflüssig macht. Und sinnvoll heißt nicht, dass man hungern muss oder keine einzige kulinarische Sünde begehen darf. Sinnvoll heißt nur, dass man die für die eigene Person bekömmlichen Lebensmittel erforschen sollte und damit einen grundlegenden Fahrplan für die optimale Ernährung und ein Gefühl für das Wohlfühlen des eigenen Körpers entwickelt.

Das Ganze klingt komplizierter, als es ist, denn die meisten Menschen vertragen viele Lebensmittel gut, und nur wenige sollten seltener oder gar nicht gegessen werden. Zubereitungsformen gibt es derart viele, dass gesunde Ernährung nicht langweilig und geschmacklos sein muss, im Gegenteil, sie schmeckt exzellent und steckt voller Überraschungen. Wir sollten unsere Neugier nicht nur auf neue Kinofilme oder gesellschaftliche Events beschränken. Nichts ist spannender und geselliger als gesund zu kochen, denn man trifft auf Zutaten, die man unter den schnelllebigen Alltagszuständen nicht kennenlernen würde. Ohne kulinarische Neugier trifft man nicht auf Leinöl, rotes Palmfett oder unterschiedliche Geschmacksnoten von Olivenölen. Man erfährt wohl auch kaum, dass es außer unterschiedlichen konventionellen Weizen- und Roggenbrotsorten herrliches gekeimtes Dinkelbrot mit oder ohne Bockshornklee, Essener Brot, Haferbrot, Kamut- und Einkornwecken, Buchweizen- und Hirsebrot, Dinkelbrezen oder Maissemmeln mit Kartoffelmehl gibt. Kamut, Einkorn und Dinkel sind auch Weizenarten, allerdings sind sie für manche Menschen, die mit konventionellem Weizen nicht zurechtkommen, besser verträglich. Bei Erkrankun-

Nichts ist spannender und geselliger als gesund zu kochen, denn man trifft auf Zutaten, die man unter den schnelllebigen Alltagszuständen nicht kennenlernen würde.

gen wie beispielsweise Zöliakie oder Sprue wird jedoch keinerlei Getreide vertragen, das Gluten enthält. Die Aufzählung von Produkten, die über die allgemein bekannte Produktpalette hinausgehen, lässt sich fast unendlich erweitern. Man muss nur bereit sein, auf die große Vielfalt des uns zur Verfügung stehenden Angebots zuzugreifen und sie auszuprobieren. Wir sollten uns nicht von billiger Massenware und Discountern anlocken und vom Marketing der Lebensmittelkonzerne an der Nase herumführen lassen, die mit ihren Werbesendungen vielfach Fehlvorstellungen über die angeblich positiven gesundheitlichen Wirkungen ihrer Produkte erwecken. Wir sollten selbstbewusst den für uns passenden Ernährungsweg beschreiten und die zahlreichen Möglichkeiten einer guten Küche lustvoll genießen. Gute Ernährung muss den Geldbeutel nicht überanstrengen, aber sie fordert uns schon eine Prioritätensetzung ab, wie sie übrigens in Frankreich oder Italien völlig üblich ist. Und wir Erwachsene sollten Vorbilder für unsere Kinder sein und ihnen zeigen, wie viel Spaß gemeinsames Kochen und die Lust an gutem Essen bereiten kann.

In meiner Teenagerzeit begann ich wie viele andere Kinder, eigene Wege zu gehen. Leider auch in Bezug auf Ernährung. Gesundes war out. Kuchen und Fast Food essen, Brausetabletten und Gummibärchen, das sah ich als Teenager als absolutes kulinarisches Highlight an. Meine Mutter stöhnte, aber da mussten wir beide durch. Die Eskapaden hatten allerdings für mich unangenehme Begleiterscheinungen – nur dessen war ich mir nicht bewusst: Meine gesundheitlichen Beschwerden nahmen entsprechend zu. Ich bekam immer heftigere Nasennebenhöhlenvereiterungen, bis zu sechs oder sieben Mal im Jahr, die von den Fachärzten mit Antibiotika bekämpft wurden. Wegen meiner ständigen Schmerzen und Krämpfe im Magen- und Darmtrakt über Monate hinweg wurde ich in der Klinik Kempfenhausen mehrfach von Kopf bis Fuß untersucht. Der Befund: nervöse Magenverstimmung. Gastritis. Das war doch zum Haareraufen! Ich war nicht nervös! Diese Diagnose half mir nicht weiter. Seit einiger Zeit hatte ich gemerkt, dass ich abwechselnd zappelig und unruhig, müde und depressiv wurde. Das konnte ich mir nicht erklären. Es gab keinen Druck, keinen Stress, der die zunehmend heftiger werdenden Krankheiten oder sonstigen Symptome allein gerechtfertigt hätte. Nicht einmal Sondersituationen wie zum Beispiel das Ausgesetztsein von öffentlichem Druck oder öffentlicher Anfeindung, in der wir uns als Kinder von Franz Josef Strauß stets befanden und die, von außen betrachtet, so etwas wie psychische oder physische Krankheitsbilder hervorrufen konnten, hätte man dafür verantwortlich machen können. Wir Kinder hatten gelernt, mit unserer exponierten Situation umzugehen. Wir waren es gewöhnt, keine normalen Kinder zu sein. Wir waren damit aufgewachsen und unsere Mutter achtete innerhalb der Familie darauf, dass wir Kinder unsere Sorgen mitteilen konnten, sodass wir uns nicht alleingelassen fühlten. Und meine Krankheiten verliefen auch nicht parallel zu den öffentlichen Ereignissen, die diese hätten hervorrufen können.

Das geschah nur einmal im Alter von etwa acht bis zehn Jahren. Damals war ich schwer depressiv geworden, weil die mit Hass ausgetragene politische Auseinandersetzung auch mich als Kind in der Schule erreichte und ich mich nicht mehr dagegen zur Wehr setzen konnte. Ich fühlte mich ausgeliefert. Je älter wir wurden, desto selbstbewusster und selbstsicherer bewegten wir uns in einem manchmal schwierigen öffentlichen Umfeld und fanden immer mehr Freude an der politischen Diskussion. Und unsere Mutter sorgte für Freiräume und dafür, dass wir nicht als schicke Dekoration für den prominenten Vater zu dienen hatten. Ganz im Gegenteil. Ich war begeisterte Sportlerin, und meine Eltern ließen diese Leidenschaft nicht nur zu, sie unterstützten mich, wenn ich auf der Suche nach den Schuhmodellen für den Hochsprung war oder irgendwo in Deutschland auf einem Wettkampf startete.

Es war völlig selbstverständlich, dass ich vierzehn Tage im Leichtathletiktrainingslager im italienischen Viareggio verbrachte, obwohl mein Vater in diesen beiden Osterwochen Urlaub hatte und Journalisten zur Homestory kommen wollten. Stattdessen stieg er mit meiner Mutter ins Auto, fuhr mir hinterher und lud mich samt meiner Sportkameraden zur Pizzaschlacht ein, um dann einen Tag später das von ihm so geliebte antike Rom mit dem Buch von Reinhard Raffalt in der Hand zu besichtigen. In meinen Eltern fand ich Rückhalt und Sicherheit, sodass ich mich trotz der ungewöhnlichen Umstände, unter denen wir aufwuchsen, zu einer eigenständigen Persönlichkeit mit eigenen Lebensvorstellungen entwickeln konnte.

Also konnten die zunehmenden Beschwerden nicht auf eine unglückliche Kindheit oder Nervosität durch Überlastung zurückgeführt werden. Diese Diagnose brachte mich keinen Millimeter weiter, aber ich sagte es nicht. Trotz aller Therapien kränkelte ich weiter und litt aus unerklärlichen Gründen mehr und mehr unter morgendlichen depressiven Stimmungen, starken Müdigkeitsattacken bei gleichzeitiger Schlaflosigkeit und Muskelverhärtungen. Ständig wurde ich von Entzündungen und Vereiterungen der oberen Atemwege geplagt. Als Sportlerin, Leichtathletin und Reiterin fühlte ich mich durch diese Beschwerden beeinträchtigt, und in den schlaflosen Stunden mancher Nächte zermarterte ich mir das Hirn, warum das so war. Ich war wütend auf die ständig ausbrechenden Krankheiten, und immer wieder fühlte ich mich hilflos, denn wer Nasennebenhöhlenvereiterungen kennt, der weiß, wie unangenehm die Beschwerden sind und mit wie viel Kopfweh und Gliederschmerzen sie einhergehen. Ich nahm konsequent den Kampf auf, schluckte jedes Mal die mir verordneten Medikamente und musste jedes Mal wieder feststellen, dass sie langfristig keine Besserung brachten.

Ich ärgerte mich darüber, wenn meine Mutter mich als empfindsam oder anfällig bezeichnete. Warum erkrankte ich immer wieder? Und wie konnte ich meinem Körper helfen? Meine Mutter beobachtete meine Symptome mit Sorge und achtete aufgrund der früheren Erfahrung auf eine ausreichende Mineralien- und Vitaminzufuhr durch entsprechende Präparate oder Aufbauinfusionen, wenn ich mal wieder mit den Nebenhöhlen oder einer Grippe

> **Ich war wütend auf die ständig ausbrechenden Krankheiten, und immer wieder fühlte ich mich hilflos.**

kämpfte. Das half immerhin ein bisschen, zumal mein Körper durch den Leistungssport einen höheren Bedarf hatte. Dazu wurden mir Enzyme verschrieben, die zwar die Symptome für den Moment linderten, aber, wie auch die Mineralien und Vitamine, nicht verhindern konnten, dass sie immer wieder zurückkehrten. Das Ergebnis: Sechs bis acht Mal im Jahr musste ich Antibiotika gegen die vielen Entzündungen einnehmen.

Im Lauf der Jahre lernte ich so eine große Palette von Antibiotika und mehrere Fachärzte kennen. Die Hauptursache für meine gesundheitlichen Probleme blieb jedoch weiterhin verborgen. Ich begann selbst nach Ursachen zu suchen und fragte nach: War die Nasenscheidewand vielleicht etwas schief? Würde eine Operation helfen? Nein, diagnostizierte ein Facharzt, die Nasenscheidewand sei bestens, eine Operation wäre für die Katz. Es sollte noch Jahre dauern, bis ich mehr wusste. Und der Weg dorthin war mehr als steinig. Zeitweilig erhielt ich sogar stimmungsaufhellende Medikamente, die die Ursache meiner depressiven Phasen beheben sollten, es aber nicht konnten. Gott sei Dank bin ich von Haus aus mit einem sonnigen und zuversichtlichen Gemüt ausgestattet, sodass mich so schnell nichts umwirft. Und die gesundheitlichen Probleme liefen letztlich auf einem unterschwelligen und zu bewältigenden Niveau ab. Auf den Zusammenhang mit der Ernährung kam immer noch niemand.

Meine Fast-Food-Ambitionen versuchten meine Mutter und Kethi durch gutes Essen zu kompensieren, auch in Restaurants. Seit wir klein waren, gingen wir mit unseren Eltern sonntags zum Chinesen oder zum Italiener. »Bei Mario« in Schwabing waren wir schon damals Stammgäste und sind es bis zum heutigen Tag geblieben. Doch nicht nur chinesisches und italienisches Essen war bei uns sehr beliebt. Unsere Neugier nach jedem exotisch klingenden Gericht wurde immer größer und weil das unserem Vater nicht verborgen blieb, dachte er bei seinen Reisen in und außerhalb Deutschlands fast immer an uns. Das hatte zur Folge, dass die kulinarischen Geschenke seiner großzügigen

Unsere Neugier nach jedem exotisch klingenden Gericht wurde immer größer.

Gastgeber oft bei uns Kindern landeten, die wir mit Begeisterung probierten. Zumeist handelte es sich dabei um haltbare Spezialitäten aus dem jeweiligen Land wie geräucherten Aal, Maronen in der Dose oder orientalisches Zuckergebäck, aber wir fanden in den Geschenkkörben aus dem In- und dem Ausland auch traumhafte Datteln aus Tunis, Feigen aus der Türkei, russischen Stör, norwegischen Lachs, heimische geräucherte Forellen und Renken, frische Orangen und Zitronen aus Spanien, Rotwein aus Frankreich oder dem Libanon, Likör aus Ungarn und vieles andere, was damals noch etwas Besonderes war. Damit wir dies nicht für selbstverständlich hielten, machte uns unsere Mutter klar, wie gut es uns Kindern ginge und dass wir uns ja nichts einbildeten. Obwohl wir so manches Mal ihre Predigten satt hatten, muss ich aus heutiger Sicht feststellen, dass sie unser Bewusstsein für die Normalität schärfte und wir trotz der besonderen familiären Situation mit beiden Beinen auf dem Boden blieben.

Einmal, es war zwei Wochen vor Weihnachten, Ende der Sechzigerjahre, erhielt er ein besonders exquisites Geschenk: eine große Dose Kaviar aus Persien, den man heute nur zu horrenden Preisen bekommt – wenn überhaupt. Auf jeden Fall übergab mein Vater meiner Mutter den Kaviar mit den Worten: »Marianne, den essen wir an Heiligabend. Dieser Kaviar ist etwas ganz Feines.« Dazu muss man wissen, dass es an Weihnachten in der Familie Strauß eine langjährige Essenstradition gab: Mittags wurden im gemütlichen Rahmen frische bayerische Würste wie Regensburger, Kalbsbratwürste, Debreciner, Wiener oder Weißwürste mit Brezn und Senf gegessen. Abends, nach der Bescherung, wurde vornehmes Essen mit vielen Spezialitäten gereicht.

Als Max und ich mitbekamen, dass es an diesem Heiligabend Kaviar geben sollte, spitzten wir die Ohren, denn wir hatten Kaviar bisher nur ganz selten gesehen und probiert. Und wenn, durften wir uns nur ganz kleine Löffelchen nehmen. Kaviar ist schließlich kein Teenageressen! Das sahen Max und ich anders. Wir, die einst so komplizierten Esser, vergaßen bei dieser Köstlichkeit jegliche Vorbehalte und waren der Überzeugung, dass es uns eindeutig zu lang dauern würde, zwei Wochen auf das Objekt unserer kulinarischen Begierde zu warten. Eines Tages schlich ich heimlich in den Keller, wo der große Kühlschrank stand, und guckte hinein. Da stand sie, die Dose mit dem heiß ersehnten Kaviar – zum Greifen nah! Dann folgte die Ernüchterung: In der Mitte wurden die beiden Dosenhälften von einem dicken Gummiband zusammengehalten. Wie, um Himmels willen, fragte ich mich beklommen, bekomme ich die Dose unbemerkt auf und vor allen Dingen wieder zu?

Plötzlich wurden meine Gedanken von einer Stimme hinter meinem Rücken unterbrochen, es war Max:»Was machst du denn da?« Ertappt schaute ich mich um und fragte zurück:»Was willst du denn hier?« Er antwortete:»Ach, ich wollte nur mal den Kaviar besichtigen. So eine große Dose habe ich noch nie gesehen.« Wir sahen uns an, dann die Dose – da stand sie nun, direkt vor unserer Nase –, und je länger wir darauf schauten, desto mehr lief uns das Wasser im Mund zusammen. Schließlich war es Max, der sich ein Herz fasste und das Gummiband intensiv inspizierte. Während ich ihm dabei zusah, fragte ich:»Ist sie wirklich ganz fest verschlossen? Er könnte doch bis Weihnachten kaputt gehen?« Max zuckte erst die Achseln, machte sich dann am Verschluss zu schaffen und siehe da, das Gummiband lockerte sich so weit, dass wir den Fischrogen sehen und an ihn gelangen konnten. Ich strahlte und flüsterte:»Das merkt doch bestimmt niemand, wenn wir jeder ein kleines Löffelchen herausschälen, oder?« Mein Bruder schüttelte den Kopf.

Gesagt, getan – ich huschte nach oben ins Wohnzimmer und holte aus dem Schrank zwei kleine Onyxlöffelchen heraus. Unsere Mutter hatte einmal erklärt, dass man Kaviar nicht von Silberlöffeln essen darf, weil er sonst schlecht schmeckt. Fast andächtig naschten wir von der Köstlichkeit. Und dann erfasste uns nur noch ein Gedanke: Aber jetzt raus aus dem Keller! Wenn uns hier einer erwischt! Schnell, schnell war das Bändchen wieder angebracht und die Dose stand wie neu, ganz unschuldig an ihrem Platz im Kühlschrank. Dass wir das nicht nur einmal machten,

war vorauszusehen. Weihnachten nahte heran und damit zwangs-
läufig die Gefahr aufzufliegen, denn es war bei unserer Ver-
naschtheit tatsächlich nicht bei den paar vertuschbaren Löffelchen geblieben.

Es kam der 24. Dezember, und unsere Mutter holte den Kaviar
für den Abend in die Küche, wo bereits die anderen Delikatessen
standen. Sie öffnete die Dose und schrie im ersten Moment vor
Schreck: »Mäuse, Mäuse!« Dann dachte sie nach. Wie sollten
Mäuse in den Kühlschrank gekommen, das Gummibändchen
gelockert und den Kaviar sauber herausgeschält haben? Sie drehte
sich um, und da standen wir schon vor ihr, schuldbewusst den
Blick gen Boden gerichtet. Doch da unsere Angst, dass sie den restlichen Kaviar wegwerfen könnte, größer war als unser schlechtes
Gewissen, beschlossen wir zu beichten: »Mami, wir haben …«
Weiter kamen wir nicht, da ihr jetzt sonnenklar war, was geschehen war. Innerlich musste sie, so glaubte ich auf ihrem Gesicht zu
erkennen, richtig schmunzeln, nach außen hin war sie jedoch sehr
ernst, rügte uns heftig und brummte uns eine Strafe auf: Zwei
Wochen Tisch decken und Tisch abräumen, Kethi beim Abtrocknen des Geschirrs helfen sowie die eigenen Zimmer bis zum
Abend blitzblank aufräumen. Das war glimpflich. Es hätte schlimmer kommen können. Trotzdem räumte ich mein Zimmer derart
gründlich auf, dass ich bis heute behaupten kann, dass es danach
nie wieder so sauber und ordentlich aussah. Der Weihnachtsabend selbst verlief sehr harmonisch – Max und ich bekamen sogar noch ein paar Löffelchen von unserem heiß geliebten Kaviar
zu essen. Meinem Vater, der sich darüber wunderte, dass in der
großen Dose gar nicht so viel drin war wie erhofft, wurde die Geschichte erst einige Jahre später verraten.

Nicht nur zu Hause, sondern auch auf den Reisen mit unseren
Eltern lernten wir viele verschiedene Esskulturen und fremdartige
Lebensmittel kennen. Von Kindesbeinen an konnte ich so die Be-
geisterung meiner Mutter für die französische Küche miterleben.

Wir verbrachten über Jahre hinweg viele Sommer in unserem
Haus an der Côte d'Azur in Südfrankreich, wo unsere Mutter me-

diterrane Köstlichkeiten kreierte. Ich assistierte und lernte, wie gedünstete oder gebratene Scampi mit selbst gemachter Mayonnaise zubereitet werden. Die Zitrone und das knackige Baguette durften dabei natürlich nicht fehlen. Miesmuscheln gehörten ebenfalls zu ihren Spezialitäten. Sie wurden im Backofen zubereitet oder kamen in einer sensationellen Weißweinsoße auf den Tisch. Einfach köstlich waren ihr Ratatouille, ihre Quiche Lorraine und ihr Loup de mer mit frischen mediterranen Gewürzen. Diese Gerichte zeigten uns einmal mehr die wunderbaren Seiten der vielfältigen Mittelmeerküche. Fisch aß ich mit wachsender Begeisterung, ebenso wie die typischen französischen Fleischgerichte. Dabei entdeckte ich, dass die französischen Metzger das Fleisch ganz anders schneiden und aufbereiten als ihre deutschen Kollegen.

Und einer französischen Spezialität, die unseren bayerischen Pfannkuchen sehr ähnelt, waren wir gänzlich verfallen: die feinen mit Nougatcreme oder Marmelade gefüllten süßen Crêpes, die wir in kleinen Strandbistros kauften. Neu war für uns, dass es Crêpes auch mit salzigen Zutaten gab wie beispielsweise mit Schinken und Käse oder mit Spiegelei und Schinken. Neben der französischen Esskultur wurde ich in dieser Zeit auch ein Fan der italienischen, griechischen und spanischen Küche. Aromatische Antipasti, ideenreiche Pastavariationen, eine krosse Pizza und nicht zuletzt das Spezialrisotto unseres lieben Freundes Vittorio lassen mich bis heute ab und zu meinen strengen Ernährungsplan vergessen. Auch der in Salzlake eingelegte griechische Schafskäse ist ständig in meinem Kühlschrank zu finden, mit großen grünen Oliven schmeckt er einfach köstlich.

An Ostern waren wir oft in Spanien. Die Feiertage 1979 verbrachten wir in Sotogrande in der Nähe von Estepona. Das Sommerhaus, in dem wir wohnten, lag nur wenige hundert Meter von der Küste entfernt und wurde von einer strengen, ziemlich alten Spanierin bewirtschaftet. Mein Bruder Franz Georg und ich hat-

Neben der französischen Esskultur wurde ich in dieser Zeit auch ein Fan der italienischen, griechischen und spanischen Küche.

ten Farben zum Färben von hart gekochten Eiern eingepackt, auch in Spanien sollten sie auf den Ostertisch. Während wir fröhlich vor uns hin färbten, bemerkten wir den entgeisterten Gesichtsausdruck, mit dem uns die Spanierin dabei beobachtete. Sie hatte anscheinend in ihrem ganzen Leben noch keine gefärbten Eier gesehen und bekreuzigte sich bei jedem neuen Ei. Am Ende fragte sie uns verdattert, was um Himmels willen wir machen würden, wobei sie heftig mit Händen und Füßen gestikulierte. Wir verstanden nur die Hälfte und versuchten ihr verzweifelt auf Deutsch und mit ein paar spanischen Brocken zu erklären, dass Eierfärben und Eiersuchen ein alter bayerischer Brauch seien. Als sie später unseren Ostertisch sah, war es mit ihrer Fassung endgültig vorbei. Die tiefgläubige Frau hielt unsere Ostertradition wahrscheinlich für Blasphemie, denn jedes Mal, wenn sie an dem geschmückten Tisch vorbei ging, bekreuzigte sie sich erneut und eilte rasch davon. Neugierig geworden war sie dennoch. In den folgenden Tagen stand sie, immer wenn wir mit unserer Mutter selber kochten, neben uns, um zu erfahren, wie wir unsere Speisen zubereiteten. Wir hingegen lernten von ihr, wie eine sensationelle Paella gelingt. Durch unsere Reisen wurden unsere Neugier für fremdartige Speisen ebenso gestärkt wie unsere Offenheit gegenüber der Esskultur anderer Länder. Bis heute profitiere ich von diesen Erfahrungen, denn ich erfuhr von Gewürzen und Lebensmitteln, die in der heimischen Küche nicht verwendet wurden und ich lernte Zubereitungsarten kennen, auf die ich ansonsten nicht gestoßen wäre.

Durch unsere Reisen wurden unsere Neugier für fremdartige Speisen ebenso gestärkt wie unsere Offenheit gegenüber der Esskultur anderer Länder.

Am heimischen Küchentisch gab es traditionelle Hausmannskost, denn zu Hause zog vor allem mein Vater Gerichte wie Fleischpflanzerl, Kronfleisch, Tellerfleisch und Knöcherlsülze allen Delikatessen dieser Erde vor. Gegen ein gutes Kronfleisch mit Sambal Oelek oder frisch geriebenem Meerrettich, serviert mit einem guten bayerischen Bier oder einem leichten weißen Frankenwein, hatte keine Auster und kein Champagner auch nur den

Hauch einer Chance. Als Beilagen gab es Salat, frischen Spinat oder selbst gemachten Kartoffelsalat. Bei dem Kronfleisch übrigens legte unser Vater großen Wert auf einen »festen Biss«. Viele Wirte, Gastgeber und Metzger bekamen seinen Spott zu spüren, wenn das Fleisch nicht diesen Biss hatte: Es durfte nicht zäh sein, aber auch nicht weich, nicht zu fest, aber auch nicht zu labbrig – ein schwieriges Unterfangen! Unsere Kethi war die absolute Spezialistin für diese Fleischspeisen und vor allem für die von meinem Vater gewünschte Konsistenz.

Was passieren konnte, wenn das Tellerfleisch zu weich war, bekam auch Karin Stoiber einmal an einem zweiten Weihnachtsfeiertag zu spüren. Die komplette Familie Strauß sowie Karl Dersch, der damalige Leiter der Münchner Mercedes-Niederlassung, und seine Frau Barbara saßen an Stoibers liebevoll gedecktem Tisch. Edmund Stoiber hatte mit Blick auf unsere Vorlieben größere Mengen Weißwein und Bier in den Kühlschrank gestellt, damit die geladenen Gäste ja nicht verdursteten. Der Abend begann harmlos. Wir tranken zuerst Wasser und Bier, dann wurde die Vorspeise gereicht: eine wunderbare Leberspätzlesuppe. Danach begann das Unglück seinen Lauf zu nehmen. Karin Stoiber hatte sich für Tellerfleisch mit Meerrettich entschieden und mit großer Sorgfalt das Fleisch weich gekocht. Und das war genau das Falsche. Mein Vater: »Was ist denn das?! Das ist ja etwas für Beißfaule oder Gebissträger! Tellerfleisch muss bissfest sein!« Karin Stoiber erschrak und wurde blass. Sie nahm die fröhliche »Bissigkeit« meines Vaters todernst. Dabei hatte er sie für das mit viel Mühe und Sorgfalt zubereitete Fleisch wirklich nicht kränken wollen. Die Bemerkung war ihm einfach so herausgerutscht. Aber wir kannten den Drang der Stoibers zum Perfektionismus und beschlossen, gemein wie wir waren, die Situation auszunutzen und auch Edmund ein wenig zu foppen. So regten wir, nachdem wir erfahren hatten, dass Weißwein eingelagert worden war, bei meinem Vater das Trinken von Rotwein an. Freudig griff

Was passieren konnte, wenn das Tellerfleisch zu weich war, bekam auch Karin Stoiber einmal an einem zweiten Weihnachtsfeiertag zu spüren.

er den Vorschlag auf, um vom kritischen Thema der Konsistenz des Fleisches abzulenken.

Das Ergebnis: Nun wurde Edmund Stoiber blass, denn mit allem hatte er gerechnet, nur nicht damit, dass wir, die wir immer Weißwein tranken, jetzt plötzlich Rotwein wünschten. Er verschwand in seinem Weinkeller. Was wir nicht wussten: Edmund Stoiber hatte von jeder Sorte Rotwein höchstens eine Flasche. Es waren die lustigsten Exemplare, die er auf irgendwelchen Empfängen, Wahlkampfversammlungen oder sonstigen Veranstaltungen geschenkt bekommen hatte. Und die wanderten nun in großer Anzahl auf den Tisch – erstaunlich, wie viele ausgefallene rote Tropfen es auf dieser Erde gibt! So wurde der Abend für alle Beteiligten zur ausgelassenen Rotweinprobe. Auf einmal wurde Edmund Stoiber wieder unruhig, denn auch dieser kunterbunte Vorrat ging zur Neige. Doch da richtete sich mein Vater auf und beendete dankend den Härtetest für Gastgeber und Geladene. Die Erleichterung über unseren Aufbruch stand Karin und Edmund ins Gesicht geschrieben. Ich glaube sogar, dass die Stoibers nie glücklicher waren, uns los zu sein, als an diesem Abend. Um ihnen wenigstens eine schlaflose Nacht zu ersparen, gestand mein Vater beim Hinausgehen, dass wir uns sehr wohl gefühlt hätten – und dass wir schon gewusst hätten, dass kein Rotwein eingeplant gewesen sei, es uns jedoch diebische Freude bereitet hätte, Edmunds Nerven und seinen Perfektionismus etwas aus dem Gleichgewicht zu bringen. Da strahlte Edmund über das ganze Gesicht und rief: »Was, ihr habt gewusst, dass ich kaum Rotwein im Haus habe! Ja, so eine dreiste Bagage!« Jetzt konnten auch wir uns nicht mehr halten und mussten alle herzhaft lachen.

Beim nächsten Weihnachtsessen stießen wir mit Weißwein auf die unfreiwillige Rotweinprobe an. Gesellige Abende im Kreise von Freunden gab es bei uns aufgrund der terminlichen Überbelastung meines Vaters selten. Gerade deshalb mochte ich sie sehr gerne, denn sie zeichneten sich durch unbelastete Fröhlichkeit, ungezwungene Unterhaltungen und echte bayerische Gemütlichkeit aus.

Abseits dieser fröhlichen Erlebnisse wurden meine gesundheitlichen Beschwerden mit der Zeit ärgerlicher. Mein Immunsystem war ständig angeschlagen, und ich neigte dadurch zu Virusinfektionen oder sonstigen Erkrankungen, zum Teil auch seltener Art. Selbst Typhus, den man eigentlich in unseren Breitengraden nicht bekommen kann, habe ich zum Erstaunen meines Internisten nicht ausgelassen. Auf die Idee, dass Lebensmittel und gerade die so gesunde Milch eine wesentliche Ursache für das gestörte Immunsystem sein könnten, kam nach wie vor niemand. Auch meine Mutter nicht, die schon seit Jahren unter ähnlichen Symptomen litt.

Wenn ich heute zurückdenke, erinnere ich mich daran, dass sie stets enorme Probleme im Magen- und Darmbereich hatte, ständig unter angeblicher Gastritis litt. Um den Magen zu beruhigen, gab man ihr damals Lactulose, einen sogenannten synthetischen Zweifachzucker, der durch chemische Modifizierung aus der Lactose, also dem Milchzucker gewonnen wird. Das sollte nicht nur entzündungshemmend und krampflösend wirken, sondern ihr auch die ständigen Oberbauchschmerzen nehmen. Zudem rieten ihr die Ärzte, Vollkornbrot und Naturjoghurt zu essen. Sie befolgte den Rat, aß morgens einen Esslöffel Lactulose, einen Joghurt und das Vollkornbrot. Das war vermutlich genau das Falsche. Ich bin heute überzeugt davon, dass sie unter all jenen Lebensmittelunverträglichkeiten litt, die ich geerbt habe.

Meine Tochter Michaela leidet übrigens unter denselben Unverträglichkeiten wie ich. Bei ihr wurden sie jedoch frühzeitig entdeckt und das gab ihr die Möglichkeit, sich und ihre Ernährung darauf einzustellen. Zurück zu meiner Mutter: Eier vertrug sie ebenfalls nicht, weshalb es immer nur eines am Wochenende gab. Aß sie zu viele Lebensmittel, die sie nicht vertrug, bekam sie eine Art Schuppenflechte und ekzemartige Entzündungen an den Ellenbogen, den Füßen und vor allem den Zehen. Sie verheimlichte

Auf die Idee, dass Lebensmittel und gerade die so gesunde Milch eine wesentliche Ursache für das gestörte Immunsystem sein könnten, kam nach wie vor niemand. Auch meine Mutter nicht, die schon seit Jahren unter ähnlichen Symptomen litt.

:e Sorgen vor der Öffentlichkeit und auch vor meinem Vater
id meinen Brüdern, so gut sie konnte, ebenso wie ihre durch die
Stoffwechselprobleme hervorgerufene Schlaflosigkeit und ihre depressiven Verstimmungen, die die Ärzte auf die schwierigen politischen Umstände und die damit verbundenen psychisch belas-
tenden Situationen zurückführten. Das stimmte sicherlich zu
einem gewissen Teil, denn die brutalen Angriffe, denen mein Vater immer wieder ausgesetzt war, konnten einem nahestehenden
Menschen schon den Schlaf rauben. Aber ihre angeschlagene Gesundheit raubte ihr wesentlich mehr Kräfte – jene Kräfte, die sie
für den stressigen Alltag und gegen die politischen Anfeindungen
gut hätte brauchen können. Da sie die Beschwerden mit viel Disziplin überspielte, ahnte kaum jemand von der Anstrengung, die
sie täglich zu bewältigen hatte. Hinzu kam, dass ihr Körper Wasser einlagerte und sie dadurch stark an Gewicht zunahm. Ihre
Kleidergröße stieg auf 46/48, was sie zusätzlich deprimierte. Diese
Symptome wurden von den Ärzten den Wechseljahren zuge-
schrieben.

Einfache Erklärungen ohne nachhaltige Lösung für die Betrof-
fene waren schnell bei der Hand und meine Mutter wollte nicht
wehleidig erscheinen, also schwieg sie und litt still. Nur zu zweit
unterhielten wir uns oft über unsere gesundheitlichen Probleme
und waren trotz der vielen ärztlichen Empfehlungen, die keine
dauerhafte Heilung brachten, ziemlich ratlos. Zudem hatte sie sich
genau wie ich lang andauernde Tropenkrankheiten in Afrika zugezogen, die Magen und Darm heftig durcheinanderwirbelten.
Erst Jahre später wurden bei uns Amöbenruhr und Billharziose
entdeckt, nachdem uns der Arzt meines Vaters an das renommierte Münchner Tropeninstitut überwiesen hatte, die die Erkrankungen diagnostizierten und uns mit Erfolg wenigstens davon heilten. An den sonstigen Beschwerden änderte das jedoch
nichts.

Nachdem meine Mutter 1984 sehr plötzlich verstarb, fehlte mir
nicht nur ihre Liebe, sondern auch die einfühlsame Gesprächspartnerin, mit der mich in jeder Beziehung, aber vor allem in ge-

sundheitlicher Hinsicht verstand und die mir mit Rat und Tat zur Seite stand. Mein Leben veränderte sich von einem auf den anderen Tag. Meine Familie erlebte einen Schicksalsschlag, mit dem wir nie gerechnet hätten. Meine Mutter war erst 54 Jahre alt, und ihre schwere Herpes-Zoster-Infektion hatte sie in Zusammenhang mit ihrem Herzfehler anscheinend so überlastet, dass das Herz einfach stehen blieb. Sekundentod am Steuer, erklärten uns die Ärzte. Plötzlich musste ich mein Leben umstellen. Mein Vater brauchte dringend menschliche Begleitung. Es ging ihm psychisch so schlecht, dass er alles hinwerfen wollte. Deshalb begleitete ich ihn abwechselnd mit meinen Brüdern überall hin, denn er sollte nie allein sein, sondern stets einen vertrauten Menschen um sich herum haben. Mein Leben bekam eine völlig andere Richtung. Wollte ich vorher studieren und eine eigene Familie gründen, so waren nun andere wichtige Aufgaben in den Mittelpunkt getreten.

Mein Leben bekam eine völlig andere Richtung. Wollte ich vorher studieren und eine eigene Familie gründen, so waren nun andere wichtige Aufgaben in den Mittelpunkt getreten.

Unsere Familie und viele Freunde wollten mit uns gemeinsam dafür Sorge tragen, dass das soziale Lebenswerk meiner Mutter fortgeführt würde.

So entstand die Marianne Strauß Stiftung, die bis heute sehr erfolgreich Hilfe für unverschuldet in Not geratene Menschen leistet. Daneben hatte meine Mutter mehrere Schirmherrschaften übernommen und gehörte den Gremien wichtiger Wohlfahrtsverbände an. Also entschloss ich mich, auch dieses Engagement fortzuführen. Ich wählte mir die Aufgaben aus, von denen ich glaubte, dass sie am besten zu einer jungen Frau passten. Die Multiple-Sklerose-Erkrankten lagen mir besonders am Herzen, denn diese tückische Erkrankung beginnt häufig in jungem Alter und führt zu dramatischen Lebenseinschränkungen. Meine Mutter war die Schirmherrin gewesen, also übernahm ich die Aufgabe voller Überzeugung. Zu guter Letzt führte ich noch ihren Einsatz für die Stiftung Pfennigparade fort, eine der besten und größten Einrichtungen für behinderte Menschen in jedem Alter, ihr Spektrum reicht vom Kindergarten bis zur Firma für schwerst körperbehinderte Menschen. Zu all dem kamen die vielen Termine an der Seite meines Vaters. Ich arbeitete ehrenamtlich Vollzeit und studierte auch noch Sprachen. Für mich selbst blieb kaum eine Minute. Als ich dann schwanger wurde und mein Mann und ich Ende 1986 glückselig unsere Tochter Michaela in die Arme schließen durften, begann ich zu begreifen, dass Familie und Beruf zu vereinen kein Zuckerschlecken war. Auch deshalb nicht, weil meine unregelmäßige terminliche Beanspruchung so manches Mal bis tief in die Nacht hinein reichte. Meinem Mann bin ich bis heute dankbar, dass er all die Strapazen mitgemacht hat und sich nur wenig darüber beschwerte, wenn meine Termine Vorrang haben mussten vor trauter Zweisamkeit.

» Ich begann zu begreifen, dass Familie und Beruf zu vereinen kein Zuckerschlecken war. «

Mein gesundheitlicher Zustand war in der gesamten Zeit instabil geblieben, die Krankheiten, die mich seit meiner Jugend plagten, beeinträchtigten mich immer noch genauso. Auch die Geburt war schwierig gewesen, denn es traten mehrere Komplikationen auf, die mich wochenlang in Atem halten sollten. Meine Familie, mein alleinstehender Vater, die öffentlichen Verpflichtungen, das soziale Engagement, dazwischen noch eine schwere Nierenoperation meiner kleinen Tochter: Meine Tage waren randvoll und die Belastungen hoch – meine Gesundheit hatte mitzuhalten. An manchen Tagen fiel mir das schwer, vor allem dann, wenn die Vereiterungen der Nebenhöhlen meinen Kopf regelrecht platzen ließen und die Müdigkeitsattacken mich mit großer Heftigkeit überfielen. Ich brauchte viel mehr Schlaf als andere, sodass ich jede freie Minute für ein kleines Nickerchen nutzte und in Urlauben zutiefst dankbar war, wenn Kethi sich um Michaela kümmerte. Schlaflosigkeit bei gleichzeitiger Müdigkeit ist äußerst unangenehm. Mir blieb aber einfach keine Zeit, über meine körperlichen Beschwerden nachzudenken, und so ignorierte ich sie, so gut ich konnte. Mit Disziplin und der Fähigkeit, kleine Ruhepausen zu nutzen, packte ich das Riesenpensum. Trotz der immensen Strapazen empfand ich mein Leben als hochinteressant, spannend und erlebnisreich. Selbst heute im Rückblick möchte ich kaum eine Minute missen.

Ab und zu ereigneten sich in dieser Zeit sehr lustige Anekdoten: Als Michaela noch klein war, besuchte uns einmal eine Journalistin, die über mich als prominente Mutter eines kleinen Mädchens eine Geschichte in einer Illustrierten veröffentlichen wollte. Wir unterhielten uns über meinen Tagesablauf und über die Vereinbarkeit von Familie und Beruf. Während des Gesprächs sauste die eineinhalbjährige temperamentvolle Michaela um uns herum und versuchte die Aufmerksamkeit der Journalistin auf sich zu lenken, indem sie ihr andauernd etwas erzählte. Nach einer Weile wandte diese sich plötzlich direkt an Michaela und fragte:»Na, was isst du denn am liebsten?« Ich weiß bis heute nicht, wie sie auf dieses Thema kam, aber vielleicht glaubte sie auf diese Weise, meiner Tochter eine Antwort entlocken zu können. Und die kam prompt:»Kava und Kampana!« Ich fiel fast in Ohnmacht! Meine Tochter hatte miterlebt, wie wir Erwachsenen an unserem traditionellen Weihnachtsabend eine kleine Dose Kaviar geöffnet hatten, von der sie zu ihrer großen Freude ein paar Kügelchen naschen durfte, und dass wir dabei mit einem Glas Champagner auf den Abend angestoßen hatten. Wie sollte ich das der Reporterin erklären? Ich stotterte etwas von Kaba und Kartoffelbrei und wechselte so schnell wie möglich das Thema, sonst glaubte die Journalistin womöglich, dass unsere Kinder täglich Kaviar und Champagner vorgesetzt bekämen.

Im Geiste sah ich schon die Schlagzeile vor mir:»Enkelin von Franz Josef Strauß wird mit Kaviar und Champagner gefüttert!« Was für ein Albtraum! Die Linken würden jubeln und behaupten, man habe schon immer gewusst, dass mein Vater in Saus und Braus leben würde. Und unsere Bevölkerung würde sich die Frage stellen, ob Familie Strauß die Bodenhaftung verloren habe. Zu meinem Leidwesen gefiel meiner Tochter das Thema bestens und sie begann ein selbst erfundenes Lied vor sich hin zu trällern, das von Kava und Kampana handelte! Die Journalistin, die von meinem entzückenden Mädchen ganz begeistert war, lächelte über die scheinbare Kakao- und Kartoffelbreibegeisterung und bat mich am Ende des Gesprächs um das Rezept für meinen Kartoffelbrei, da dieses die Leserinnen ihrer Illustrierten sicherlich interessieren würde. Und so erfährt meine nette Gesprächspartnerin von damals erst heute, was es mit Kava und Kampana wirklich auf sich hatte.

Die Zeit raste dahin. Ich war erneut im sechsten Monat schwanger, als mein Vater 1988 überraschend verstarb, und damit nahm mein Leben wieder eine dramatische Veränderung. Markus kam im Januar 1989 gesund zur Welt, obwohl die nervliche Überbelastung in den letzten Monaten der Schwangerschaft, ausgelöst durch den Tod meines Vaters und die dadurch entstehenden Aufregungen während des dreitägigen Aufenthalts in der Regensburger Klinik, vorzeitige Wehen verursacht hatten. Hatte ich zuvor noch jedes politische Engagement abgelehnt, da ich der Überzeugung war, dass das von meinem Vater vorgelegte Pensum für die Familie locker reichte und jeder Satz, den ich als von ihm abweichende Meinung abgegeben hätte, deutschlandweit in den Medien diskutiert worden wäre. Jetzt hatte sich die Lage verändert. Ich wurde von vielen Seiten bedrängt, meine Zurückhaltung abzulegen und für den Gemeinderat in Vaterstetten sowie für den Bayerischen Landtag zu kandidieren. 1990 war es so weit. Nun füllten die Politik und meine Kinder meinen Tag voll aus. Da die Kinder noch klein waren, versuchte ich die drei Fulltimejobs Mutter, Ehefrau und Politikerin so gut wie möglich unter einen Hut zu bringen. Geregeltes Essen gab es für mich nur noch, wenn ich für meine Familie kochte. Ansonsten war mein Alltag geprägt von schnellen Imbissen, Fast Food, Empfangshäppchen und noblen Staatsessen.

In der folgenden Zeit als Kabinettsmitglied wurde das Ganze noch unregelmäßiger und stressiger. Und Stress ist Gift für ein angeschlagenes Immunsystem. Politisch war ich erfolgreich, meine gesundheitlichen Probleme blieben, aber das war ich ja jetzt schon seit Jahren gewohnt und fühlte mich deshalb physisch und psy-

Jetzt hatte sich die Lage verändert. Die Politik und meine Kinder füllten meinen Tag voll aus.

chisch durchaus nicht überfordert. Mir als Tochter von Franz Josef Strauß blieb es nicht erspart, posthume Verleumdungen gegen ihn und daraus konstruierte politische Attacken aushalten zu müssen. Auf der anderen Seite hatte ich aber auch Chancen wie kein anderer junger Politiker. Das öffentliche Interesse an mir war hoch, sodass ich mich schneller beweisen konnte als jemand völlig Unbekannter. Klischees, Vorurteile, Falschverdächtigungen, bösartige Angriffe gingen Hand in Hand mit Vorschusslorbeeren und überschwänglichem Lob.

Manchmal habe ich mir die Frage gestellt, was sich diejenigen dabei dachten, wenn sie gedankenlos oder auch mit voller Absicht falsche Verdächtigungen oder mutwillige Angriffe posthum gegen meinen Vater, gegen meine Familie und auch gegen mich richteten. Nicht die Politik oder die politische Auseinandersetzung kostete mich Kraft, sondern die persönlichen Angriffe, die unter die Gürtellinie gingen. Mein Immunsystem und mein Stoffwechsel wurden jetzt noch mehr belastet: falsches Essen, gestresster Alltag, wenig Schlaf – und dennoch ständig neue Ideen im Kopf. Kurz: Ich war in einer äußerst ambivalenten Situation. Eine unbändige innere Kraft überstrahlte die physischen Beschwerden, die mir auch zunehmend psychisch zusetzten. Jeden Winter hatte ich mindestens zwei schwere Virusgrippen, wenn nicht mehr, hinzu kamen eine lang dauernde Hepatitis, Durchfälle, Gastritis, eine häufig wiederkehrende Erkrankung der Speiseröhre; dazwischen noch eine schwere Lebensmittelvergiftung von einer Türkeireise, und die Nebenhöhlenvereiterungen wollten gar nicht mehr aufhören. Aber ich ignorierte das, so gut ich konnte, ließ mich ständig medizinisch behandeln – mein Apothekenschrank war groß. Dass ich manchmal schon vormittags am Kabinettstisch die Augen kaum mehr aufhalten konnte, war mir zwar äußerst unangenehm, aber ich glaubte, dem müsste ich mit eiserner Disziplin begegnen.

Nachdem mir die vom Internisten verabreichten Medikamente gegen die Speiseröhrenentzündung keinerlei Hilfe brachten, begann ich, nach Alternativen zu suchen und mich mit Homöopathie und Neuraltherapie auseinanderzusetzen. Neuraltherapie ist bis heute eine eher unbekannte und vielfach nicht anerkannte Behandlungsmethode und auch ich musste mich erst theoretisch damit auseinandersetzen: Unter einer Neuraltherapie versteht man eine Injektionstherapie mit einem Lokalanästhetikum, das vor allem an Akupunkturpunkte in die Muskulatur oder unter die Haut gespritzt wird. Es handelt sich dabei um ein modernes Regulationsverfahren, das alle Regelkreise des Organismus beeinflusst. Die Einsatzmöglichkeit ist breit gefächert. Die Neuraltherapie gehört zu den bekanntesten Naturheilverfahren, die durch die verstärkte örtliche Durchblutung nach einer Injektion mit dem örtlichen Betäubungsmittel Procain in die Muskulatur eines Akupunkturpunkts den Abtransport und das Ausscheiden von Stoffwechselgiften beschleunigt. Wissenschaftlich anerkannt ist sie leider immer noch nicht, und viele Krankenkassen bezahlen die Therapie nicht, obwohl sie bei vielen Patienten außergewöhnlich gute Wirkung zeigt. Ich kannte einen Arzt, der Spezialist auf diesem Gebiet war, und so wandte ich mich an ihn. Er hatte diese Therapieform durch seinen Vater kennen- und schätzen gelernt und ergänzte sie, indem er homöopathische Medikamente zu den Procaininjektionen hinzufügte.

Mit der Homöopathie hatte ich nach der Nierenoperation von Michaela schon gute Erfahrungen gemacht. Sie gab mir auch die Möglichkeit, mich teilweise selbst zu therapieren, ohne Nebenwirkungen von Medikamenten fürchten zu müssen. Diesbezüglich war ich schon zu früheren Zeiten ein Spezialfall gewesen, der dem einen oder anderen Arzt zu denken gab. Die Kinderärztin riet mir als Erste zu diesem Weg, wofür ich ihr heute noch dankbar bin. Der Auslöser war meine Tochter: Michaela sollte über Monate hinweg präventiv Antibiotika einnehmen, um schwere Entzündungen zu verhindern, die das positive Operationsergebnis und die nun gut funktionierenden Nieren hätten zerstören können. Als die Kinderärztin davon erfuhr, schlug sie mir eine homöopathische Therapie mit wöchentlicher medizinischer Kontrolluntersuchung vor, gab mir genaue Verhaltensanweisungen, wie die tägliche Kontrolle des Urins meiner Tochter mittels Teststreifen, und verschrieb homöopathische Medikamente. Sie befürchtete, dass durch die monatelange Einnahme von Antibiotika die Darmflora und das Immunsystem stark in Mitleidenschaft gezogen würden, zumal Michaela schon vor der Operation entsprechende Medikamente nehmen musste. Der homöopathische Weg sollte diese Beeinträchtigungen vermeiden und zu einer rascheren Regeneration führen. Sollte es Anzeichen für entzündliche Nachprozesse geben, könnte man immer noch auf Antibiotika umstellen, so ihre Ansicht. Die Professoren der Kinderklinik waren bis auf einen zunächst entsetzt und beschworen mich, mein Kind nicht derartigen Gefahren auszusetzen. Daraufhin las ich ihnen die Nebenwirkungen und das Gefahrenpotenzial der von ihnen verschriebenen Medikamente vor und konnte sie tatsächlich für das Experiment gewinnen, obwohl sie mich insgeheim sicher für völlig verrückt hielten. Homöopathie, was sollten diese Placebos schon bewirken – diese Meinung stand ihnen ins Gesicht geschrieben. Ich führte die von der Kinderärztin entwickelte Vorgehensweise drei Monate strengstens durch, danach folgte ein etwas aufgelockertes Programm. Michaela erholte sich nicht nur in einer Geschwindigkeit, die keiner für möglich gehalten hätte, sie war auch bald wieder ganz gesund. Am Ende waren alle Ärzte voll und ganz zufrieden und unsere Kinderärztin hatte recht behalten.

Nach dem Erfolg bei Michaela wandte auch ich zunehmend homöopathische Methoden an, jedoch stets in Kombination mit schulmedizinischen Kontrolluntersuchungen. Die Nebenhöhlenentzündungen kamen zwar

Nach dem Erfolg bei Michaela wandte auch ich zunehmend homöopathische Methoden an, jedoch stets in Kombination mit schulmedizinischen Kontrolluntersuchungen. Dennoch blieb meine Gesundheit labil und anfällig.

wieder, aber nicht mehr ganz so häufig und weniger heftig. Auch einige Viruserkrankungen mit den unterschiedlichsten Entzündungssymptomen bewältigte ich zum größten Teil ohne schwere Medikamente. Dennoch blieb meine Gesundheit labil und anfällig. Dass meine gesundheitlichen Probleme etwas mit der Art meiner Ernährung und einzelnen Lebensmitteln zu tun hatten, stand nie zur Debatte. Die Ärzte führten sie eher auf mein strapaziöses Leben zurück, das mit einer starken persönlichen Belastung einherging.

Aber die Politik machte mir Spaß. Ich hatte an Erfahrung gewonnen, war inzwischen Ministerin, wurde für so ziemlich alle politischen Ämter gehandelt, hatte eine Menge Neider, raste landauf, landab und absolvierte täglich sechzehn Arbeitsstunden. Obwohl ich mit Ministerpräsident Edmund Stoiber immer darum ringen musste, dass mittelfristige Qualitätsverbesserungsprozesse wichtiger sind als die tägliche Schlagzeile und ständige strukturelle Änderungen, konnte ich ihn für mein Programm der inneren Schulentwicklung für mehr Qualität gewinnen und es dank der massiven Unterstützung der Wirtschaft und der CSU-Landtagsfraktion durchsetzen. Politisch ging es mir gut und auch privat. Ich war stolz auf meine zwei Kinder und dankbar für die selbstlose Rückendeckung durch meinen Mann. Und dann kam alles ganz anders …

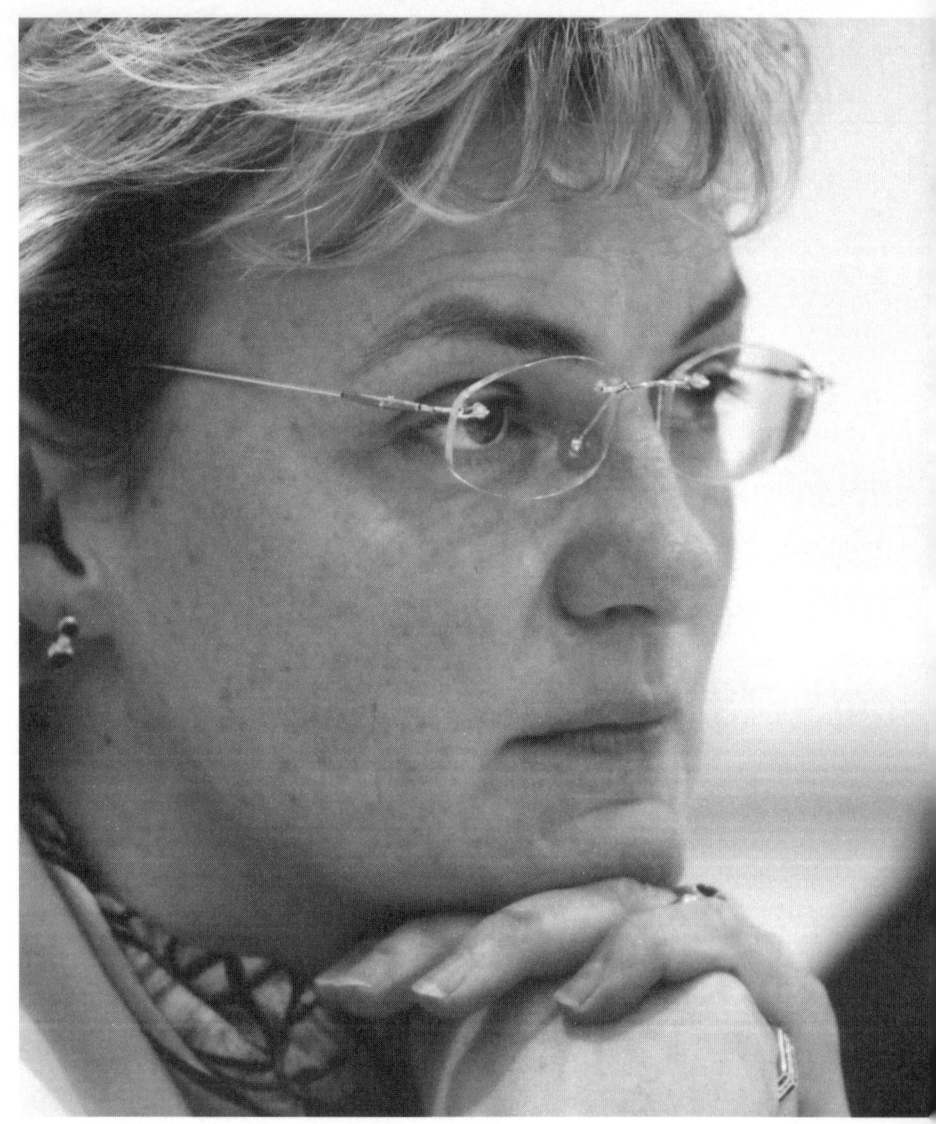

Der Zusammenbruch

Rückblickend war mein aktives politisches Leben von der ersten Sekunde an turbulent. Natürlich hing das mit meiner familiären Herkunft zusammen: Man erwartete viel von der Tochter vom großen Franz Josef Strauß. Aber ich brachte auch eine Menge persönlichen Ehrgeiz mit und hatte mich nach den vielen Jahren im ehrenamtlichen Engagement bewusst und mit großer Freude für die Politik entschieden. Ich wollte gestalten und möglichst viel von dem verändern, was ich in der Zeit der Sozialarbeit an Missständen oder Problemen der Menschen mit unserer Gesetzgebung mitbekommen hatte.

Ich hatte mich nach den vielen Jahren im ehrenamtlichen Engagement bewusst und mit großer Freude für die Politik entschieden.

Meine Karriere begann 1990 mit dem Einzug in den Gemeinderat von Vaterstetten, meinem Heimatort östlich von München, und in den Bayerischen Landtag. Von da an ging es Schlag auf Schlag. Im Juli 1993 wurde ich im Alter von 31 Jahren jüngste Staatssekretärin im Kultusministerium. Jedes Mal, wenn ich die »Ahnengalerie« meiner Vorgänger betrachtete, erschrak ich: Da schauten mich lauter gediegene, honorige und vor allem ältere Politikerpersönlichkeiten an, darunter auch CSU-Legenden wie Alois Hundhammer, einer der bedeutenden bayerischen Nachkriegspolitiker, den mir mein Vater allerdings in seinen Schilderungen als klerikal-erzkonservativ beschrieben hatte. Mit seinen wesentlich liberaleren und moderneren Einstellungen kam es zwischen meinem damals jungen Vater und Alois Hundhammer immer wieder zu erheblichen Auseinandersetzungen.

Ich selbst erlebte zwar nicht mehr die in ihren Grundfesten äußerst konservative und starre Verwaltung des Kultusministeriums der Fünfziger- und Sechzigerjahre, aber die Geschichten aus früheren Zeiten kursierten weiter durch das Haus. Mathilde Berghofer-Weichner beispielsweise musste sich als erste Staatssekretärin im Kultusministerium auf ihren Einsatz für Frauenfußball hin noch erklären lassen, dass erstens Frauen in ihrer Physiognomie für Fußball völlig ungeeignet seien, zweitens dieser Sport an sich unfraulich sei und drittens: Wo kämen wir denn dahin, wenn die Frauen jetzt auch noch Fußball spielten?! Der Untergang des christlichen Abendlands schien bevorzustehen, wie sie einmal vergnügt erzählte. Mittlerweile sind unsere Frauen im Weltfußball besser als die Männer, und die Unkenrufe der ehemaligen Ministerialbeamten haben sich natürlich nicht bewahrheitet.

Ähnlich wie die spätere Justizministerin und stellvertretende Ministerpräsidentin ging ich Themen anders an, als es die höheren Beamten im Kultusministerium gewohnt waren, hielt die Hierarchien nicht so streng ein, wie es seit Jahrzehnten gehandhabt wurde, erfuhr deshalb mehr, als dem einen oder anderen Abteilungsleiter lieb war, und trat damit manchen auf die Zehen. Ich hatte meine eigene Art, mit Vorgängen umzugehen, ich gab mich nicht mit der obersten, mir zum Abzeichnen vorgelegten Seite zufrieden, ich wollte den ganzen Vorgang lesen.

Nach zwei Jahren im Amt bezeichnete mich der Generalsekretär des Kultusministeriums prompt als »Naturkatastrophe«, die über das Staatsministerium hereingebrochen sei. Ich würde mit Referenten und Mitarbeitern des Ministeriums sprechen, ohne vorher den vorgesetzten Abteilungsleiter und Ministerialdirigenten gefragt zu haben, und ich würde meine persönliche Meinung zu einem Aktenvermerk der Abteilungen zu allem Überfluss auch noch schriftlich dokumentieren! Wenn ich offiziell eine andere Meinung hätte als der Kultusminister, dann sei dies nicht dienlich für den Zusammenhalt des Hauses, denn als Staatssekretärin dürfe man schon aus Prinzip nicht unterschiedlicher Auffassung zu Entscheidungen des Ministers sein. Mündlich könnte ich meine Meinung dem Minister ja vortragen. »Na sauber!«, dachte ich mir, protokollierte und sprach weiter mit allen Mitarbeitern des Kultusministeriums vom Ministerialdirektor bis zur Putzfrau – denn ich war der Überzeugung, dass nur ein gutes Mannschaftsspiel letztlich den Erfolg ausmacht.

Die weibliche »Naturkatastrophe« musste mit der Zeit doch ein paar Anhänger gefunden haben, denn im Oktober 1993 wurde ich zur stellvertretenden Parteivorsitzenden der CSU gewählt. Mein Leben war spannend, hart und erfolgreich. Als ich im Oktober 1998 als Ministerin für Unterricht und Kultus vereidigt wurde, wurden die Verantwortung und mein Arbeitspensum noch größer. Die Politik bestimmte mein Leben.

»Politik frisst«, sagte mir Gerold Tandler einmal und meinte damit, dass man weder Zeit für die Familie oder Freunde, geschweige denn für sich selbst habe. Tatsächlich blieben mir keine fünf Minuten zum Verschnaufen oder zum Essen. Ich bekam schon ein schlechtes Gewissen, wenn ich mir mittags ein halbes Stündchen genehmigte, um im Hofgarten ein wenig die Sonne zu genießen oder einfach nur ein paar Happen in der Kantine des Kultusministeriums zu mir zu nehmen. Als Staatssekretärin hatte ich noch die Zeit, mich in der Pause dorthin zurückzuziehen. Diese halbe Stunde am Tag liebte ich, denn in Gesprächen mit Mitarbeitern und Kollegen erfuhr ich, was sie persönlich dachten, wo sie der Schuh drückte, was sie ärgerte und – sehr wichtig! – welche neuen Gerüchte im Umlauf waren. Als Ministerin blieb dafür kein Raum mehr. Und jedes Mal, wenn ich außerhalb zum Mittagessen gehen wollte, stand irgendein dringendes Thema auf der Agenda, das eine sofortige Bearbeitung bzw.

»Politik frisst«, sagte mir Gerold Tandler einmal und meinte damit, dass man weder Zeit für die Familie oder Freunde, geschweige denn für sich selbst habe.

Entscheidung verlangte, oder es wartete ein Berg von Aktenmappen oder eine lange Liste von Terminen, von denen ich bald nicht mehr wusste, wie ich sie bewältigen sollte.

Nicht ordentlich zu essen, begann bei mir schon beim Frühstück. Ich war und blieb ein Morgenmuffel und frühstückte, wenn überhaupt, morgens um sieben Uhr, schnell, schnell im Stehen: ein Glas Milch oder Tee, dazu irgendein Brot mit Cervelat- oder Kalbfleischwurst, manchmal mit Honig oder Marmelade. Wenn ich etwas mehr Zeit hatte, gab es Müsli mit Joghurt und Früchten. Noch während ich kaute, fuhr in der Regel bereits der Wagen mit einem Kofferraum voller Akten vor, der mich pünktlich bis acht Uhr dreißig ins Ministerium brachte. Am Schreibtisch fix eine Tasse Grünen Tee trinken, den Tagesplan mit der Sekretärin, dem persönlichen Referenten und dem Büroleiter durchsprechen, dann zum ersten Termin oder zur Kabinettssitzung eilen, die jeden Dienstag pünktlich um zehn Uhr stattfand. Unpünktlichkeit war Ministerpräsident Edmund Stoiber ein Gräuel, obwohl er selber ununterbrochen zu spät kam. Überhaupt verstand er es, sämtliche körperlichen Bedürfnisse auf Null zu schrauben. War ein politisches Thema seiner Meinung nach besonders wichtig, konnte es passieren, dass wir nachmittags um drei Uhr noch da saßen, ohne ein Gramm zu essen bekommen zu haben. Getränke gab es, immerhin! Irgendwann protestierten wir. Daraufhin wurden uns mittags Butterbrez'n aus der Kantine geliefert, die wir zunächst begeistert aßen und nach drei Monaten nicht mehr sehen konnten. Also meldete ich mich eines Nachmittags, nachdem sämtliche Tagesordnungspunkte abgearbeitet waren, bei Edmund Stoiber und sagte: »Herr Ministerpräsident, ich hätte da noch einen Punkt.«

»Du hast aber keinen angemeldet.«

»Stimmt, aber ich beantrage eine Änderung der Verordnung für das Mittagessen der Kabinettsmitglieder. Wir lieben zwar Butterbrez'n, wären Ihnen aber sehr dankbar, wenn wir nach drei Monaten die Verordnung diversifizieren und wenigstens ab und zu etwas anderes bekommen könnten.«

»Meinst du?«

»Ja.«

»Dann machen wir das halt.«

So geschah es. Zuerst meinten es die Kantinenköche viel zu gut mit uns und verwöhnten uns mit schweren Braten und Knödeln. Dagegen erhoben wir erneut sanften Protest. Daraufhin gab es leichtere Kost wie Salate oder Gemüse mit Huhn oder Fisch und nur ab und zu Fleisch. Die Kantine der Staatskanzlei sorgte nun hervorragend für uns, und es machte den Köchen sichtlich Freude, das bayerische Kabinett mit guten bayerischen Speisen zu versorgen. Ein gutes Essen hält doch Leib und Seele zusammen – das gilt auch für hochrangige Politiker!

Aber die Dienstage mit ihren geregelten Mittagessen waren die Ausnahme. Sonst war ich kaum in der Lage, mich vernünftig, geschweige denn regelmäßig, zu ernähren. Hinzu kam, dass sich in den Neunzigerjahren das Bewusstsein für kalorienarmes und abwechslungsreiches Essen in der Gesellschaft noch nicht durchgesetzt hatte. Außerdem galt fettes Essen als Stresskiller, nach dem Motto: Fett beruhigt die Nerven. Ich erinnere mich noch gut an die Leberkässemmeln aus dem kleinen Geschäft unterhalb des Kultusministeriums und ebenso an Kuchen oder Schokolade, die ich zwischen diversen in- und externen Besprechungen verdrückte, um meinen Zuckerpegel samt der guten Laune hochzuhalten. Gerade auch bei öffentlichen Terminen gab es von den gutmeinenden Gastgebern fast immer die obligatorischen Weißbrotkanapées mit Lachs, Salami, kräftigem Käse, falschem Kaviar und, nicht zu vergessen, immer dick Butter unter und Mayonnaise auf dem Belag. Der Gast sollte ja nicht verhungern! Dazu wurde Wein und Bier ausgeschenkt. Bei dem Wunsch nach Wasser wurde man eher mitleidig angesehen und mit dem Kommentar bedacht: »Woin S' denn nix G'scheites?« Also aß und trank ich g'scheit.

In den Neunzigerjahren hatte sich das Bewusstsein für kalorienarmes und abwechslungsreiches Essen in der Gesellschaft noch nicht durchgesetzt.

Wenn ich mittags Wein trinke, dann geht es mir noch heute so, dass ich zum Anhänger der mediterranen Siesta werde. Ich werde müde, und selbst der beste Kaffee bringt mich in der nächsten Stunde mehr schlecht als recht auf die Beine. Das verträgt sich natürlich nicht mit Aktenstudium und eng gedrängtem Terminkalender. So schränkte ich mich ein und nippte nur noch ganz selten davon.

Meine völlige alkoholische Enthaltsamkeit hielt ich überall durch, nur nicht abends oder beim sonntäglichen Frühschoppen in den von mir so geliebten Bierzelten. Die fröhliche Stimmung unter Hunderten von Menschen steckte mich immer an. Die Besucher hatten ihre Freude an den ernst und temperamentvoll vorgetragenen politischen Reden und an dem guten bayerischen Bier. Mehr als einige Schlucke wurden es bei mir schon aus gesundheitlichen Gründen nie, denn darauf musste ich auch in dieser Zeit noch achten. So sorgte ich immer dafür, dass neben der Mass Bier ein unauffälliges Steinkrügerl mit Wasser oder ein Glas Apfelschorle stand. Für das Zuprosten hatte ich das Bier, für den richtigen Durst das Wasser. Schnaps lehnte ich fast immer ab, und dafür hatten die meisten auch Verständnis. Der Selbstgebrannte wurde mir dann am Ende der Veranstaltung geschenkt. Ich wusste nicht, dass gerade die heimischen, selbstgemachten Spezialitäten meinen Gesundheitszustand verschlechterten. Dasselbe galt für die in Butterschmalz herausgebackenen wunderbaren Auszog'nen, einem bayerischen Schmalzgebäck aus Hefeteig, denen ich nie widerstehen konnte. Ich aß all diese Schmankerl gern, sie wurden mir mit so viel Herzlichkeit und Freundschaft angetragen, dass ich sie nur selten ablehnte.

Echte Kalorienbomben lauerten auf den abendlichen Banketten, die manchmal bis weit nach Mitternacht dauerten. Serviert wurden immer mehrere Gänge: Als Vorspeise gab es beispielsweise delikate Cremesuppen, als Hauptgang war Kalbsfilet mit Morchelrahmsoße und Bandnudeln sehr beliebt. Zum Nachtisch wurde meistens eine Crème Brûlée oder eine Bayerisch Creme auf Fruchtspiegel gereicht.

Wog ich am Anfang meiner Ministerzeit bei einer Größe von 1,78 Meter siebzig Kilo, brachte ich nach drei Jahren gut neun Kilo mehr auf die Waage. Der Grund dafür war jedoch nicht nur das fette Essen. Ich trank zu wenig, trieb fast keinen Sport mehr, zu allem Überdruss lagerte mein Körper Wasser ein, und ich bekam dicke Knöchel und Füße. Obwohl es unangenehm war, unternahm ich kaum etwas dagegen. Genauso wenig wie gegen meine zunehmende Schlaflosigkeit. Schlaftabletten wollte ich nicht nehmen, da mir die Nebenwirkungen zu gefährlich erschienen. Und da waren immer

Ich trank zu wenig, trieb fast keinen Sport mehr, zu allem Überdruss lagerte mein Körper Wasser ein.

noch die Nebenhöhlenentzündungen und unangenehmen Oberbauchschmerzen, die mich regelmäßig plagten. Ich bekämpfte sie mit homöopathischen oder pflanzlichen Medikamenten und ignorierte sie, so gut es ging. Bis auf diese kleinen »Wehwehchen« aber war ich glücklich. Alles lief perfekt. Ich stand in der Sonne, beruflich wie privat. Die »Wehwehchen« verbuchte ich unter Stress.

Über meine Gesundheit wollte ich einfach nicht nachdenken, die Politik war einfach zu spannend und zu abwechslungsreich, und wenn ich einmal Zeit hatte, dann wollte ich sie mit meiner Familie und meinen Freunden verbringen und nicht beim Arzt. Erst als die Beschwerden beängstigende Ausmaße annahmen, ließ ich mich gründlich untersuchen. Ich wurde dabei fast zur Spezialistin beim Thema Blutwerte, weil ich immer wissen wollte, welcher Blutwert welche Vorgänge im Körper beschrieb. Magenspiegelung, Ultraschall, Magnetresonanztomographie, Computertomographie – ich lernte verschiedenste Untersuchungs- und Behandlungsvarianten kennen.

Doch ich blieb gesundheitlich angeschlagen, mein Immunsystem konnte Virusinfektionen nur selten abwehren. Ich litt an einer Immunschwäche, und die Gründe dafür waren mir unbekannt. Daher intensivierte ich die neuraltherapeutischen Behandlungen, die mich gesundheitlich etwas stabilisierten und halfen, die Viruserkrankungen schneller zu überwinden, und nahm gegen die alltäglichen Beschwerden homöopathische Medikamente. Mit den schulmedizinischen Präparaten versuchte ich es zwischendrin auch immer wieder. Deren Nebenwirkungen brachten mir aber nur noch mehr gesundheitliche Probleme ein. Also akzeptierte ich notgedrungen, dass mein Körper anfällig war. Begeistert war ich nicht darüber. Denn eigentlich betrieb ich Raubbau auf Kosten meiner Gesundheit. Zumindest bemühte ich mich, den stärker werdenden Muskelverhärtungen durch regelmäßige Krankengymnastik Herr zu werden. Meine Krankengymnastin brachte mir viele effektive Übungen bei, die ich bis heute

Ich litt an einer Immunschwäche, und die Gründe dafür waren unbekannt.

67

fast täglich anwende. Sie kosten wenig Zeit und ersparen eine Menge Schmerzen. Wurden die Muskelverhärtungen dennoch so schlimm, dass Wirbel verrutschten, bekam ich Hilfe von einem außerordentlich guten Chiropraktiker. Ich bin diesen fachlich exzellenten und menschlich sehr einfühlsamen Medizinern und Therapeuten noch heute sehr dankbar für ihre hervorragende Arbeit.

Alle dachten, dass meine sitzende Tätigkeit der Grund für die Muskel- und Wirbelsäulenbeschwerden wäre. Zu wenig Bewegung, also Kreuzbeschwerden, das schien so logisch, so einfach – war es aber nicht. Auch ich wäre nicht im Traum darauf gekommen, dass für mich unverträgliche Lebensmittel eine wesentliche Ursache sein könnten. Ich hätte vermutlich sogar jeden für verrückt erklärt, der mir eine derartige Diagnose gestellt hätte. Wenn ich nach dem Essen, selbst bei einem leichten Pastagericht, todmüde war, dann schob ich das auf den mir gut bekannten Spruch »Voller Bauch studiert nicht gern!« und kämpfte gegen die Müdigkeit an, indem ich mich zum Aktenlesen an mein Stehpult stellte, durch den Raum spazierte. Half auch das nicht, legte ich meinen Kopf kurz auf den Tisch und gönnte mir einen Minutenschlaf zur Regeneration. Danach ging es meist für eine gewisse Zeit wieder.

In dieser Zeit war ich bei den verschiedensten Ärzten und dabei wurde mir immer mehr der Unterschied zwischen ganzheitlicher homöopathischer und spezifischer schulmedizinischer Behandlung bewusst. Ich begann mich zunehmend mit unserem Gesundheitssystem und unseren medizinischen Ausbildungen auseinanderzusetzen. Dabei fiel mir auf, dass längst nicht alle hilfreichen Therapien finanziert werden und sich manche Menschen verausgaben müssen, um weitergehende oder für sie besser geeignete Therapien bezahlen zu können, weil diese als im wissenschaftlichen Sinn nicht systemkonform gelten und so von den gesetzlichen und manchmal

Ich begann mich zunehmend mit unserem Gesundheitssystem und unseren medizinischen Ausbildungen auseinanderzusetzen.

auch von privaten Kassen keine oder fast keine Unterstützung erfahren.

Meinem Eindruck nach herrscht heute wie in vielen anderen Bereichen, so auch in der Gesundheitspolitik ein Lobbydenken vor. Und wer keine Lobby hat, der kann noch so gute Therapien und Qualifikationen anbieten, er wird kaum Gehör finden. Außer wenn durch ein Ereignis oder bestimmte Medien die Öffentlichkeit auf die Missstände aufmerksam gemacht wird. Es bedarf einflussreicher Gruppen, um innovative medizinische Behandlungen in der Politik und bei den Krankenkassen durchzusetzen, und sie müssen stärker sein als das Beharren derjenigen, die befürchten, dass sie weniger vom großen Geldkuchen abbekommen. Dass heute schneller eine Fülle von teuren Untersuchungen mit aufwendigen technischen Geräten und teuren Medikamenten gezahlt wird, anstatt einiger Stunden Krankengymnastik, die bei Menschen mit orthopädischen Beschwerden präventiv dauerhaft Abhilfe schaffen könnte, weil sie Menschen dazu bringt, selbst etwas für ihren Körper und ihre Gesundheit zu tun, empfinde ich als bedauerlich. Mehr noch, dass es in Deutschland immer noch keine Facharztausbildung zum Chiropraktiker gibt, sondern nur einen Zusatzkurs, halte ich für skandalös. In Ländern wie den USA oder auch Kanada gibt es staatlich geförderte und anerkannte Ausbildungen, aber bei uns gehen viele Menschen ein hohes Risiko ein, wenn sie sich von selbst ernannten Chiropraktikern ohne überprüfbare Qualifikation behandeln lassen.

Ein gesunder Wettbewerb um die besten Therapiekonzepte ist schon lange nicht mehr das Ziel unseres Gesundheitsytems.

Gerade im Hinblick auf meinen eigenen Berufsstand finde ich es traurig, dass die Menschen und ihre Gesundheit bei Funktionären und Politikern vielfach nur in Sonntags- und Wahlkampfreden im Vordergrund stehen. Die Wirklichkeit sieht anders aus. Ein gesunder Wettbewerb um die besten Therapiekonzepte, aus denen Patient und Arzt gemeinsam die Auswahl treffen dürfen, ist schon lange nicht mehr das Ziel. Individuelle Bedürfnisse spielen im System kaum eine Rolle.

Natürlich dürfen wir froh sein um unseren medizinischen Standard, froh um unsere Krankenhäuser, Operationssäle und Praxen, froh um die hohe Qualität unserer Aus- und Fortbildungen und auf unsere Wissenschaft, die auch meiner Tochter mit einer gelungenen Operation und den richtigen Medikamenten das Leben gerettet haben. Deshalb will ich die großartigen Errungenschaften unserer Forschung und Medizin nicht gering schätzen – in vielen anderen Teilen dieser Welt sieht es wesentlich schlechter aus. Dennoch, ich glaube, unser Gesundheitssystem gerät jedoch langsam auf die schiefe Bahn.

Eines Tages begegnete ich einem älteren Mann in der Apotheke, der im Gespräch vor der Apothekerin zu weinen begann. Er war völlig verunsichert, hatte ein neues Herzpräparat nehmen müssen, das angeblich genau die gleiche Wirkung haben sollte wie sein altes. Im Einkauf war es für die Krankenkasse deutlich billiger, weshalb sie einen Exklusivvertrag mit dem günstiger anbietenden Pharmaunternehmen abgeschlossen hatte und nur noch dieses auf Rezept finanzierte. Nach der Einnahme hatte er massive Herzbeschwerden bekommen, musste sogar in der Klinik behandelt werden. Erst nach Anordnung der Krankenhausärzte durfte er nach seiner Entlassung wieder auf das frühere Präparat umsteigen. Nun musste sich die Apothekerin die Vorhaltungen des wütenden und verzweifelten Mannes anhören. Später erläuterte sie mir, dass ihr solche Szenen fast täglich passieren, denn viele ältere oder schwerkranke Kunden waren davon überzeugt, sie verweigere ihnen absichtlich die vertrauten Medikamente. In Wirklichkeit, sagte sie, würde sie ihre Zulassung verlieren, wenn sie sich nicht an die gesetzlichen Vorschriften hielte.

Alle Menschen müssen das Recht auf die ihnen richtig erscheinende Behandlung haben und dürfen nicht zu bestimmten Therapiewegen gezwungen werden, weil die Krankenkasse eben nur diese übernimmt. Ich werde nie begreifen, dass Patienten, die gesetzlich versichert sind, Behandlungen nicht finanziert bekommen, die vielen – auch mir – geholfen haben. Oft gelten alternative Therapien als unwirksam, nur weil ihre Wirkung wissenschaftlich nicht nachgewiesen ist. Wie lange hat es gedauert, bis sich die Akupunktur, eine über Jahrhunderte hinweg entwickelte Therapieform, in Deutschland durchsetzen konnte? Dennoch wird sie immer wieder infrage gestellt, ebenso wie viele homöopathische Behandlungen. Wie unsinnig, wenn Millionen von Menschen sie als positiv und heilend erleben. Wenn die Heilwirkung eintritt, dann wird es als Zufall, als Placeboeffekt, als Einbildung abgekanzelt.

Die eine einzige und beste Heilmethode gibt es sicher nicht. Ich bin auch kein Gegner von Antibiotika, Kortison oder anderen Medikamenten, im Gegenteil, ich halte sie sogar für ganz wesentliche Bausteine einer guten medizinischen Versorgung. Ich bin nur gegen Engstirnigkeit und gesetzlich vorgeschriebene Stromlinienförmigkeit. Missbrauch und gesundheitsschädigende Therapien kann man verhindern, ohne gleich gute Therapiewege und Medikamente zu verbieten oder von der Finanzierung auszunehmen. Auch erfahrungsmedizinische Wege können etwas leisten.

Die eine einzige und beste Heilmethode gibt es, wie ich denke, sicher nicht.

Ich musste am eigenen Leib erfahren, dass es zwar gut gemeinte, nach strengen wissenschaftlichen Kriterien erforschte, aber für mich doch gefährliche Behandlungswege gibt, an deren Nachwirkungen ich lange zu knabbern hatte und zum Teil noch habe. Viele Jahre habe ich meine Beschwerden mit Disziplin, Durchhaltevermögen und dem guten Glauben, dass nach ein paar Tagen Erholung alles wieder besser wird, überspielt. Ich übersah die Warnzeichen und wusste nicht, dass es einen ganz anderen grundlegenden Belastungsfaktor für meine Gesundheit neben dem Stress und dem Druck im politischen Alltag gab: Es waren Lebensmittel, die mein Körper nicht oder nur schlecht verträgt. Erst durch den körperlichen Zusammenbruch wurden mir die Augen geöffnet.

Mein gesundheitlicher Albtraum begann, als ich auf dem Höhepunkt meiner Karriere angekommen war. Es war Ende August 2002, die vergangenen Monate waren durch den Bundestagswahlkampf äußerst anstrengend und terminreich gewesen. Ich tourte durch ganz Deutschland und hielt viele Wahlkampfveranstaltungen zwischen München und Hamburg ab – wir waren noch guten Mutes, den Sieg bei den Wahlen am 22. September einfahren zu können. Daneben lief die Arbeit im Kultusministerium auf Hochtouren, und insgeheim bin ich heute noch meinem damaligen Staatssekretär dankbar, dass er in seiner unkomplizierten Art und mit fachlicher Präzision ganze Aufgabenbereiche übernahm und somit durch perfekte Arbeitsteilung die massenweise anfallende Arbeit im Kultusministerium zu bewältigen half.

> *Beim Wandern erholte ich mich am besten, weil ich gedanklich abspannte, mich körperlich anstrengte.*

In diesem August fiel der traditionelle Sommerurlaub, der meiner Familie und mir sonst heilig war, weitgehend flach. Ich musste ihn ständig wegen Wahlkampfveranstaltungen unterbrechen. Trotzdem erholte ich mich in den wenigen verbleibenden Tagen ganz gut, schlief mich richtig aus und plante für die letzten beiden Urlaubstage Anfang September gemeinsam mit meiner Freundin Hildegard nochmals Wanderungen in den Zillertaler Bergen. Wir liebten diese Bergtouren und hatten zusammen schon einige Gipfel erklommen. Dabei erholte ich mich am besten, weil ich gedanklich abspannte, mich körperlich anstrengte und zudem den traumhaften Ausblick und die Stille in den Höhen der Berge genießen konnte.

Noch einmal ein kurzes Innehalten vor dem harten Schlussmarathon des Bundestagswahlkampfes, tags darauf sollte es zu Friedrich Merz nach Brilon gehen, wo in der städtischen Schützenhalle eine große Wahlkampfveranstaltung stattfinden würde. Bei der ersten Wanderung fühlte ich mich wohl, nur die Kurzatmigkeit verdross mich ein wenig. »Du hast ja ganz schön wenig Kondition!«, schimpfte ich mich innerlich und marschierte weiter. Fünf Stunden waren wir unterwegs und genossen den Weg oberhalb des Märzengrunds. Als wir abends in unser Ferienhaus zurückkamen, merkte ich, dass etwas mit mir nicht stimmte: Ich hatte Gliederschmerzen, der Kopf tat mir weh, die Ohren schmerzten, die ersten Anzeichen eines unangenehmen Hustens stellten sich ein – alle Anzeichen einer veritablen Grippe piesackten mich. Daraufhin ging ich früh zu Bett, schlief ziemlich unruhig. Dennoch machten sich Hildegard und ich am nächsten Tag auf den Weg zum kleinen Galtenberg. Das war nicht unsere geplante Tour, sondern eine verkürzte, aber das schien uns im Hinblick auf meine Verfassung angebracht und ganz wollten wir auf die zweite Wanderung nicht verzichten. Schon während des ersten steilen Anstiegs bekam ich fast keine Luft mehr, doch nach dem Motto, was mich nicht umbringt, macht mich nur härter, marschierte ich tapfer weiter. Hildegard fragte mich von Zeit zu Zeit besorgt, ob ich wirklich weitergehen wolle, denn ich sähe aus wie eine weiße Wand. Ich dagegen hatte das Gefühl, dass ich in der frischen Höhenluft besser atmen konnte und mir die Bewegung guttat. Also machten wir längere Zwischenpausen, liefen insgesamt gut sechs Stunden und kehrten schließlich müde, aber zufrieden nach Hause zurück.

Ich war körperlich erschöpft, fühlte mich aber wohler als am Morgen, nur plötzlich ausbrechender Schüttelfrost ließ mich nach einer kurzen Brotzeit wieder früh in mein Bett fallen und nach kurzer Zeit fest einschlafen. In der Nacht bekam ich Fieberschübe, musste zweimal das durchgeschwitzte Nachthemd wechseln und wachte um zehn Uhr morgens nach vierzehn Stunden Schlaf, hundemüde und wie gerädert auf. Meine Knochen fühlten sich an, als wäre ich in der Nacht um fünfzig Jahre gealtert, aber ich glaubte immer noch fest daran, die anstehende Wahlkampfveranstaltung in Brilon am Nachmittag überstehen zu können – so kurzfristig sagt man nicht ab, das bringt Veranstalter in unsägliche Probleme. Ich überlegte nur noch, wie ich meine heisere Stimme auf Vordermann bringen könnte: Gurgeln mit Eukalyptus, Spitzwegerichtee trinken, Nasenspülung für die überreizten Nebenhöhlen und einen Schleimlöser gegen den festsitzenden Husten. Dann raffte

Meine Knochen fühlten sich an, als wäre ich in der Nacht um fünfzig Jahre gealtert, aber ich glaubte immer noch fest daran, die anstehende Wahlkampfveranstaltung überstehen zu können.

ich mich auf und machte mich auf den Weg nach München. Der Flieger startete dort gegen drei Uhr nachmittags nach Paderborn. Im Flugzeug erzählte ich meiner vertrauten Begleiterin von der Grippe, dass ich versuchen würde, mich so weit wie möglich zu schonen, und hoffte, wenigstens die Rede durchzuhalten. Ich legte mich zurück, trank Tee und lutschte Halsbonbons. Am Flughafen in Paderborn wurden wir abgeholt und im Auto merkte ich, dass mein Kopf immer noch brummte, die Glieder schmerzten und mein Halsweh eher schlimmer als besser wurde. Der Tee im Flugzeug hatte nicht geholfen, und von der Menge an Bonbons wurde mir schon langsam schlecht. Ich kam mir vor wie durch die Mangel gedreht.

In der Schützenhalle von Brilon angekommen, stand ich dann zunächst den anwesenden Reportern Rede und Antwort, dann ging die Veranstaltung mit mir als Hauptrednerin los. Fühlte ich mich vor meinem Auftritt noch mies, so lief die Rede besser als erwartet. Es war so, als hätte mein Körper neue Kraft geschöpft. Das sollte mir auch später immer wieder passieren. Während meiner Reden rede ich nicht wie andere auf die Zuhörer ein, ich rede mit ihnen, ich beobachte ihre Reaktionen und halte Zwiesprache mit ihnen. Merke ich Zurückhaltung, erkläre ich Themen und Situationen plastischer und intensiver, um mich verständlich zu machen, spüre ich, dass sie mehr wissen wollen, erweitere ich das Argumentationsspektrum, und erkenne ich, dass ich sie mit der Länge fachlicher Inhalte überfordere, streue ich erläuternde Anekdoten ein. Auch in Brilon riss mich meine Leidenschaft für diese unmittelbare Auseinandersetzung mit Hunderten von Menschen mit. Ich vergaß in diesem Moment meine Grippe und sprach fast eineinhalb Stunden lang. Am Ende war ich durchgeschwitzt und fühlte mich wie neben mir. Doch Gott sei Dank hatte niemand aus dem Publikum gemerkt, dass ich eigentlich krank war – heiser sind ja so manche Politiker während der Wahlkampftouren.

Die Quittung für mein völlig unvernünftiges Verhalten kam so-

Während meiner Reden rede ich nicht wie andere auf die Zuhörer ein, ich rede mit ihnen.

fort. Schon beim Rückflug schwollen die Lymphdrüsen an, und das Halsweh wurde immer schlimmer. Ich fühlte mich leer und ausgelaugt, ein Gefühl, das mich in Zukunft noch öfter und intensiver begleiten sollte. In der Nacht revanchierte sich mein Körper für die Überanstrengung: Fieber und Schüttelfrost kamen wieder, dazu Hustenanfälle, die Schleimhäute der Nebenhöhlen waren stark angeschwollen und taten höllisch weh, und mein Kopf schmerzte, als hätte ich gerade einen Boxkampf hinter mir. Ich quälte mich durch die Nacht, und irgendwie gelang es mir auch am nächsten Tag wieder aufzustehen. Also schenkte ich den Warnsignalen meines Körpers keine Beachtung und machte weiter, als ob nichts geschehen wäre. Meine Familie kannte mich gut und wusste, dass Bundestagswahlkampf war. Das bedeutete, jede Überanstrengung war normal, Rücksicht auf den eigenen Körper konnte man in diesem Moment nicht nehmen.

Was in den anschließenden Wochen folgte, war ein verzweifelter Kampf zwischen dem Versuch zu genesen und dem Absolvieren meines Arbeitspensums. Auch mit vierzig Grad Fieber ging ich noch zu Wahlkampfveranstaltungen oder saß hinter meinem Schreibtisch und arbeitete Akten ab. Nur wenn es mir nach den Abendveranstaltungen miserabel ging, erlaubte ich mir morgens ein bis zwei Stunden mehr Schlaf, mein Mann stellte den Wecker aus und informierte den Fahrer. Mir war immer ein ungeschriebenes Gesetz bewusst: In der Politik Schwäche zu zeigen ist verboten. Nicht zu jammern, sondern weiterzuarbeiten und sich nicht von der Gesundheit den Tagesplan diktieren zu lassen, habe ich von meinen Eltern gelernt. Doch gerade, wenn ich mich gesundheitlich wieder ein wenig gefangen hatte, machte die nächste Wahlkampfveranstaltung die minimale Besserung wieder zunichte.

Mir war immer ein ungeschriebenes Gesetz bewusst: In der Politik Schwäche zu zeigen ist verboten.

Erst Mitte September ging ich zum Internisten und wurde, nachdem die Ergebnisse der Blutuntersuchung vorlagen, von ihm heftig kritisiert: Warum ich erst jetzt kommen würde? Und ob mir überhaupt bewusst sei, dass ich mir eine Influenza Typ A Virusinfektion eingehandelt hätte? Bei der Influenza Typ A könnten gefährliche Nachfolgeerkrankungen wie Herzmuskel- oder Hirnhautentzündungen auftreten. Die Heilung einer solch schweren Erkrankung könne Wochen dauern und sei nicht auf die leichte Schulter zu nehmen.

»Der redet sich leicht!«, dachte ich mir und erklärte dem Arzt meine Lage: Ich durfte jetzt nicht krank sein. Das passte einfach nicht in meine Planung und hätte kein gutes Bild auf meine Partei und mich persönlich geworfen. Er kannte mich, verstand die Situation und machte mir keine Vorhaltungen mehr. Einsichtig war ich nicht, aber dennoch dünnte ich widerwillig meinen Terminkalender aus. Großveranstaltungen bestritt ich weiter. So fertig wie bei der Wahlparty am 22. September war ich noch nie gewesen, und auch noch nie so froh, dass ein Wahlkampf vorbei war. Dass eine zusätzliche Belastung für mein Immunsystem, neben meiner Unvernunft, mich nicht ein paar Tage ins Bett zu legen, von für mich unverträglichem Essen ausgehen könnte, war für mich undenkbar.

Die Nachwirkungen der Influenza hielten in den folgenden Herbstmonaten an. Ich war nicht erpicht auf zusätzliche Anstrengungen, als ich mich genötigt sah, meine Kandidatur zum Bezirksvorsitz der Münchner CSU anzukündigen, die Edmund Stoiber nachdrücklich befürwortete. Ich dachte damals, dass ich aus Loyalität zu meiner Partei diesen Schritt tun müsse, auch wenn er mir mehr als schwer fiel. Man kann sich im Leben nicht immer nur die einfachen Aufgaben heraussuchen, redete ich mir ein und betonte in der Öffentlichkeit ab diesem Zeitpunkt tapfer, dass ich in der Münchner CSU groß geworden sei und dass ich gerne dieses neue Amt anstreben würde. Wohl fühlte ich mich nicht dabei – und ich war nicht allein: Der amtierende Bezirksvorsitzende teilte mir am Telefon ziemlich kühl mit, er beabsichtige, den Bezirksverband bis zum Ende alleinverantwortlich zu führen. Ich solle mich erst einmi-

Man kann sich im Leben nicht immer nur die einfachen Aufgaben heraussuchen, redete ich mir ein.

schen, wenn ich wirklich gewählt werden würde. Damit erklärte ich mich bei meiner Arbeitsbelastung und meinem Gesundheitszustand gerne einverstanden. Dass mir später mein Nichthandeln in genau dieser Zeit zum Vorwurf gemacht werden könnte, wäre mir damals auch nicht in den Sinn gekommen. Ich hätte in diesen letzten Monaten der Amtsverantwortung meines Vorgängers in bestimmten unangenehmen Fragen von satzungswidrigem Verhalten einiger Mitglieder der Münchner CSU unerwünscht und entgegen dem Willen des amtierenden Bezirksvorsitzenden das Ruder an mich reißen sollen, hieß es. Dieser Vorwurf befremdet mich bis zum heutigen Tag.

Gesundheitlich kam ich einfach nicht richtig auf die Beine. Ich hätte besser auf meine Ärzte hören und gleich zu Beginn einige Tage ausruhen sollen. Schon Ende September bekam ich die nächste Quittung: eine neue Infektion.

Eines Morgens wachte ich mit höllischen Schmerzen auf – es fühlte sich an, als würde mir jemand ein Messer in die Seite stoßen, jeder Atemzug war eine Qual. Ich wollte von unserem Schlafzimmer im ersten Stock unseres Hauses in Vaterstetten in die Küche gehen, die im Erdgeschoss lag. Nur mühsam kam ich bis zur Treppe und setzte mich auf die oberste Stufe – und konnte nicht mehr aufstehen. Mein rechter Rippenbogen schmerzte so stark, als hätte ihn jemand als Punchingball benutzt. Jede Bewegung verschlimmerte den Zustand. Nach einigen Minuten merkte mein Mann, dass ich nicht ins Schlafzimmer zurückkehrte, und schaute zur Tür heraus. Da saß ich, vor Schmerzen gekrümmt, und stieß hervor: »Michael, ich weiß nicht, was los ist, aber meine rechte Seite tut höllisch weh, ich kann mich keinen Millimeter bewegen.« Michael kam zu mir und half mir behutsam auf. Er reagiert in solchen Situationen sehr besonnen. Nachdem er sich meine Schmerzen hatte beschreiben lassen, legte er mir ans Herz, mich grundlegend durchchecken zu lassen. »So kann es ja nicht weitergehen. Du quälst dich von Termin zu Termin. Irgendwann musst du doch mal wieder gesund werden! Lass dich endlich richtig behandeln, damit du wieder auf die Beine kommst. Das hält ja selbst der

Stärkste nicht aus«, ermahnte er mich mit ernstem, besorgtem Gesicht.

Und wieder saß ich bei meinem Internisten, der diesmal eine schwere Rippenfellentzündung mit einer Coxsackie-B-Virusinfektion diagnostizierte und mir absolute Bettruhe verordnete. Daraufhin bekam ich Antibiotika verordnet und ein Immunglobulinpräparat gespritzt. Immunglobuline werden, wie er mir erklärte, eingesetzt, wenn das Immunsystem eines Menschen ziemlich angeschlagen ist und er nicht ausreichend Antikörper herstellen kann, die der Körper zur Abwehr von Erkrankungen braucht. Deshalb wird die Therapie auch Substitutionstherapie, also Ersatztherapie, genannt.

Zum ersten Mal ließ ich mich davon überzeugen, von meiner politischen Arbeit einige Zeit weitgehend zu pausieren, um meine Erkrankung auszukurieren. Die zusätzliche Neuraltherapie sollte mir auch diesmal Hilfe leisten. Ich wollte so bald wie möglich wieder gesund werden, und die Kombination aus dem Lokalanästhetikum Procain und homöopathischen Medikamenten unterstützte den Genesungsprozess nachhaltig. Da mein Körper durch die beiden schweren Virusinfektionen völlig ausgelaugt und hoch empfindlich war, fühlte sich jede Spritze wie ein Messerstich an, aber die Rippenschmerzen ließen wenigstens nach und lösten sich nach mehreren Behandlungen auf. Mein Neuraltherapeut ermahnte mich, mit meinem Körper sanfter umzugehen, und warnte mich vor den Immunglobulinen. Eine solche Therapie könne gutgehen, er habe aber in seiner Praxis auch schon einen Fall mit erheblichen Komplikationen erlebt. Ich befragte daraufhin meinen Internisten, der jahrelange Erfahrung mit der Verabreichung des Immunglobulinpräparats hatte. Er hielt nichts von den Warnungen und teilte mir mit, er könne nur Positives von den Wirkungen des Präparats berichten.

Fast fünf Wochen war ich krankgeschrieben und blieb zu Hause. Zumindest meine Ess- und Lebensgewohnheiten verbes-

> *Mein Neuraltherapeut ermahnte mich, mit meinem Körper sanfter umzugehen, und warnte mich vor den Immunglobulinen.*

serten sich in der erzwungenen häuslichen Pause. Langes Schlafen in der Nacht, geregelte Mahlzeiten mit gesunder Mischkost, mittägliche Siesta und tägliche Spaziergänge sollten meinen Körper langsam wieder auf Vordermann bringen. Da ich mich nun zum ersten Mal intensiv mit meiner Gesundheit beschäftigte und auch kleine Veränderungen oder Zeichen meines Körperzustands wahrnahm, bemerkte ich, dass noch etwas anderes mit mir nicht stimmte: Meine Bauchspeicheldrüse begann, Ärger zu machen. Ich bekam plötzlich Anfälle von Unterzuckerung bei Anstrengung oder längeren Essenspausen. Mein Internist erklärte diese neuen Beschwerden mit den heftigen und lang anhaltenden Nachwirkungen der Virusinfektionen. Es war also wirklich höchste Zeit, dass ich mich auskurierte! Dass es da auch noch einen Zusammenhang mit den Immunglobulinen geben könnte, daran dachte ich trotz der Ermahnung meines Neuraltherapeuten nicht mehr.

In dieser Zeit registrierte ich auch zum ersten Mal, dass meine Verdauung auf bestimmte Lebensmittel wie Grießauflauf nicht gut reagierte, ebenso auf Meeresfrüchte. Warum, wusste ich nicht. Ich ließ es einfach bei der Erkenntnis bewenden, schrieb es meinem geschwächten körperlichen Zustand zu und aß mehr Gemüse. Mein Gemütszustand schwankte zwischen Erschöpfung, Schuldgefühlen und Ungeduld.

Die einzigen, die um meine angeschlagene Gesundheit wussten, waren meine Familie, meine Ärzte und mein Büroleiter, dem ich strikt untersagte, außerhalb des Büros im Ministerium irgendetwas darüber verlauten zu lassen. Auch die anderen Mitarbeiter meines Büros, die von ihm über meinen Zustand erfuhren, hielten dicht. Die offizielle Erklärung lautete, ich leide erneut an einer Grippe. Dass eine Grippe so lange andauern kann, führte am Ende natürlich doch zu Spekulationen – auch oder gerade, weil ich für den Bezirksvorsitz der Münchner CSU kandidieren wollte. Was für eine Schnapsidee, mir in dieser Situation noch mehr Arbeit und Ärger aufzuhalsen! Spätestens jetzt hätte ich der Münchner

Die einzigen, die um meine angeschlagene Gesundheit wussten, waren meine Familie, meine Ärzte und mein Büroleiter.

CSU einen Korb geben sollen. Mein Landtagskollege und Münchner Bezirksvorstandsmitglied Ottmar Bernhard wollte ja damals schon Bezirksvorsitzender werden und hätte sofort bereit gestanden. Falsch verstandenes Pflichtgefühl, Treue zur CSU-Basis und die ziemlich unverhohlene Bitte Edmund Stoibers, mich doch dieses »schwierigen Trupps« anzunehmen, hinderten mich daran. Damit ich wenigstens einigermaßen den Überblick über die Arbeit behielt, kam mein Büroleiter jeden zweiten Tag in Vaterstetten vorbei und ging mit mir ein paar Stunden lang die wichtigsten Vorgänge durch, nach denen ich mich jedes Mal ermattet ins Bett legte und mir Sorgen über meine Genesung machte. Alles ging viel langsamer voran, als ich es mir wünschte. Später musste ich mich des Vorwurfs erwehren, in dieser Zeit die Strippenzieherin von Wahlmanipulationen in einem kleinen Ortsverband gewesen zu sein, der für meine Wahl zur Bezirksvorsitzenden keinen Ausschlag gab, nicht zuletzt wegen der klaren und vorauszusehenden Mehrheit von mehr als neunzig Prozent. Aber in meinem damaligen Zustand waren meine Gedanken und meine Konzentration auf andere Dinge gerichtet, und ich ahnte eine solche Inszenierung nicht voraus.

Anfang November ging es mir endlich besser. Ich konnte sogar an der Klausurtagung des Kabinetts in Schloss Lautrach teilnehmen und versuchte den Ministerpräsidenten und das Kabinett mit einer Kabinettsvorlage von einer offensiven und ehrlichen Strategie in Bezug auf die Einführung eines achtjährigen Gymnasiums zu überzeugen. Ich wusste schon länger, dass Edmund Stoiber und auch einige Minister für ein achtjähriges Gymnasium waren, vor allem Kurt Faltlhauser, der als Finanzminister glaubte, er könne damit Geld sparen.

Insgeheim aber hoffte ich, dass der Ministerpräsident und das Kabinett angesichts der zusätzlichen Kosten für die Einführung des achtjährigen Gymnasiums lieber beim neunjährigen bleiben würden. Ich schlug nach diversen Ausführungen des Für und Wider einen durchaus kostenintensiven, aber realistischen Mehrjahresplan für eine sanfte Einführung vor. Das Ergebnis der Diskussion: Bayern bleibt beim neunjährigen Schulsystem. Erleichtert fuhr ich nach Hause, die Rechnung schien aufgegangen zu sein. Die stundenlange Arbeit zu Hause trotz Rippenfellentzündung hatte sich anscheinend gelohnt.

Anschließend erfuhr ich jedoch, dass nach meiner Abfahrt ein hochrangiger Mitarbeiter der Staatskanzlei über mich verbreitete, dass ich völlig ausgebrannt wäre und mein Ministerium nicht mehr im Griff hätte. Ein politischer Heckenschütze also. Schuld an den Spekulationen war ich selbst, aber das wollte ich natürlich nicht einräumen. Ich hatte als wochenlangen Entschuldigungsgrund lapidar »schwerer grippaler Infekt« angegeben und dabei nicht geahnt, dass fast fünf Wochen Pause zu spitzen Bemerkungen über meinen Gesundheitszustand führen würden. Ich war wütend und ärgerte mich über die Hinterhältigkeit. »Was erwartet der? Seit vielen Wochen plagen mich schwere Virusinfektionen, und ich soll wie Miss Germany rosig strahlend im Kabinett sitzen. Bestimmte Herren sollten sich in ihrer Blassheit doch selbst einmal im Spiegel betrachten!«, wütete es unreflektiert in meinem Innern. Ich hätte besser daran getan, auch über mich und mein Verhalten ein wenig nachzudenken, anstatt – wenn auch berechtigt – verärgert auf die pauschal verbreiteten Gerüchte zu reagieren.

Ich hatte nicht geahnt, dass fast fünf Wochen Pause zu spitzen Bemerkungen über meinen Gesundheitszustand führen würden.

Gesundheitlich stabilisierte ich mich trotz der anstrengenden Klausurtagung, und es schien, dass dieser mühsam erreichte Zustand anhalten würde. Ich unterzog mich daher einer kleinen Zahnoperation, denn im Zuge der Virusinfektionen hatte auch noch der Weisheitszahn begonnen, Probleme zu machen. Die Operation überstand ich gut, und beim Jahreswechsel war ich so fit, dass ich sogar schon wieder ein bisschen feiern konnte.

Kaum begann das neue Jahr 2003, schon kündigten sich die ersten Vorboten einer komplizierten Arbeit im Bezirksvorsitz der Münchner CSU an. Im Kreisverband, in dem der Stadtratsfraktionsvorsitzende der CSU-Kreisvorsitzende war, herrschten heftige Auseinandersetzungen, die von verschiedenen Seiten immer wieder an mich herangetragen wurden. Der Präsident der Handwerkskammer von München und Oberbayern wollte wieder für den Landtag kandidieren, was ein Teil des Kreisverbandes zu verhindern suchte. Obwohl ich noch lange nicht im Amt war, wurde ich also schon in die Streitigkeiten der verfeindeten Lager hineingezogen. Allerdings fehlte mir der Einblick in die Situation vor Ort, die sichtlich von heftigen Spannungen geprägt war, und deshalb tat ich mich schwer, sie angesichts der unterschiedlichen Schilderungen objektiv zu beurteilen. Und wieso musste dieser Streit in dieser Härte ausgetragen werden? »Die sind ja alle wie Hund und Katz! Und du weißt nie, wer gerade wen und warum beißt!«, ärgerte ich mich.

Ich hatte weder Zeit noch innere Bereitschaft, mich, abgesehen von einzelnen vermittelnden Gesprächen, intensiver mit diesen Querelen auseinanderzusetzen. Meine labile Gesundheit und die Menge an Arbeit im Kultusministerium, die sich während meiner Auszeiten angehäuft hatte, ließen eine genauere Beschäftigung mit dem Fall nicht zu. Zudem war es ja dem amtierenden Bezirksvorsitzenden nicht recht, dass ich bereits jetzt aktiv war. Und da lag das Problem: Ich hätte mich gänzlich raushalten sollen, denn durch meine halbherzige Einmischung und die einzelnen Gespräche, die ich mit verschiedenen Beteiligten führte, brodelte die Gerüchteküche – was ich erst viel zu spät bemerkte. Meine Vermittlungsversuche schlugen fehl, denn die verfeindeten Seiten wollten das gar nicht: Ich wollte es einfach jedem recht machen. Hilferufe wollte ich nicht überhören, Bitten um Vermittlung nicht ablehnen und vor allem nicht als arrogant und abgehoben gelten. Und es sollte auch keiner den Eindruck haben, ich würde mich nicht für die Münchner CSU engagieren. Die Berichterstattungen der Medien führten zu immer mehr Misstrauen mir gegenüber, da sie die beiden zerstrittenen Seiten glauben machten, ich würde mit der jeweils anderen Seite paktieren.

Hilferufe wollte ich nicht überhören, Bitten um Vermittlung nicht ablehnen und vor allem nicht als arrogant und abgehoben gelten.

Ich bemerkte nicht, dass meine wochenlangen Erkrankungen erste Veränderungen meines Verhaltens verursacht hatten. Ich war zunehmend unwirsch und kommunizierte immer weniger mit meinen Kollegen. Da ich froh war, in meinem Zustand überhaupt etwas Gescheites zustande zu bringen, fiel mir das aber nicht weiter auf, im Gegenteil, ich tat ja schon, was ich konnte. Dass das sehr viel weniger war als vor meiner Erkrankung, sahen nur Außenstehende, ich hingegen war viel zu sehr mit mir selbst beschäftigt.

Ich war zunehmend unwirsch und kommunizierte immer weniger mit meinen Kollegen.

Dadurch, dass ich nicht ganz auf dem Damm war und viel Liegengebliebenes aufzuarbeiten hatte, versuchte ich auf mir noch fremdem Parteiterrain den Eindruck zu erwecken, ich sei voll involviert – und war es in Wirklichkeit überhaupt nicht. Ich hätte lieber die Kreis- und Ortsverbände besuchen sollen, aber dazu fehlte mir die Kraft, und das wollte ich mir nicht eingestehen. Also dilettierte ich in der Münchner CSU dahin, gab meinen Gegnern Gelegenheit um Gelegenheit, mich anzugreifen, und vergeudete wertvolle Zeit, die ich besser für meine Gesundheit verwendet hätte oder für anstehende Termine und Themen.

Es stand nämlich die Klausurtagung der CSU-Landtagsfraktion in Wildbad Kreuth bevor, und die Diskussionen zur internationalen Vergleichsstudie über den Bildungsstand von Schülern mit dem schönen Namen PISA (Programme for International Student Assessment) lief auf vollen Touren. Nun sollten die Schlussfolgerungen aus PISA für das bayerische Schulwesen gezogen werden.

Meine Arbeit trug Früchte, und das gab mir innerlich unheimlich viel Auftrieb.

Bayern konnte ein gutes Ergebnis präsentieren, aber gut ist für Bayern eben nicht gut genug. Wir hatten uns das Ziel gesetzt, bei der nächsten Studie einen Spitzenplatz einzunehmen, und das konnte nur über eine exakte Analyse der Probleme in Unterricht, Schulleben und der Qualifizierung der Lehrer erreicht werden. Berechtigterweise herrschte in der bayerischen Bildungspolitik nicht dieselbe Untergangsstimmung wie im Rest der Republik.

Vielmehr sahen wir die Chance, längst angelegte Programme nun flächendeckend in Bayern umzusetzen und so endlich die Widerstände von einigen Bürokraten und ewigen Bedenkenträgern durchbrechen zu können. Als hilfreich erwies sich in der neuen Situation das von mir 1998 initiierte Programm »Innere Schulentwicklung« ebenso wie die Stiftung Bildungspakt, die als Kooperation zwischen Unternehmen und Kultusministerium innovative Ansätze in der Bildung vorantreiben sollte. Meine Arbeit trug Früchte, und das gab mir innerlich unheimlich viel Auftrieb. Die Kultusministerin hatte ihren Stall doch im Griff, die Unkenrufe verstummten, denn die Weichen für die nächste internationale Studie 2003 waren gestellt. Die Landtagsfraktion teilte meine Meinung zur Vorgehensweise und brachte selbst entsprechende Initiativen ein.

Die Tagung war bestens verlaufen, dennoch kam ich müde nach Hause, denn in meiner Euphorie wurde ich übermütig und achtete überhaupt nicht mehr auf meine Gesundheit und körperliche Signale wie Müdigkeit oder Völlegefühl. Nicht nur das traditionelle nächtliche Schafkopfen hatte mich länger vom Bett fern gehalten, als mir zuträglich war, ich hatte auch so ziemlich alles durcheinander in mich hineingefuttert, was bei der Tagung an Essen und Trinken angeboten worden war. Wenn man drei Tage vor allem sitzen, zuhören und reden muss, werden die vor einem liegenden Gummibärchen und Kuchenstücke geradezu unwiderstehlich. Dazu dann dreigängige Menüs oder ein wunderbares Buffet, von dem man bis tief in die Nacht beim Schafkopfen naschen konnte.

Für einen Außenstehenden ist es nicht leicht zu begreifen, weshalb man auf einer Klausurtagung bis in die frühen Morgenstunden Schafkopf spielt, anstatt ins Bett zu gehen.

Wenn dem Esel zu wohl wird, dann geht er aufs Eis, sagt ein schönes Sprichwort. Und das traf auf mich leider zu. Mein Mann und meine Kinder schimpften mich für diese Unvernunft, als ich ihnen von den fröhlichen Kartenrunden erzählte, denn sie wussten noch genau, wie sehr ich im Herbst unter der Rippenfellentzündung gelitten hatte, und hatten mich deshalb schon vor der Tagung gebeten, dass ich mich nicht überanstrengen solle. Ich verteidigte mich: Ich hätte mich so gut gefühlt wie lange nicht mehr, und da sei es doch nur klar, dass ich nicht schon wieder an meine Gesundheit denken wollte.

Für einen Außenstehenden ist es nicht leicht zu begreifen, weshalb man auf einer Klausurtagung bis in die frühen Morgenstunden Schafkopf spielt, anstatt ins Bett zu gehen. Zu dieser Zeit waren die Klausurtagungen der Landtagsfraktion ziemlich anstrengend. Teilweise tagten wir auch abends, sodass sich die gemütlichen Unterhaltungen oder Spaziergänge außerhalb der Tagesordnung in die Nacht hinein verschoben. Vielleicht sind das manchmal sogar die wichtigeren Gespräche. Und in unserem Kreis gab es einige – mich eingeschlossen –, die sich auf die fröhlichen Schafkopfrunden freuten, während der wir uns gegenseitig nach Kräften derbleckten, sprich auf den Arm nahmen. Dass derartige Anstrengungen auch eine kulinarische Stärkung verlangen, war auch den Köchen unserer Tagungsstätte klar, sodass es ab Mitternacht immer Gulaschsuppe sowie eine große Käseauswahl mit Brez'n und Semmeln gab, außerdem blieb das Nachspeisenbuffet so lange stehen, bis auch das letzte Schüsselchen mit Mousse au Chocolat oder Bayerischer Creme aufgegessen war. Wer hätte da schon Nein sagen können. Bei so viel Heiterkeit, temperamentvoll ausgetragenem Kartenspiel und gegenseitiger Frotzelei schaut man nicht auf die Uhr und wird auch nicht müde. Trotz aller Entschuldigungen war mir klar, dass ich besser doch hätte dran denken sollen.

Kaum war ich wieder zu Hause, hatte ich schon die nächste Grippe! Also wieder ab zum Internisten, der mir die Diagnose ein paar Tage nach Blutentnahme stellte: Diesmal war es eine Influenza Typ B. Ich war mehr als genervt von meinem Zustand. Mein Mann und meine Kinder auch, sie waren allerdings in erster Linie besorgt um mich. Immer wieder erkundigte sich Michaela, wie ich mich fühlte, Markus schaute wie zufällig in unserem Bad vorbei und fragte mich nach der Handcreme, obwohl ich genau wusste, dass die seine fast unverbraucht in seinem Zimmer stand. Auch er wollte nachsehen, wie es mir ging, und suchte einen unauffälligen Anlass dafür. Mein Mann stellte wieder einmal den Wecker aus und ließ mich nach Rücksprache mit meinem Fahrer schlafen, sobald mein Terminkalender es erlaubte. Ich war den dreien sehr dankbar für diese stillen und wie selbstverständlich erscheinenden Gesten. Darin spürte ich ihre Liebe und Zuneigung, und die brauchte ich dringender denn je. Denn es war zum Verzweifeln: Warum versagte mein Immunsystem andauernd, und warum konnte niemand nachhaltig etwas dagegen tun? Bei anderen Menschen war das doch auch nicht so.

Ich bombardierte meinen Internisten bei meinem nächsten Besuch mit wütenden Fragen. Nicht ganz zu Unrecht warf er mir im Gegenzug vor, dass ich zwei schwere Virusinfektionen im Herbst verschleppt hätte und mein Körper deshalb schlicht und einfach deutlich anfälliger sei als bei anderen. Bei der ersten Influenza hätte ich mich gar nicht auskuriert, und bei der Rippenfellentzündung sei ich zwar eine Zeitlang zu Hause geblieben, hätte aber dort auch gearbeitet, anstatt abzuschalten und mich zu erholen. Das stimmte leider. Er habe zwar, fuhr er fort, durchaus Verständnis dafür, dass mich mein Beruf derart in Anspruch nähme, aber für meine Genesung sei die ständige Arbeit nicht förderlich. Er spritzte mir wieder das Immunglobulinpräparat und meinte, dass ich mich damit erholen würde.

Ich war dankbar dafür, denn nochmals für Wochen auszufallen, konnte ich mir einfach nicht leisten. Für Mitte Februar war eine fünftägige Reise nach Kanada geplant. Kanadische Provinzen, vor allem Alberta, hatten bei der PISA-Studie sehr gut abgeschnitten und ich wollte gemeinsam mit einer Delegation, bestehend aus einer Expertin des Kultusministeriums mit langjähriger Erfahrung auf internationalem Gebiet, dem Leiter des Ministerbüros, unserer Pressesprecherin und einigen Journalisten, die Ursachen dafür erfahren. Was führte dort zu den guten Ergebnissen, und worin unterschieden sich die Schulsysteme inhaltlich von den unseren? Ich freute mich auf die Reise, denn sie versprach, politisch wie kul-

Für Mitte Februar war eine fünftägige Reise nach Kanada geplant. Spätestens bis dahin wollte ich wieder auf den Beinen sein.

turell interessant zu werden. Spätestens bis dahin wollte ich wieder auf den Beinen sein.

Aber auch nach der zweiten Immunglobulinspritze kam meine Genesung nicht so voran, wie ich gehofft hatte. Ich erholte mich kaum, obwohl ich mich redlich darum bemühte, nicht jeden Tag sechzehn Stunden zu arbeiten, sondern höchstens zehn, und auch an den Wochenenden Ruhepausen einzuhalten. Das empfand ich damals als einen ernsthaften Schritt in die richtige Richtung. Im Nachhinein betrachtet, war es natürlich völlig ungenügend. Für andere Menschen bedeutet ein Arbeitspensum von acht Stunden eine Vollzeitstelle, der Rest des Tages dient verdientermaßen der Erholung, Freizeit und Familie.

Mein Beruf füllte mein Leben derart aus, dass ich mir einfach keine Gedanken über meine Ernährung machte.

Diese Regelung hat für viele Menschen einen Sinn, aber ich hatte eben in meinem ganzen Berufsleben, seit der Zeit meines ehrenamtlichen Engagements noch nie nur acht Stunden gearbeitet. Nun kamen mir zehn Stunden sehr wenig vor.

Längst war unregelmäßiges Essen wieder zum Alltag geworden, aber ich sah keine andere Möglichkeit: Wurstbrote, Leberkässemmeln, Käsespätzle, Nudelgerichte, Pommes frites, ein Stück Kuchen zwischendurch, und das Ganze immer dann, wenn es angeboten wurde. Mein Beruf füllte mein Leben und meinen Kopf derart aus, dass ich mir einfach keine Gedanken über meine Ernährung machte – vermutete ich ja auch darin noch nicht eine Ursache. Also kränkelte ich weiter und fühlte mich matt. Währenddessen rückte die Kanadareise immer näher – warum halfen bloß diese Immunglobuline nicht so wie versprochen? Ich wandte mich erneut an meinen Internisten, der mir sagte, diesmal handle es sich um ein nachvirales Syndrom, das mich noch eine Weile schwächen werde. Zur rascheren Genesung verabreichte er mir einfach eine weitere Spritze mit Immunglobulinen und versicherte mir aufgrund meiner Blutwerte, dass es eigentlich schon besser gehen müsse. Irgendwie musste ich es schaffen, rechtzeitig vor der Abreise gesund zu werden, und dabei sollte mir diese weitere Spritze helfen. Die Wirkung war jedoch ganz anders als erwartet.

Als ich einen Tag nach der Behandlung, am Morgen des 18. Februar aufwachte, konnte ich mich kaum noch bewegen und hatte fürchterliche Schmerzen im Hals- und Brustwirbelbereich. Meine Muskeln fühlten sich an, als seien sie aus Granit. Zuerst dachte ich, dass ich mich verlegen hätte, kroch aus dem Bett und versuchte ganz vorsichtig, einige Dehnungsübungen zu machen, die mir meine Krankengymnastin und vor Jahren eine Logopädin beigebracht hatten. Die Übungen lockerten sanft die Muskeln durch langsame Bewegungen, unterstützt durch Atemübungen. Meine Halswirbelsäule bereitete mir besonders starke Probleme, und bei jeder Bewegung kam ein Schwindelgefühl. Ich überlegte fieberhaft, wie es nur hatte passieren können, dass ich mich so falsch ins Kissen gelegt hatte. Verlegen hatte ich mich schon hin und wieder, aber so schlimm war es mir noch nie ergangen. Hoffentlich habe ich keinen Bandscheibenvorfall, dachte ich und beschloss, im Lauf des Tages meinen Chiropraktiker anzurufen. Immerhin, die Übungen brachten ein wenig Linderung. Wie um Jahre gealtert schlich ich in unser Schwimmbad und versuchte im Wasser vorsichtig weitere Lockerungs- und Dehnungsübungen, anschließend schleppte ich mich in die Dusche und drehte sie heiß auf, um die Muskelverhärtung zu lösen.

Der Tag sollte zur Tortur werden. Meine Bemühungen halfen zwar wenigstens so weit, dass ich geradeaus zum Auto gehen und mich hineinsetzen konnte. Aber dann ging es wieder los. Ich konnte den Kopf nicht gerade halten, Schmerz und Schwindel lähmten mich regelrecht. Ich versuchte eine möglichst entlastende Position einzunehmen und begann, mir Halswirbelsäule, Schultern und Nacken zu massieren. Mein Fahrer fragte mitfühlend, ob ich mich verrenkt hätte, und fuhr mich so vorsichtig wie möglich ins Ministerium. Hier warteten die ersten Dienstgespräche auf mich, denen ich nur mit Mühe und unter Wahrung äußerster Konzentration folgen konnte. Danach galt es, mehrere Staatspreise an engagierte und verdiente Persönlichkeiten des Bildungswesens zu übergeben – zum Glück im Stehen. Da konnte ich mich bewegen und musste nicht still sitzen. Höflich lächelnd absolvierte ich auch diesen Termin. Niemand bemerkte etwas. Wie mir das gelungen ist, weiß ich bis heute nicht, denn die Schmerzen waren nahezu unerträglich. Nachmittags standen noch zwei Termine mit Fraktionskollegen zur Förderung kommunaler Schulen und bayerischer Sportstätten auf dem Programm. Irgendwie ging auch das vorüber, obwohl sich mein Zustand immer weiter verschlechterte. Mein rechter Arm fühlte sich mittlerweile taub an, und ich konnte ihn nur mit Mühe anheben. Mich packte die Panik. »Da drückt irgendetwas auf die Nervenbahn! Da ist ein Wirbel völlig rausgerutscht. Du musst sofort zum Chiropraktiker«, rasten die Gedanken durch meinen Kopf, »hoffentlich hat er heute Sprechstunde, bis morgen hältst du nicht mehr durch!«

Er war da und gab mir sofort einen Termin am frühen Abend, obwohl zu dieser Zeit seine Praxis eigentlich nicht mehr geöffnet gewesen wäre. Gott sei Dank! Dann setzten auf einmal Gleichgewichtsstörungen ein, und ich hatte das Gefühl, der Boden schwanke unter mir. Ich kam mir vor wie bei einem Erdbeben, aber mir war klar, dass da nicht der Bayerische Landtag wackelte, sondern mein Gleichgewichtssinn aus irgendwelchen Gründen nicht mehr richtig funktionierte. Währenddessen diskutierte ich in einem Parteigremium weiter über Möglichkeiten der besseren finanziellen Unterstützung für Sportvereine – die Fassade war nur noch mit äußerster Mühe aufrechtzuerhalten. Ich war nicht mehr wirklich anwesend, sondern fieberte dem Termin beim Chiropraktiker entgegen. Ob meine Kollegen etwas bemerkt haben, weiß ich nicht, denn ich glaube nicht, dass ich noch sonderlich konzentriert war. Mein Kopf war von den Schmerzen ziemlich in Anspruch genommen, mein Arm fühlte sich taub und seltsam kalt an. »Komisches Gefühl. Bald kannst du dich als Glöckner von Notre-Dame bewerben«, zog ich gedanklich die Situation mit Galgenhumor ins Lächerliche, und ich war glücklich, als sich die Diskussion endlich dem Ende zuneigte. Jetzt machte ich mich auf den Weg zum Chiropraktiker.

Ich fühlte mich wie bei einem Erdbeben, aber mir war klar, dass mein Gleichgewichtssinn nicht richtig funktionierte.

Bei der Untersuchung stellte der schnell fest, dass sich nicht nur einer, sondern drei Wirbel verschoben hatten. Grund für die Verschiebung, so seine Diagnose, sei aber nicht eine falsche Bewegung oder dass ich mich verlegen hätte, sondern seltsamerweise eine extreme Verhärtung meiner Muskeln. Die verhärteten Muskeln seien also nicht auf eine Verrenkung der Wirbel zurückzuführen, sondern die Wirbel seien wegen der Muskelverhärtung aus ihrer angestammten Position verrückt worden. Die Ursache für diese Symptome konnte er sich nicht erklären. Nach dieser Diagnose behandelte er mich über eine Stunde. Zunächst rieb er mich mit einem schmerzlindernden und entzündungshemmenden Medikament ein, dann versuchte er die Muskeln durch Massage zu lockern. Schließlich erreichte er mit präzisen chirotherapeutischen Griffen, dass die Wirbel wieder an den richtigen Stellen saßen. Der Schwindel, die Lähmungserscheinungen und die Gleichgewichtsprobleme verschwanden Zug um Zug. Auch die entsetzlichen Kopfschmerzen hatten während der Behandlung nachgelassen. Ich war erleichtert. Aber wie lange würde dieser Zustand anhalten, wenn die Ursache die Muskeln waren? Sie waren ja immer noch verkrampft, wenn auch nach der Behandlung nicht mehr so stark wie vorher. Was würde passieren, wenn sie sich wieder verhärteten? Und warum taten sie das überhaupt? Er riet mir, mich noch vor meiner Reise mit einem Neuraltherapeuten zu beraten und eventuell einen Spezialisten aufzusuchen.

Ich folgte seinem Rat sofort. Die Angst saß mir im Nacken – zum ersten Mal fürchtete ich mich wirklich. Wenig später saß ich auf der Liege meines Hausarztes, meinen Internisten hatte ich nicht mehr erreicht. Geduldig hörte sich dieser meine Schilderungen an, fragte ein, zwei Mal sachlich nach, tastete mich ab und eröffnete mir dann seine vorläufige Diagnose: »Frau Hohlmeier, Ihre Muskeln sind nicht nur verspannt, sie sind trotz vorhergehender Behandlung total verkrampft. Wir haben ja früher schon über gewisse Stoffwechselprobleme gesprochen. Irgendetwas ist da völlig aus den Fugen geraten. Außerdem sind nach

Die Angst saß mir im Nacken – zum ersten Mal fürchtete ich mich wirklich.

den vielen Infektionen Ihre inneren Organe, vor allem Leber, Galle, Bauchspeicheldrüse und Niere, angegriffen.«

Dann spritzte er mir mit ganz feinen Nadeln erneut Procain und homöopathische Medikamente in meine Muskulatur an Rücken und Bauch. Währenddessen sagte er, mehr zu sich selbst: »So etwas habe ich noch nie erlebt. Ich befürchte, dass Ihr Körper aufgrund der Spritzen mit den Immunglobulinen, die für ihn Fremdeiweiß darstellen, ein generelles Eiweißproblem entwickelt hat. Irgendetwas muss mit der Verarbeitung von Eiweiß verkehrt laufen.«

Ich hatte ein schlechtes Gewissen, denn er hatte mich ja schon früher vor der sorglosen Anwendung des Immunglobulins gewarnt und mich nachdrücklich gebeten, lieber eine längere Pause einzulegen und mich zu erholen, anstatt mir Injektionen mit Immunglobulinen geben zu lassen. Der Internist wiederum schwor auf das Medikament, und wie so oft in der Medizin stand Aussage gegen Aussage. Ich stand dazwischen und musste mich innerhalb eines Augenblicks – Kopf gegen Bauch – für eine Richtung entscheiden. Und wie sollte ich nun handeln? Ruhe geben? Die Kanadareise sausen lassen? Nein, das wäre ein Signal von Schwäche gewesen, schon wieder wegen Krankheit auszufallen. Zudem freute ich mich persönlich so auf diese Reise, weil sie wirklich spannend zu werden versprach. Am nächsten Morgen flog ich ab – und setzte damit nicht nur meine Gesundheit, sondern auch mein Leben aufs Spiel.

Es stand Aussage gegen Aussage – ich musste mich für eine medizinische Richtung entscheiden.

Der Flug nach Toronto verlief noch einigermaßen problemlos, weil die Spritzen und die chirotherapeutische Behandlung meinen Zustand etwas verbessert hatten. Meine Neugier und Freude auf die Reise taten ihr Übriges und rückten die Schmerzen in den Hintergrund. Ahnungslos aß ich das angebotene Menü, das aus Brot, Fleisch, Nudeln und Milch bestand, und unterhielt mich mit den Delegationsmitgliedern über unsere Termine und Gesprächspartner. Welche politischen Katastrophenberichte aus der Münchner CSU mich bei der Ankunft in Kanada erwarten sollten, ahnte ich

Gott sei Dank nicht. Doch kaum waren wir angekommen, eröffnete mir meine Pressesprecherin Frau Piatzer, dass der »Spiegel« über angeblich gefälschte Mitgliedsanträge und Doubletten bei Wahlen im Kreisverband des CSU-Stadtratsfraktionsvorsitzenden berichtete. Für den im Artikel beschriebenen Wahlabend hatte ich auf Bitten aus dem Kreisverband extra eine neutrale, von Münchner CSU-Querelen oder Interessen völlig unvoreingenommene und kompetente Persönlichkeit als Wahlleitung ausgesucht. Was war denn nur um Himmels willen passiert? Meine Vermittlungsgespräche hatten wohl nichts bewirkt, und der Zwist war eskaliert. »Hätte ich doch bloß meine Finger davongelassen! Die machen sich ja gegenseitig öffentlich auf Kosten der Partei fertig!«, ärgerte ich mich. »Jetzt verfolgt dich der Konflikt auch noch bis nach Kanada!« Ich rief den Kreisvorsitzenden und anschließend einen der federführenden Vertreter der Münchner Jungen Union an, weil er sich schon mehrfach an mich gewandt hatte, und empfahl beiden, sämtliche Anträge und die Wahl an sich einer exakten Prüfung zu unterziehen. Zuletzt nahm ich Kontakt mit dem Bezirksvorsitzenden auf und gab ihm denselben Rat. Der wollte eine eigene Kommission einberufen, und das ohne meine Einmischung. Ich hielt mich gerne raus. Was sollte ich von Kanada aus denn auch tun? Ich wollte Ärger mit dem Bezirksvorsitzenden vermeiden und nicht zu tief in die Auseinandersetzungen hineingezogen werden. Und ich wollte mich endlich meinen Gesprächspartnern auf der Kanadareise widmen. Also ging ich zum Abendessen mit dem deutschen Generalkonsul und ließ die Münchner Parteisorgen hinter mir.

»Ich war enttäuscht und wütend auf meinen Körper, der mich im Stich ließ, und sauer, dass ich meine Gesundheit nicht im Griff hatte.«

In der folgenden Nacht ließ die Wirkung der Spritzen nach, und ich erlebte die Hölle. Meine Muskeln verhärteten sich völlig. Kreuz, Nacken, Nierenpartie und Bauchregion schmerzten so sehr, dass es mir schwerfiel festzustellen, wo es mir am meisten wehtat. Ich wälzte mich im Bett herum, aber welche Position ich auch einnahm, die Schmerzen wollten nicht weniger werden.

Hinzu kam ein seltsames Gefühl, als würde mein Körper gegen irgendetwas ankämpfen. Ich war ruhelos, es arbeitete in meinem Inneren, ich schwitzte und fror zugleich. An Schlafen war nicht zu denken und doch war ich unendlich erschöpft. »Was ist denn nur mit mir los?«, fragte ich mich verzweifelt. »Morgen musst du fit sein, ein riesiges Programm steht bevor! Du hast dich doch so sehr auf diese Reise gefreut. Und nun das!« Ich stand mühevoll auf und blickte aus dem Fenster, ich wanderte auf und ab, ging ins Bad, stellte mich unter die Dusche und legte mich in ein großes Handtuch eingewickelt zurück ins Bett, denn irgendwo hatte ich mal gelesen, dass diese Methode das Einschlafen fördern sollte. Es half nichts. Ich schluckte Globuli und pflanzliche Medikamente und versuchte es mit vorsichtigen gymnastischen Bewegungen, und ehe ich mich versah, schien das erste Tageslicht durch die Vorhänge. »Wie soll ich den ganzen Tag durchstehen, wenn ich nachts kein Auge zumache?«, schoss es mir durch den Kopf. Ich war enttäuscht, wütend auf meinen Körper, der mich im Stich ließ, und sauer, dass ich meine Gesundheit nicht im Griff hatte. Also beschloss ich, mich nicht von meinen Schmerzen bestimmen zu lassen. Diese alberne Virusinfektion und das bescheuerte nachvirale Syndrom oder was immer es war, ich würde das schon überwinden. Ich würde durchhalten und mir, wie immer, nichts anmerken lassen.

An diesem Tag standen zunächst zahlreiche Gespräche mit interessanten Persönlichkeiten wie dem stellvertretenden Erziehungsminister und dem Generaldirektor des Bildungsministeriums in Ontario an. Darauf folgte der Besuch einer Schule mit hohem Ausländeranteil. Die Selbstverständlichkeit, mit der in Kanada das Erlernen der englischen Sprache und die Identifikation mit der neuen Heimat zum Programm der Schule gehörten, war für uns neu und beeindruckend. Wie ich mir vorgenommen hatte, lächelte ich wieder einmal höflich, diskutierte trotz Müdigkeit diszipliniert und versuchte bei jeder passenden Gelegenheit, unauffällig meine

Mein Körper gab mir Rätsel auf. Seine Reaktionen waren mir fremd und verunsicherten mich.

Rückenmuskeln mithilfe der isometrischen Übungen zu entspannen – mit mäßigem Erfolg. Während der Fahrten schloss ich immer wieder die Augen, um für ein paar Minuten zu dösen, oder ich scherzte mit den Mitreisenden, um wach zu bleiben. Mein Körper gab mir Rätsel auf. Seine Reaktionen waren mir fremd und verunsicherten mich. Die Schmerzen waren einigermaßen auszuhalten, vielleicht hatten auch die Schmerztabletten meiner Pressesprecherin ein bisschen gewirkt. Obwohl jetzt auch mein Bauch erheblich rumorte, aß ich alle Speisen, damit die Gastgeber den Eindruck hatten, ich fühlte mich wohl. Dabei wusste ich kaum, wie ich gerade sitzen sollte, und ahnte nicht, was ich mir damit antat. Eines klappte auf alle Fälle: Tatsächlich merkte niemand, wie es mir wirklich ging. Meine Rechnung war noch einmal aufgegangen.

Am Samstag flogen wir weiter nach Montréal, eine Stadt im französischsprachigen Teil des Landes, auf die ich besonders gespannt war, nicht zuletzt, weil meine Eltern viel davon erzählt hatten. Besonders meine Mutter liebte von jeher das Französische und war beeindruckt von dem frankophilen Charakter der Stadt.

Zu meiner Erleichterung standen am Wochenende nur wenige Gespräche an, stattdessen der Besuch eines Eishockeyspiels, und es fiel mir bei dem Trubel leichter, nicht dauernd an meine Schmerzen zu denken. Den sonntäglichen Landausflug hätte ich unter normalen Umständen sehr genossen, aber mein Körper hatte mich nachts zuvor derart auf Trab gehalten, dass ich ziemlich erschöpft war und selbst diesen ungezwungenen Ausflug als anstrengend empfand. Über die längeren Fahrten im Bus war ich froh, denn da konnte ich zwischendrin unbemerkt die Augen schließen. Das Essen, das man uns in einem hübschen Restaurant am See kredenzt hatte, war wunderbar, doch zum ersten Mal hatte ich nun auf die Nachspeise verzichtet, denn mein Magen reagierte mittlerweile ziemlich empfindlich und mir war übel. Abgesehen von meinem dramatischen Gesundheitszustand war die Reise hochinteressant,

> *Es waren rundum spannende Tage. Genauso hatte ich mir die Reise vorgestellt – allerdings ohne Schmerzen.*

94

und die vielen Stationen, Veranstaltungen und Gespräche waren sehr aufschlussreich. Da sie uns in gleich drei kanadische Provinzen Ontario, Québec und Alberta führte, lernten wir auch kulturelle Unterschiede innerhalb Kanadas kennen. Zudem waren unsere Gastgeber außerordentlich zuvorkommend und interessiert. Viele hochrangige Minister nahmen sich für den Besuch aus Bayern Zeit, sogar der Premierminister von Québec stand für ein Gespräch zur Verfügung. Es waren rundum spannende Tage. Genauso hatte ich mir die Reise vorgestellt – allerdings ohne Schmerzen.

Nur in seltenen Momenten konnte ich sie vergessen. Oft nahmen sie mich so sehr ein, dass ich mich nur noch auf sie konzentrierte oder darauf, sie nicht zu zeigen. In einigen Situationen war ich abwesend, hatte Schwierigkeiten, mich auf mein Gegenüber einzulassen und wusste, etwa nach einer Besichtigung, nicht mehr genau, was ich gerade gezeigt bekommen hatte. Ich konnte weder sitzen noch stehen noch liegen. An Schlaf war immer noch nicht wirklich zu denken. In den fünf Tagen der Reise habe ich vielleicht zehn Stunden geschlafen. Mein Körper rebellierte ohne Pause gegen irgendetwas. Im Gegenzug gönnte ich meinem Körper auch keine Pause. Es war ein ständiger Kampf ohne ein Ende in Sicht und vor allem ohne Sieger. Irgendwann redete ich mir immer und immer wieder denselben Satz ein: »Es geht vorbei. Es geht vorbei. Es geht vorbei. Du bist die Staatsministerin. Wahre die Fassade. Sitz gerade, schau die Leute freundlich an. Lächle, so wie du das nach dem Tod deiner Mutter auch getan hast. Dein Innenleben geht niemanden etwas an. Lass dir nichts anmerken, konzentriere dich auf das Thema, denk nicht über deine Krankheit nach, sondern überlege, was du als Nächstes tun musst. Und erzähl niemandem von deinem privaten Problem als Monika Hohlmeier, denn das will keiner hören.«

Es war grauenhaft. Durchfall, Magen- und Darmkoliken gesellten sich zu den anderen Beschwerden, außerdem entzündete sich die Hautpartie um meine Augen. Ich überschminkte die geröteten und geschwollenen Stellen und ließ anschließend meine

Begleiterin prüfen, ob man etwas bemerken würde. Sie meinte, dass man die Rötungen zwar noch leicht sehe, sie aber nicht sehr auffallen würden. Das einzige, was mir half, war Wasser. Ich trank fünf, manchmal sechs Liter am Tag.

Irgendwie war meine Lage grotesk: Die Reise gefiel mir ausnehmend gut, die inhaltlichen Punkte, wegen der ich die Reise anberaumt hatte, wurden aus spannenden Blickwinkeln neu beleuchtet, die Gespräche und Gesprächspartner waren hochinteressant und die Gastfreundschaft groß – was will man mehr? Gleichzeitig ging es mir so schlecht wie noch nie, und ich wusste nicht, warum. Noch schlimmer, es ging mir jeden Tag ein wenig schlechter, und das beunruhigte mich.

Der letzte Abend in Edmonton blieb mir als geradezu apokalyptisch in Erinnerung. Die gesamte bayerische Delegation saß vergnügt in einem Lokal und ließ die Ereignisse der Reise Revue passieren. Mir ging es mittlerweile so schlecht, dass ich nicht mehr aus dem Lokal weg wollte. Die glücklichen und lachenden Gesichter meiner Kollegen und Mitarbeiter konnten mich wenigstens ein bisschen von den andauernden starken Schmerzen ablenken. Und die Vorstellung, irgendwann eine Nacht lang allein in meinem Hotelzimmer sein zu müssen, machte mir fast panische Angst. Irgendwann landeten wir natürlich doch im Hotel, wo ich in der schrecklich ungemütlichen Lobby mit Joachim Peter, dem Bildungsexperten der »Welt«, und dem Leiter meines Ministerbüros bis etwa drei Uhr morgens ohne einen Schluck zu trinken sitzen blieb. Ich fühlte mich am Rande meiner Kraft, wusste jedoch gleichzeitig, dass mein Körper eh keine Ruhe geben würde, dass mich Koliken, Durchfall und Schmerzen wieder die ganze Nacht wach halten würden und ich mir das Hirn zermartern würde, wie ich sie überleben könnte. Also wollte ich nicht in mein Zimmer, ich wollte nicht ins Bett, um nicht wieder diesem nächtlichen Horror ausgesetzt zu sein. Die Situation in der Lobby war für mich kaum auszuhalten, und eigentlich war ich mit den Nerven am Ende, aber ich klammerte mich an diesen Strohhalm, redete und lachte und hoffte, dass keiner der beiden Herren sich verabschieden würde. Sie hingegen waren viel zu höflich, um mich allein zu lassen, und haben sich sicher über meine Redseligkeit und meine nächtliche »Lebendigkeit« gewundert. Mir war es lieber, die Fassade zu wahren und die Aufgekratzte zu spielen, als allein in meinem Zimmer mit einer mir unbekannten Erkrankung und deren unerträglichen Folgen zu kämpfen. Und ich wollte nicht klein beigeben. Natürlich gingen wir irgendwann doch ins Bett, aber wenigstens hatte ich jetzt nur noch einige Stunden allein zu überstehen. Und irgendwie gelang mir auch das.

Der Rückflug am nächsten Tag war zwar nicht besser. Von Ausruhen konnte keine Rede sein, das lange Sitzen fiel mir schwer. Aber ich nahm mir fest vor, über die anschließenden Faschingstage nur noch zu schlafen, keine Termine wahrzunehmen und mich endlich zu erholen. Das machte mir Mut. Zu Hause angekommen, beschlossen meine Familie und ich, mit Freunden ins Zillertal zu fahren. Innerlich klammerte ich mich immer noch an die Hoffnung, das vermeintliche nachvirale Syndrom auskurieren zu können, wie es mir mein Internist voraussagte – vielleicht hatte ich ja auch die Zeitumstellung nicht vertragen. Auch den Aschermittwoch in Passau plante ich zu schwänzen und hoffte, mich in den vier freien Tagen ausreichend erholen zu können. Meine Familie stellte trotz meines ziemlich erbarmungswürdigen Zustands keine Fragen, denn ich hatte schon vor der Abreise nicht gerade rosig ausgesehen, und ihnen war klar, dass sich meine Gesundheit über die Dienstreise hinweg nicht verbessert haben konnte. In der ersten Nacht zu Hause in München brachte ich wieder kaum ein Auge zu, erst in den frühen Morgenstunden schlief ich total erschöpft für ein paar Stunden ein.

Dann ging es ins Zillertal. Ich kapselte mich völlig ab, nahm keine Akten mit, stellte das Handy aus. Mein Energiestatus war bei Null angelangt. In den folgenden Nächten in Österreich dämmerte ich, fast taub vor Schmerzen, vor mich hin, fiel für kurze Zeit in unruhigen Schlaf, wachte plötzlich wieder auf, und dann ging das Ganze von vorne los. Immer wieder wanderte ich zum Spiegel und schaute meine Augen an. Sie waren dick verquollen, die Flecken hatten sich zu breiten, rotentzündeten Streifen ausgeweitet. Jedes Mal hoffte ich, dass es besser würde, aber das war nicht der Fall. Die Stellen, an denen mein Brillengestell auf meiner Nase saß, waren mittlerweile offene Wunden, und am nächsten Morgen stellte ich fest, dass sich dort auch Ödeme gebildet hatten. Wo kamen die nur wieder her? Ich hatte während der Reise bemerkt, dass meine Nieren angeschlagen waren. Hatten die Wasseransammlungen und Entzündungen um die Augen herum mit den Nieren zu tun? Ich war so unendlich müde. Meine Nerven reagierten mittlerweile auf alles und jedes völlig überzogen. Klingelte ein Handy, schoss bereits das Adrenalin durch meinen Körper, sprang der Motor eines Autos an, hörte ich ihn, als ob neben mir ein riesiger Truck gestartet würde, bei jeder Diskussion fühlte ich mich betroffen und reagierte unleidlich. Ein nicht enden wollender Gedankenstrom zog in diesen Nächten durch meinen Kopf. Nicht die Strapazen eines harten politischen Alltags trieben meine Nerven an den Rand, die Erkrankung verursachte eine totale Überreizung meines Nervensystems. Mein Körper sandte widersprüchliche Signale aus, und es fühlte sich so an, als würde man bei einem Auto ständig Gas und Bremse gleichzeitig betätigen, und das bei hohem Tempo.

Tatsächlich arbeitete ich in den vier Tagen überhaupt nicht, nicht einmal im Haushalt, der komplett von meiner Familie und meinen Freunden übernommen wurde. Ich hatte nichts zu tun, außer mich pflegen zu lassen und auszuruhen. Aber mein Körper wollte weder zur Ruhe kommen, noch reagierte er auf die gewohnten Mittel. Er war mir schlichtweg fremd geworden. Ich konnte mit den Symptomen nichts anfangen, denn sie waren so anders als alles, was ich bisher erlebt hatte. Ich hatte stark an Gewicht verloren, obwohl ich auch in Kanada genug gegessen hatte.

Ich sammelte meine letzten Kräfte und ging spazieren. Die gute Luft, die Einsamkeit der Berge und die leichte körperliche Anstrengung würden mir dabei helfen, den tobenden Körper zu be-

Meine Nerven reagierten mittlerweile auf alles und jedes völlig überzogen.

ruhigen. Meine Freundinnen Ilse und Hildegard begleiteten mich und versuchten mich aufzumuntern. Nach einer Stunde wurde mir plötzlich schwindlig, und ich begann zu wanken. Ilse und Hildegard hielten mich fest, und ich musste mich auf dem Waldweg hinlegen. Mein Kreislauf machte nicht mehr mit. Mir wurde heiß und kalt gleichzeitig, ein pelziges Gefühl breitete sich auf meiner Zunge aus, mein Kopf fühlte sich taub an, und auf der linken Bauchseite spürte ich einen scharfen ziehenden Schmerz. Was ist denn jetzt wieder los? Warum wird es nicht besser? Ich tue doch wirklich nichts. »Am Freitag sollst du eine Rede im Hofbräuhaus halten, und zuvor musst du noch mit Edmund über den Bezirksverband sprechen!«, schoss es mir durch den Kopf, während ich am Boden lag. »Und davor ist auch noch die Kultusministerkonferenz! Wie soll das bloß gehen, wenn du jetzt schon beim Spazierengehen zusammenklappst?« Ich musste wieder auf die Beine kommen, koste es, was es wolle! Ilse und Hildegard redeten auf mich ein, dass ich liegenbleiben solle. Ich sei weiß wie ein Gespenst, sie würden den Jeep holen und mich zum Bauernhaus hinunterbringen. Die Sorge um mich stand ihnen ins Gesicht geschrieben. »Sehe ich wirklich so schlimm aus?«, fragte ich mich. Irgendwie kam mir die Szene unwirklich vor. Da lag ich am Boden, hörte die Stimmen der neben mir knienden Freundinnen wie aus weiter Ferne und dachte gleichzeitig an politische Veranstaltungen! In dem Moment, als ich sie ansah, kam mir zum ersten Mal der Gedanke, dass hinter den Symptomen mehr als die Folgen einer Viruserkrankung stecken könnte. Nach ein paar Minuten ließen die Schmerzen im Bauch ein wenig nach und mein Kreislauf stabilisierte sich so weit, dass ich wieder langsam aufstehen und vorsichtig weitergehen konnte.

In dem Moment kam mir zum ersten Mal der Gedanke, dass hinter den Symptomen mehr als die Folgen einer Viruserkrankung stecken könnte.

Ich hielt den Rückweg zwar ohne weitere Unterbrechung durch, aber wir brauchten für die Strecke doppelt so lang wie normal. Hildegard eilte voraus und kam uns mit dem Jeep auf dem letzten Wegstück entgegen, und Ilse half mir einsteigen. Beide wollten nun endlich erfahren, was mit mir los sei. »Wir merken doch schon seit dem ersten Tag, wie mies es dir geht. Du kannst so nicht weitermachen!«, redete mir Ilse ins Gewissen, und Hildegard hakte nach: »Weißt du eigentlich, wie du ausgesehen hast? Wir hatten richtig Angst um dich!« Ich erzählte ihnen von meinen Problemen und dass ich aber nicht wüsste, was es sei. Mir sei das alles rätselhaft. Die beiden schauten sich an, nahmen mich am Haus angekommen in den Arm und gaben mir zu verstehen, dass ich immer auf sie zählen könne. Ich könne tags und nachts anrufen, sie würden für mich da sein. »Kann es etwas Schöneres geben als solche Freundinnen, die mit einem durch dick und dünn gehen?«, dachte ich. Ihre Worte taten mir gut, aber eines konnten sie nicht verhindern: Das Erlebnis hatte mich völlig verunsichert, und ich wusste nicht mehr weiter.

Auch mein Mann spürte seit Langem meine Sorgen, obwohl ich ihn nicht ständig mit meinen nicht enden wollenden gesundheitlichen Problemen belasten wollte. Für Männer ist es ohnehin oft schwieriger, über Krankheiten zu reden als für Frauen. Ihr Körper muss funktionieren, tut er das nicht, sollte er rasch wieder zum Funktionieren gebracht werden. Ich wusste nicht, was ich ihm hätte sagen sollen, denn es war schwer, die vielen verschiedenen Symptome in wenige Worte zu fassen, und eine Litanei des Jammerns brachte weder ihn noch mich weiter. Zudem hatte ich mittlerweile Angst, eine schwerwiegende Krankheit entdecken zu können, die mein Leben gefährden

Mittlerweile hatte ich richtige Angst, eine schwerwiegende Krankheit entdecken zu können, die mein Leben gefährden oder auf Dauer beeinträchtigen könnte.

oder auf Dauer beeinträchtigen könnte. Mir war klar, dass Michael zu mir stand, was auch immer mir fehlte. Wir brauchten dafür keine Worte. Meine Familie richtete sich ganz nach meinen Wünschen, sie waren sehr verständnisvoll und liebenswürdig zu mir, versuchten mich von den Schmerzen und den unangenehmen Gedanken daran abzulenken. Das entspannte mich wirklich, ich schaltete komplett auf Erholung um und mein Körper beruhigte sich ein wenig. So hart der Zusammenbruch beim Spaziergang war, so hatte er doch einen Vorteil. Ich konnte wenigstens ein paar Stunden schlafen. Die wenigen freien Tage stellte ich ganz auf die Bedürfnisse meines Körpers ein und ruhte viel. Von einer Genesung war ich weit entfernt.

Wiederholt fiel mir auf, dass sich mein gesundheitlicher Zustand mit einer gewissen Verzögerung nach jedem Essen verschlimmerte, vor allem, wenn ich eiweißhaltige Lebensmittel zu mir nahm. Eher instinktiv aß ich daher bald weniger Wurst und Fleisch, dafür mehr Gemüse. Auf Alkohol verzichtete ich weitgehend. Meine Freundinnen forderten mich auf, in München sofort zum Arzt zu gehen, und mein Mann bat mich inständig, endlich auch eine Uniklinik aufzusuchen und mich von Spezialisten untersuchen zu lassen. Sie waren sich einig: Das alles konnte nicht mehr »nachviral« bedingt sein. Irgendetwas war mit mir geschehen.

Als ich wieder vor meinem Internisten stand, schlug er gleich zwei Mal die Hände über dem Kopf zusammen. Das erste Mal vor, das zweite Mal nach der Untersuchung. Dann wurde er ernst und sagte mit Nachdruck: »Schön, dass Sie noch da sind, Frau Hohlmeier.«

»Wieso?«

»Sie hatten ein Nierenversagen. Vielleicht müssen Sie an die Dialyse.«

Nach diesen Worten musste ich mich setzen. Wie war es möglich, dass Nieren so einfach mir nichts, dir nichts versagten? Und Dialyse, das kam ja gleich gar nicht infrage. Er beruhigte mich und meinte, meine »Wasserkur« in Kanada sei instinktiv richtig gewesen, sie habe meine Nieren gerettet. Nachdem alle Blutwerte aus dem Labor gekommen waren, erklärte er mir, dass die Werte, die die Nierenleistung beschreiben würden, schlecht seien und auf eine ernsthafte Erkrankung hinwiesen. Aber es kam noch schlimmer. Die extremen Muskelverhärtungen seien auf massive Auflösungserscheinungen meiner Muskulatur zurückzuführen, was wiederum die Ursache für das Nierenversagen sei. Meine Nieren hätten die durch die Muskelauflösung hervorgerufenen Übermenge an freigesetztem Eiweiß nicht mehr abbauen können und würden deshalb in ihrer Funktion deutlich eingeschränkt sein. Abschließend meinte er, ich hätte Glück gehabt, dass mein Herz, das ja ebenfalls aus Muskeln bestünde, bis jetzt nicht angegriffen worden sei, und nur deshalb gäbe es eine gewisse Wahrscheinlichkeit, dass es auch weiterhin verschont bleiben würde.

Warum ich dieses Glück hatte, ist bis heute mir und all den Ärzten, die ich gefragt habe, ein Rätsel. Wäre das Herz in Mitleidenschaft gezogen worden – ich würde nicht mehr leben. Aber das hat der Herrgott ganz offensichtlich nicht gewollt. Eines konnte mir der Arzt aber dann doch nicht erklären: die Ursache für die Symptome.

Allen Hiobsbotschaften zum Trotz startete ich nach den freien Tagen in der Faschingswoche, um wieder das volle Programm zu absolvieren: Fernsehaufnahmen bei Maischberger, Kultusministerkonferenz. So wurde der Ascherfreitag ein schwarzer Freitag für mich. Nach der Rückkehr von der Kultusministerkonferenz fuhr ich wie geplant zu Edmund Stoiber, um offen mit ihm über meine Kandidatur zur Bezirksvorsitzenden der CSU München und noch ein paar andere Themen zu sprechen. Mein Pech: Er unterstützte meine Kandidatur nachdrücklich, wollte mich trotz der mittlerweile öffentlich ausgetragenen Querelen dazu ermuntern und sah auch keine Probleme in Bezug auf mein Amt als Kultusministerin.

> *Es wollte einfach kein zündender Gedanke in meinem Kopf entstehen. Ich war innerlich leer, stand dort oben wie eine Marionette und dozierte zusammenhangslos politische Selbstverständlichkeiten.*

Der Termin dauerte viel zu lange, sodass ich eine Stunde zu spät und völlig abgehetzt zum Fischessen im Hofbräuhaus ankam. Die zahlreich erschienenen Gäste waren verständlicherweise ungehalten. Weitaus schlimmer war, dass ich dann eine so schlechte Rede hielt, wie nur selten. Mir wollte einfach nichts einfallen, womit ich den Saal hätte begeistern können. Wie immer beobachtete ich die Gesichter meiner Zuhörer, sah ihre Reaktionen, aber es entstand partout kein zündender Gedanke in meinem Kopf. Ich war innerlich leer, und das änderte sich dieses Mal auch während der Rede nicht. Im Jahr 2001 war ich hier in demselben Saal zu rhetorischen Höchstleistungen aufgelaufen, wurde umjubelt. Nun stand ich dort oben wie eine Marionette und dozierte zusammenhangslos politische Selbstverständlichkeiten. Dem Publikum war langweilig, mir war es einfach nur peinlich, und ich fühlte mich nicht nur deswegen ziemlich unwohl. Ich hatte keinen Draht zu den Menschen gefunden, weil ich keinen Draht mehr zu mir selbst hatte, und das beunruhigte mich zutiefst. Natürlich ging auch dieser Abend irgendwie vorbei, aber ich konnte mir nicht verzeihen, sie enttäuscht zu haben – jeder hat zwar mal einen schlechten Tag, doch mir wurde schlagartig bewusst: So konnte es nicht weitergehen! Wo war nur die kämpferische Moni geblieben, die sich zutraute, an einem Tag fünfzehn Torten zu backen, obwohl sie das noch nie gemacht hatte? Jedenfalls nicht in diesem Körper, nicht an diesem Rednerpult, nicht auf dieser Veranstaltung. Von meiner Kraft, meinem Enthusiasmus und meinem Willen war an diesem Abend nichts mehr übrig.

Ich hatte verstanden, dass es mir aus medizinischer Sicht äußerst schlecht ging. Ich hatte auch verstanden, dass die Ursache weiterhin verborgen blieb. Aber wie sollte ich dann therapiert werden? In mir keimte nun doch der leise Verdacht auf, dass die Immunglobuline etwas mit den extremen körperlichen Reaktionen zu tun haben könnten. Sollte mein Hausarzt recht behalten haben? Innerhalb von nur vierzehn Tagen hatte ich nicht nur Muskelmasse abgebaut und enorm an Gewicht verloren, sondern zu allem Überfluss auch noch eine Bauchspeicheldrüsenentzündung bekommen, und einige Blutwerte fielen erschreckend weit aus der Norm.

In mir keimte der leise Verdacht auf, dass die Immunglobuline etwas mit den extremen körperlichen Reaktionen zu tun haben könnten.

Die schweren Hautentzündungen und Ödeme um die Augen erklärte sich mein Internist nach wie vor als Auswirkung des nachviralen Syndroms und der Nierenprobleme. Auf seinem Gesicht war eine Mischung aus Ratlosigkeit und echter Besorgnis abzulesen. Meine wiederholten Fragen über Nebenwirkungen der mir verabreichten Injektionen mit Immunglobulinen wehrte er hingegen mit Vehemenz ab. Darüber bräuchte ich mir keine Gedanken zu machen. Er bat mich, bald einen Urlaub zu planen, und das an einem Ort, an dem ich mich völlig entspannen und vor allem auch abschalten und ausschlafen könne. Mein Körper sei von den Virusinfektionen so mitgenommen, dass er die täglichen Anstrengungen nicht mehr durchhalte. Dann bekam ich eine aufbauende Infusion und war so schlau wie zuvor. Ich konnte es nicht fassen. Es war doch augenscheinlich, dass ich nicht nur ein nachvirales Syndrom hatte, sondern akut an etwas anderem litt. Obwohl ich meinen Internisten mochte und schätzte – mit ihm würde ich der Problemlösung nicht näher kommen. Beim nächsten Mal würde ich nicht mehr nur nachfragen, sondern ihn hart mit meiner Meinung konfrontieren. Jetzt musste ich einen anderen Weg gehen: Ich lief zu meinem Dienstwagen und bat meinen Fahrer, mich zu meinem Hausarzt und Neuraltherapeuten zu bringen. Selbst mein Fahrer, ein äußerst diskreter Mann, sah mich mit besorgtem Blick an, und ich dachte mir: »Auweh, der hält deine dicken roten Augen auch nicht mehr für das Bemühen um einen Schönheitswettbewerb!« Wenigstens der Galgenhumor war mir geblieben.

»Zum Abschuss freigegeben, würde der Jäger sagen«, schloss ich meine Schilderung der vielen Symptome und Krankheitsbilder vor meinem Hausarzt ab. Die gesunden Stellen an meinem Körper aufzuzählen, wäre schneller gegangen. Erst beim Erzählen wurde mir bewusst, wie stark mich die ganze Geschichte auch psychisch belastete. Auch von den Blutwerten und den Aussagen des Internisten berichtete ich ihm. Sein Blick war dennoch aufmunternd, und er versuchte mich zu beruhigen. Nachdem er mir mit seiner vertieften Neuraltherapie schon mehrfach über die schwierigsten Klippen hinweggeholfen hatte, wurde ich tatsächlich etwas ruhiger.

Er dachte lange nach, dann holte er einige Lehrbücher aus dem Regal, schlug mehrere Stellen nach und konfrontierte mich schließlich mit einer, wie er sagte, vorläufigen Diagnose: Ich hätte eine Art Autoimmunerkrankung aufgrund des Immunglobulins entwickelt. Dieses Fremdeiweiß sei von meinem Körper nicht akzeptiert worden, und der hätte darauf Gegenreaktionen entwickelt, durch die er sich selbst angreifen würde. »Mein Körper bekämpft sich selbst!«, kreiste es durch meinen Kopf. »Wie kann ich das stoppen?« Er erläuterte mir, dass Autoimmunkrankheiten einer mörderischen Spirale glichen, denn die Attacken des Körpers gegen sich selbst könnten zu Entzündungen und Schädigungen von Organen führen, die dann wiederum neue Reaktionen auslösten. Deshalb träten bei mir diese ungewöhnliche Vielzahl an Symptomen und ernst zu nehmenden Beschwerden auf wie auch die ständige Müdigkeit, ohne schlafen zu können. Auch mein Gefühl, dass der Körper nicht mehr zur Ruhe komme, ständig gegen etwas ankämpfe, passe in dieses Bild. Jetzt erzählte ich ihm von meinen Beobachtungen bezüglich des Essens: Ich hatte in den letzten Tagen immer mehr den Eindruck gewonnen, dass viele Lebensmittel wie Fleisch, Fisch, Milch, Brot und sogar einige Obstsorten bei mir teilweise erhebliche Beschwerden verursachten und hatte mittlerweile fast Angst davor, überhaupt etwas zu essen. Um der Entzündung meiner Bauchspeicheldrüse entgegenzuwirken, musste ich regelmäßig kleine Portionen und bekömmliche Lebensmittel essen, ich wusste nur nicht mehr, welche.

Nachdenklich erzählte mir mein Arzt daraufhin von dem Fall, den er schon einmal erwähnt hatte, bei dem nach der intramuskulären Vergabe von Immunglobulinen Wechselreaktionen mit eiweißhaltigen Lebensmitteln aufgetreten waren. Es sei durchaus nicht auszuschließen, dass es bei einer Eiweißunverträglichkeit zu einer Verstärkung der Autoimmunreaktion kommen könne. Die heftigen Magenschmerzen und das unerträgliche Sodbrennen führte er unter anderem auf den hohen Säuregehalt einiger Obstsorten zurück, die ich derzeit einfach nicht vertragen würde. Deshalb riet er mir, meine Essgewohnheiten radikal um-

Mein Hausarzt riet mir, meine Essgewohnheiten radikal umzustellen. Ich sollte meinen Speiseplan auf einzelne Lebensmittel reduzieren.

zustellen. Ich sollte meinen Speiseplan auf einzelne Lebensmittel wie Kartoffeln, Karotten, Fenchel und Olivenöl reduzieren. Wenn sich mein Körper damit spürbar wohler fühlen sollte und die Abwehrreaktionen abnehmen würden, dann könnte ich versuchen, Schritt für Schritt andere Lebensmittel hinzuzunehmen und so das Spektrum ganz langsam zu erweitern. So würde er vorgehen, sagte er, und es sei aus seiner Sicht die einzige Möglichkeit für mich, wieder ganz gesund zu werden. Ich fragte ihn, wie lange es dauern würde, diese Fehlreaktionen des Körpers wieder in den Griff zu bekommen.

»Mindestens zwei Jahre, Frau Hohlmeier.«

Zwei Jahre! Unfassbar! Dass die Krankheit solche Ausmaße annehmen würde, überstieg alle meine bisherigen Vorstellungen. Wie sollte ich zwei Jahre lang einen exakten Diätplan einhalten? Woher sollte ich die Zeit nehmen, die Reaktionen meines Körpers zu beobachten und zu analysieren, wie sich jedes neu hinzugenommene Lebensmittel auf ihn auswirkte? Ja, und sollte ich ab jetzt Kartoffeln und Karotten frühstücken? So was frühstückt man doch nicht! Ich war konsterniert. Zwei Jahre! Wenn ich das tat, was mir mein Arzt vorschlug, musste ich mein berufliches wie privates Leben völlig umstellen, manches schlicht aufgeben. Es würde natürlich immer mehr durchsickern, in welch ernster Lage ich mich befände. Ich war gerne Politikerin. Trotz des Stresses und der ewigen Kämpfe war es mein Traum, meine Berufung. Ich hatte Verantwortung übernommen gegenüber anderen. Wie sollte das mit einer derartigen Umstellung klappen? Wer würde das verstehen? Aber hatte ich überhaupt eine Wahl? Schweigend stand ich auf und machte mich traurig auf den Heimweg.

Zu Hause besprach ich mich als Erstes mit meinem Mann. Der war ebenso perplex wie ich. »Nur noch Gemüse und Kartoffeln? Das ist doch verrückt! Davon wird man doch nicht satt!«, platzte es aus ihm heraus. Dann besann er sich und sagte: »Aber wenn du damit wieder mal schlafen könntest und die Schmerzen und

Wenn ich das tat, was mir mein Arzt vorschlug, musste ich mein berufliches wie privates Leben völlig umstellen.

Entzündungen abnähmen, dann wäre es ja einen Versuch wert.«
Vielleicht hatte er recht, doch wie sollte ich diese Aktion in meinem politischen Alltag umsetzen? Mit Entsetzen dachte ich an die
bevorstehende Woche: Ministerratssitzung, CSU-Landtagsfraktion, ein Plenum, in dem über das Bayerische Erziehungs- und Un-
terrichtswesensgesetz diskutiert werden sollte, Bildungskonferenz
in Schwaben, Arbeitsfrühstück im Bayerischen Hof. Oh Gott, wie
sollte ich dieses Programm nur bewältigen? Ich stellte mir vor, wie
ich vor dem wunderbaren Frühstücksbuffet des Bayerischen Hofs
stehen, die verlockenden Platten mit Wurst, Schinken und Käse,
geräuchertem Lachs, Aal und Forelle, die Schüsseln mit Quark,
Joghurt, Müslis, Eierspeisen und Früchten anstarren und anschließend den Ober um einen Teller mit Kartoffeln und Karotten bitten würde. Der würde mich für meschugge halten. Und wie sollte
ich das anstehende Abendessen mit Alois Glück, dem Vorsitzenden der CSU-Landtagsfraktion, im Bogenhausener Hof überstehen, wo es das beste bayerische Essen überhaupt gab? Ihm würde
sofort auffallen, dass ich nur Gemüse aß. »Bei seiner Sensibilität
riecht Alois doch drei Kilometer gegen den Wind, dass mit mir
etwas nicht stimmt!«, befürchtete ich. Was würde er über mich
denken? Ich beschloss, ihm reinen Wein einzuschenken und ihn
zu bitten, darüber zu schweigen.

Der Abend begann sehr harmonisch, aber als der Moment kam,
in dem ich ihm von meiner Krankheit (oder wie ich es nennen
sollte – ich war mir noch nicht sicher) erzählen wollte, traute ich
mich plötzlich doch nicht, ihm die ganze Wahrheit anzuvertrauen.
Also berichtete ich ihm lediglich von vorüber-
gehenden Problemen mit meinem Immunsystem, die mich zu Einschränkungen beim Essen
und bei der Übernahme von Terminen zwin-
gen würden. »Du weißt ja, wie das so ist mit verschleppten Virusgrippen«, sagte ich zu ihm, »über Ostern will ich mich auskurieren.« Chance verpasst! Alois Glück sah mich nachdenklich an.
Irgendwie roch er den Braten, hielt sich aber in der ihm typischen
Art und Weise zurück. Warum wollte ich mich meiner Krankheit

*Warum wollte ich mich
meiner Krankheit nicht
öffentlich stellen?*

107

nicht öffentlich stellen? Einerseits fürchtete ich die Konsequenzen und andererseits weigerte ich mich, trotz der schwerwiegenden Krankheitssymptome die Realität zu akzeptieren. Ich war am Höhepunkt meiner politischen Karriere angekommen und so sollte es weitergehen. »Wegen ein paar Problemen schmeißt man doch die Flinte nicht ins Korn! Du hast in deinem Leben schon ganz anderes ausgehalten!«, dachte ich mir. Ich erinnerte mich an ein Erlebnis nach der Geburt meiner Tochter Michaela, über das ich Jahre danach lachen konnte, damals aber befand ich mich in einer prekären und lebensgefährlichen Situation.

Die Geburt meines ersten Kindes, meiner Tochter Michaela, war nämlich ziemlich langwierig gewesen. 24 Stunden Vorwehen und dann nochmals etliche Stunden immer heftigere Senkwehen. Michaela musste schließlich mit der Saugglocke geholt werden, denn sie hatte es sich in meinem Becken so bequem gemacht, dass sie nicht richtig in den Geburtskanal eintrat und meine Presswehen eher als Massage auffasste statt als Aufforderung, sich auf den Weg in die Welt zu begeben. Zum Glück waren ihre Herztöne bestens, und als sie das Licht der Welt erblickte, krähte sie putzmunter meinen Mann an. In den Minuten nach der Geburt war ich völlig erschöpft, dann setzten plötzlich heftige Nachblutungen ein, was ich nur daran erkannte, dass mein Gynäkologe unvermittelt ziemlich knappe Anordnungen an die Hebamme richtete und Michaela dem verdutzten frischgebackenen Vater in den Arm gelegt wurde. Alle medizinischen Kräfte konzentrierten sich auf mich und die Blutungen konnten gestoppt werden, aber ich musste etwas länger als gewünscht in der Klinik bleiben. Dort waren alle so freundlich zu mir, dass mir die Erholungsphase unter ärztlicher Kontrolle letztlich sehr guttat. Allerdings blieben die Probleme mit spontan auftretenden Nachblutungen, sie traten vor allem beim Stillen auf. So riet mir mein Arzt, nach Wildbad Kreuth zu fahren und mich zu erholen, da keine konkrete Ursache festzustellen sei. Zur Vorsicht gab er mir Hormontropfen mit, die der Gebärmutter helfen sollten, sich schneller zusammenzuziehen.

Also fuhr ich mit meinem Mann nach Wildbad Kreuth. Unsere Trauzeugen und langjährigen Freunde Roman Feichtner und seine Frau Lisi sowie mein Bruder Franz Georg und seine Freundin Heidi waren auch mit von der Partie. Pünktlich in der Nacht zum Feiertag der Heiligen Drei Könige am 6. Januar 1987 begann das Unglück seinen Lauf zu nehmen. Ich habe anscheinend eine seltene Begabung, mir besondere gesundheitliche »Events« zu den unpassendsten Gelegenheiten einfallen zu lassen. An diesem Feiertag ist nämlich kein Arzt erreichbar, außer in den Notaufnahmen der Krankenhäuser.

Ich wachte auf, weil Michaela hörbar Hunger hatte und von mir gestillt werden wollte. Müde stand ich auf, legte sie an meiner Brust an und spürte plötzlich, wie das Laken unter mir ganz feucht wurde: Ich blutete wieder – und zwar massiv! Ich weckte meinen Mann, damit er mir unsere protestierende Tochter abnahm, eilte zu meiner Medikamententasche und dann in die Dusche. Das eiskalte Wasser auf meinem Bauch, so hatte es mir mein Frauenarzt gesagt, sollte das Zusammenziehen der Gebärmutter fördern und die Blutungen vermindern. Gleichzeitig bat ich meinen Mann, Eis aus dem Gefrierschrank zu holen und es mir in ein Handtuch eingewickelt zu bringen, damit ich es mir nach der Dusche auf den Unterleib legen konnte.

Währenddessen schrie meine Tochter Zeter und Mordio. Also lief mein Mann zum Zimmer meines Bruders hinunter, weckte dessen Freundin und gab das Kind ab. Dass er sie dabei in der Aufregung mit dem Namen der Exfreundin ansprach, was sie ihm mit einem etwas pikierten: »Ich heiße Heidi!« quittierte, ließ mich selbst jetzt schmunzeln. Die ganze Situation hatte für mich etwas Unwirkliches. Dann kam er wieder die Treppe zu mir heraufgerannt und wollte mir das Eis reichen. Als er eintrat, blieb er fassungslos stehen und schaute sich im Zimmer um. Erst jetzt fiel es mir auch auf: Überall war Blut! Um Himmels willen, wie viel hatte ich denn schon verloren! »Das sieht ja aus, als wäre ein Schwein abgestochen worden!«, schoss es mir durch den

»Die ganze Situation hatte für mich etwas Unwirkliches.

Kopf. Mir schien, ich hätte jetzt nur noch die Wahl zwischen Panik oder schwarzem Humor, und entschied mich für letzteren. Mein Mann fragte mich, ob ich noch etwas durchhalten könne, dann rannte er wieder zu meinem Bruder, weckte ihn nochmals auf und verständigte die vor der Eingangstür postierten Polizisten, den Notarzt zu rufen – doch der ließ auf sich warten. »Vielleicht hängt der am Berg fest!«, hörte ich meinen Bruder rufen. Die folgenden Minuten kenne ich nur aus seinen Erzählungen, und die habe ich nie mehr vergessen: Notdürftig mit Jogginghose über dem Schlafanzug und Winterstiefeln angezogen, stürmte er mit einem der Polizisten los und begab sich auf die Suche. Auf dem Weg hinunter zur Hauptstraße hing der Notarztwagen tatsächlich auf der abschüssigen, mit Schnee und Eis bedeckten Straße fest. »Ja, wo bleibt ihr denn?«, begrüßte mein Bruder die sichtlich ratlosen Bergwachtler des Bayerischen Roten Kreuzes, »habt ihr keine Ketten dabei?«

»San scho b'stellt, Herr Strauß! San scho b'stellt!«, antworteten sie. Die Hoffnung meines Bruders schwand. Er hatte Angst, ich würde in der Zwischenzeit verbluten. Also schnappte er sich die Bergwachtler und lief mit ihnen zurück, der Polizist verständigte währenddessen per Funk seine Kollegen am Haus, den Jeep vorzubereiten, um mich auf dessen Ladefläche hinunter zum Notarztwagen zu transportieren.

Ich lag derweil mit Eispaketen auf dem Unterleib in unserem Schlafzimmer und lauschte geschwächt, aber innerlich seltsam ruhig dem Szenario. Heidi war es gelungen, meine wütende und hungrige Tochter zu besänftigen, was mich zusätzlich aufatmen ließ. Endlich hörte ich die Rettungssanitäter die Treppe herauflaufen und ins Zimmer treten. Natürlich stockten sie beim Anblick der Blutlachen am Boden und wandten sich dann in beruhigender, altbayerischer Art an mich: »Fühlen S' Eahna scho haudig?« Für Nichtbayern heißt diese Frage: »Fühlen Sie sich schwach?«

»Mit Gebärenden kenna mia uns ned aus, aber mir bringan Eahna glei ins Krankenhaus!«, fügte der zweite Rettungssanitäter hinzu.

»Ich kriege kein Kind, ich habe schon eines!«, entgegnete ich verblüfft. Doch das schien die beiden auch nicht zu beeindrucken. Beherzt und fachkundig packten sie mich auf die Rettungsbahre, wickelten eine Decke um mich und begannen mit dem Abtransport. Beim Abwärtssteigen der Treppe merkte ich, wie das Blut wieder zu fließen begann, und bekam Panik. Auch war mir kalt, denn die Eispackung hatte mich insgesamt ausgekühlt. Und jetzt ging es auch noch bei Minustemperaturen und einsetzendem Schneegraupel auf die eiskalte, offene Ladefläche des Jeeps. Ich fror so erbärmlich, dass ich alles andere vergaß. Fünf Minuten später kamen wir beim Krankenwagen an, und sie transportierten mich rasch ins damals noch existierende Tegernseer Krankenhaus.

Wer jetzt glaubt, dass damit die nächtliche Odyssee beendet gewesen war, der irrt gewaltig. Das kuriose Spektakel ging weiter: Ich wurde in die Notaufnahme gebracht, doch sie war menschenleer. »Dann hol i jetzt an Chirurgen!«, ergriff Rettungssanitäter eins die Initiative.

»Ich wäre froh, wenn ein Gynäkologe oder ein Internist in der Nähe wäre«, versuchte ich ihm schwach zu vermitteln.

»Den kenn i ned«, entgegnete er, »aber an Chirurgen scho, und bei dem woas i, wo er is!«

Das sah ich ein, denn lieber einen Arzt, der Chirurg ist, als einen Gynäkologen, der nicht zu finden ist. Er machte sich auf die Suche, als eine Schwester vorbei kam, mich begrüßte und mit einem Lächeln fragte: »Sind Sie erster oder zweiter Klasse versichert, privat oder gesetzlich? Wollen Sie ein Einbett- oder ein Zweibettzimmer?«

Na sauber, dachte ich mir, demnächst miete ich mich in der Leichenhalle ein, da gibt es dann keine erste und zweite Klasse! »Wo bleibt der Arzt?«, entgegnete ich ihr. Mir war so furchtbar kalt, dass mein Kreislauf vor lauter Kälte nicht zusammenbrach. Und dann trat der Chirurg samt stolzem Rettungssanitäter durch die Tür. Doch noch bevor dieser mich genauer untersuchen konnte, bog ein Polizeibeamter hastig um die Ecke und rief laut in den

Saal: »Wo ist die Tochter vom Strauß? Die soll hier eingeliefert worden sein. Ich muss die bewachen!« Ich kam mir vor wie bei »Versteckte Kamera«. Der Arzt versuchte als Erster, sich Gehör zu verschaffen und sagte: »Die Patientin wird jetzt untersucht. Alle raus, die nicht hierher gehören!«

Da trat einer der beiden Rettungssanitäter zu mir und fragte: »Wo sollen wir die Rechnung hinschicken?«, die Krankenschwester wandte nochmals ein: »Erste oder zweite Klasse, privat oder gesetzlich, Einbett oder Zweibett?« und der Polizeibeamte monierte: »Aber ich muss die doch bewachen!«

Jetzt wurde es dem Arzt zuviel, denn er erkannte, dass mein Zustand kritisch war, und er setzte sich durch. Nachdem er alle übrigen Anwesenden trotz Proteste hinausbefördert hatte, ließ er die zuständigen Fachärzte informieren, und innerhalb kürzester Zeit wurde ich gut versorgt. Die Blutungen wurden zunächst gestoppt, und auch mein Kreislauf stabilisierte sich. Nachdem sich meine Nachblutungen als ziemlich hartnäckig erwiesen und trotz ständiger Infusionen mit Hormonen immer wieder auftraten, wurde ich schließlich nach München gebracht und erneut untersucht. Man fand heraus, dass ein kleiner Rest der Plazenta in der Gebärmutterwand zurück geblieben war, was man nach der Geburt nicht hatte entdecken können. Nach einem kleinen operativen Eingriff, einer sogenannten Ausschabung, stand meiner Genesung nichts mehr im Wege. Der Eingriff war letztlich eine Lappalie, ebenso wie die Ursache – nur eben die Auswirkungen nicht.

Wie ein Film liefen die Bilder dieser unvergesslichen Nacht in wenigen Sekunden vor meinen Augen ab, als der Ober vom Bogenhausener Hof mich aus meinen Gedanken riss und die Bestellung von Alois Glück und mir aufnehmen wollte. »Wenn du das geschafft hast, dann wirst du doch wohl diese lächerliche Schwankung deines Immunsystems in den Griff bekommen!«, redete ich mir ein – und bestellte ein Rinderfilet. Wo ein Wille, da ein Weg, das war meine feste Überzeugung. Damals hatte man auch nicht gleich herausgefunden, wo das Problem lag, und am Ende war es rasch gelöst. »Wenig Fleisch und viel Gemüse«, bat ich den Ober. Meine erste Remineszenz an einen zukünftigen Diätplan, wie ich meinte.

Schon tags zuvor beim Arbeitsfrühstück mit Ramona Leiß hatte ich versucht, mich ein wenig vorsichtiger zu ernähren. Aber nur vor dem Brotkorb sitzen bleiben wollte ich auch nicht. Das hätte sehr seltsam gewirkt, und niemand sollte auf die Idee kommen, mir fehle etwas. Außerdem:»So ein kleines Semmelchen kann doch nicht schaden. Sei nicht hysterisch!«, meldete sich meine innere Trotzigkeit. Ich hielt mich doch nicht wirklich an die Empfehlungen meines Hausarztes. Ich wollte es noch nicht so ganz wahrhaben und war mir nicht sicher, ob ich mir den Zusammenhang zwischen meiner Gesundheit und dem unterschiedlichen Eiweißgehalt in Lebensmitteln womöglich nur einbildete. Von Kindesbeinen an hatten mich meine beiden älteren Brüder gelehrt, dass man nicht so schnell klein beigibt und auch bei ein paar Blessuren nicht gleich zu heulen anfängt. Ein Indianer kennt keinen Schmerz! Wider besseren Wissens hatte mich nun dieses Ich-beiße-mich-da-durch-Gefühl gepackt. Doch Trotzigkeit ist nicht immer das beste Rezept. Für meine Verhältnisse aß ich eh Schonkost: kaum Wurst, wenig Brot, dafür gesundes Müsli mit ein bisschen Obst und Joghurt, viel Gemüse und wenig Fleisch oder Fisch. Auch um eine gewisse Regelmäßigkeit in den Mahlzeiten bemühte ich mich.

Aber schon deutlich reduzierte Mengen an Eiweiß aus Fisch, Fleisch, Getreide, Milch und Ähnlichem genügten, um meinen Körper in den Wochen vor Ostern zum Äußersten zu treiben. Und jetzt sah man es mir auch an. Meine Tochter bog eines Morgens um die Ecke, spähte zur Badetür herein und sagte anstatt Guten Morgen:»Mami, du siehst aus wie Rambo nach dem Boxkampf.« Sie hatte, treffsicher, wie sie war, den Nagel auf den Kopf getroffen. Ich sah schlimm aus und fühlte mich auch so. Die Augen waren total aufgequollen, Haut und Schleimhäute entzündet, und unausgeschlafen war ich sowieso, denn an Schlaf war nicht zu denken.

Von Kindesbeinen an hatten mich meine beiden älteren Brüder gelehrt, dass man nicht so schnell klein beigibt.

Am Wochenende hatte ich noch die Bildungskommission absolviert, wo ich mich streng an meinen Diätplan hielt, dann folgte am Sonntag aber die Handwerksmesse, wo ich bei den von mir geliebten Ständen doch ein wenig Südtiroler Speck und Rotwein genoss, dann bei den Metzgern die herrlichen Würstel mit Hausmachersenf und Brez'n kostete und auch bei den Bäckern die sensationell guten Kuchen und das hervorragende Gebäck probierte. Wer hätte da schon gänzlich widerstehen können! »So empfindlich wird dein Bauch auch nicht sein«, dachte ich mir. Zudem musste ich ja auch nicht jedem meine Krankheit auf die Nase binden. Nichts zu essen wäre ja unhöflich!

Ich erinnerte mich an die Geschichte meines Vaters, der an einer handfesten Leberentzündung gelitten hatte und trotzdem »a Pfund Schweiners und Bier mit einer ordentlichen Menge Schnaps« getrunken habe, weil der Abend so schön gewesen sei. Anschließend sei er kuriert gewesen, erzählte er immer. Ob diese Geschichte Legende oder Wahrheit war, habe ich nie herausgefunden, aber sie brachte mich auf der Handwerksmesse dazu, fest daran zu glauben, dass gutes Essen in einer fröhlichen Runde zwar meinen Diätplan sprengen würde, die Folgen aber schon nicht so katastrophal sein würden. Irrtum! Sie waren katastrophal. Schon in der folgenden Nacht bekam ich alle altbekannten Symptome samt unerträglichen Schmerzen und hatte zudem nach dem Wochenende weiter abgenommen. Wie konnte denn das passieren?

Trotz meines gewachsenen Misstrauens suchte ich, nachdem ich zwei Tage eisern Diät gehalten hatte, nochmals meinen Internisten auf. Dieses Mal würde ich mich nicht abwimmeln lassen und ihm offen und klar meine Meinung zu den Immunglobulinen sagen. Zudem wollte ich wissen, wie sich das Einhalten der Diät auf meine Blutwerte auswirken würde. Er nahm nochmals Blut ab und untersuchte mich per Ultraschall. denklich sah er erst mich und dann die Unterlagen mit den Untersuchungsergebnissen, einer sogenannten Magnetresonanztomografie, an, eine Methode, bei der Schnittbilder des menschlichen Körpers erzeugt werden und die somit Aufschluss über Erkrankungen oder Veränderungen von

Organen gibt. Kurz darauf erläuterte er mir seine weiterführende Diagnose: Zu seinem Erstaunen ginge es meinen Nieren besser – trotz meines unvernünftigen Verhaltens auf der Handwerksmesse, aber davon erzählte ich ihm lieber nichts. Auch nicht davon, dass ich tags zuvor extra noch bei der Neuraltherapie gewesen war, um zu testen, wie sie sich auf die Blutwerte einen Tag später auswirken würde. Ich sah mich in meinem Behandlungskonzept bestätigt: Die häufig wiederholte Neuraltherapie hatte in Verbindung mit der Verringerung der Eiweißzufuhr zu einer verbesserten Nierenleistung geführt. Dafür erwies sich meine Bauchspeicheldrüsenentzündung als hartnäckig. Das Organ sei vergrößert und ziemlich dick, aber ich könne froh sein, dass ich keinen Tumor hätte, denn das hätte ebenfalls eine Ursache für meine Beschwerden sein können. Auch der Muskelschwund habe noch nicht gänzlich nachgelassen. Der Internist blieb der Auffassung, ein hartnäckiges und besonders unangenehmes nachvirales Syndrom sei an allem schuld und ich solle mich endlich erholen gehen.

Der Internist blieb der Auffassung, ein hartnäckiges und besonders unangenehmes nachvirales Syndrom sei an allem schuld.

Nun wagte ich es, ihm vom Verdacht meines Hausarztes zu berichten, Immunglobulinspritzen hätten autoaggressive Reaktionen in meinem Körper hervorgerufen. Zudem erwähnte ich den Plan einer radikalen Umstellung meiner Essgewohnheiten. Das brachte meinen Internisten völlig aus der Fassung. Er schimpfte wie wild auf meinen Hausarzt und zeigte mir die hervorragenden Ergebnisse wissenschaftlicher Studien zu den mir verabreichten Immunglobulinen, an denen er selbst mitgearbeitet hatte. Das Präparat sei exzellent erforscht, und er habe noch nie Komplikationen erlebt. Das hatte ich auch nicht bezweifelt, aber bei mir verursachte es Probleme, so wie es aussah. Aber darauf wollte er sich nicht einlassen, und meine Argumentation, dass mir die Verringerung der Eiweißzufuhr guttäte, wiegelte er als Einbildung ab. Ich sei völlig auf dem Holzweg und solle mich nicht von anderen in die Irre führen lassen, die Bedenken gegen das Präparat äußern würden. Er riet mir sogar, noch eine Spritze zu nehmen, damit die nachviralen Wirkungen endlich aufhörten, zudem ein Antibiotikum und ein Mittel gegen Sodbrennen. Meinen Einwand, ich sei vielleicht einer der wenigen Fälle, in denen besondere Nebenwirkungen des Immunglobulinpräparats zu Tage treten würden, wollte er nicht gelten lassen. Meine Diätpläne hielt er schlicht für absurd und fragte abfällig, ob ich zu einer Gruppe esoterischer Veganer übergelaufen sei. Meine Beteuerungen, dass ich Fleisch, Fisch, Milchprodukte, Brot und Käse liebte, nahm er überhaupt nicht ernst.

Ich war wie vor den Kopf gestoßen, denn ich erkannte, dass er seine Worte ernst meinte. Ich war weder esoterisch noch beabsichtigte ich, Veganerin zu werden. Die Symptome der Erkrankung waren nun mal sichtbar vorhanden und meine Augenpartie nicht virtuell entzündet und geschwollen. Das war alles real, und meine Bauchspeicheldrüsenentzündung auch. Und der Muskelschwund deutete doch auf eine Eiweißproblematik hin. Das sagte ich ihm dann auch und verweigerte die Medikamente. Daraufhin schilderte er mir in den wildesten Farben die Konsequenzen einer einseitigen, nur auf Gemüse ausgerichteten Ernährung. Damit würde ich nämlich nur meinem Immunsystem schaden und so meiner Genesung. Er riet mir zu gesunder, vernünftiger Mischkost und dazu, einen weiteren Moment zu warten. Es war geradezu rührend, als er mit einem Päckchen Géramont light, einer Tüte Flohsamen und einem Zettel aus seiner direkt nebenan gelegenen Wohnung zurückkehrte, auf den er den Namen eines Joghurts mit besonderen probiotischen Kulturen notiert hatte.

> *Mir wurde klar, dass ich nie wieder in diese Praxis zurückkehren würde. Ich hatte einfach das Gefühl, nicht ernst genommen zu werden.*

Käse und vor allem probiotischer Joghurt mit spezifischen Bakterien würden helfen, meine Darmflora wieder aufzubauen, und die einzuweichenden Flohsamen würden die angegriffene Darmwand schützen. Auch ein paar Bananen könnten nicht schaden, denn sie würden die Überaktivität meines Darms bremsen. Dann musste ich mich hinlegen und bekam – Widerspruch war zwecklos – eine Infusion mit verschiedenen Mineralien und Vitaminen. Während ich so dalag und nachdachte, wurde mir klar, dass ich nie wieder in diese Praxis zurückkehren würde. Dieser Arzt war zwar ein sehr fürsorglicher Mann und sicher ein guter Internist, aber ich hatte einfach das Gefühl, dass er mich nicht ernst nahm. Er war überzeugter Anhänger der Immunglobulintherapie und durfte keine noch so kleine Form der Infragestellung zulassen.

Was fing ich mit dieser neuen Erkenntnis an? Welche Konsequenzen hatte meine Entscheidung, mich vom traditionellen Weg der Medizin abzuwenden? Zu längerem Nachdenken kam ich nicht. Es wartete ein übervoller Arbeitstag und eine ebenso volle Woche auf mich. Also machte ich weiter, lächelte, diskutierte, kam völlig erschöpft nach Hause, verbrachte unruhige Nächte, verschlief oft, weil mein Mann mich in meinem Zustand nicht wecken wollte, kam zu Terminen zu spät und half mir mit Notlügen über die Runden. Irgendwann, es war an einem Spätnachmittag in Weiden, konnte ich einfach nicht mehr. Ich hatte versucht, mich, so weit möglich, genau an die Essensanweisungen zu halten, doch die Nachwirkungen meiner bislang falschen Ernährung und mein Autoimmundefekt machten mich völlig fertig. Am Abend hätte ich noch an einem Katastrophenschutzkongress teilnehmen und die Begrüßungsrede halten sollen, aber meine Batterie war leer und auf der Rückfahrt lag ich wie tot im Auto.

Am Samstag pausierte ich. Bis Mittag lag ich im Bett, nachmittags auf einer Liege, dazwischen studierte ich müde und unkonzentriert einige Akten. Am Sonntag nahm ich den nächsten Termin wahr, die Einweihung eines Pfarrhauses. Es fiel mir zunehmend schwer, dynamisch und interessiert zu wirken. Gleichzeitig versuchte ich, möglichst wenig zu essen, und mein Repertoire an Ausreden wurde immer größer. Warum gab ich nicht einfach auf? Warum fuhr ich nicht weg? Mein Hausarzt forderte bei jedem meiner häufigen Besuche, dass ich mich voll und ganz meiner Regeneration widmen sollte. Seine Spritzen brachten spürbar Erleichterung, aber nur für den Augenblick, spätestens nach zwei, drei Tagen musste ich wieder hin, damit ich mein Ar-

Es fiel mir zunehmend schwer, dynamisch und interessiert zu wirken.

beitspensum überhaupt erfüllen konnte. Aber das konnte auf Dauer nicht so weitergehen.

Jetzt gaben mir auch mein Mann und meine Kinder offen zu verstehen, dass sie dieses Leben nicht mehr länger mitmachen würden. Sie gingen so rücksichtsvoll mit mir um, entlasteten mich, wo sie nur konnten und standen mir zur Seite. Jeden Morgen bereitete mein Mann das Frühstück für die Kinder und sich selbst. Ich war in meiner Schwäche nicht mehr in der Lage, normal den Tag zu beginnen, schon das Aufstehen war zur Tortur geworden. Ihre Fürsorge half mir sehr, und trotzdem war ich psychisch völlig fertig und mittlerweile depressiv.

Meine Kinder ermutigten mich, die Politik wenigstens für ein paar Wochen Politik sein zu lassen und mich endlich um mich selbst zu kümmern. Das nahm ich ernst, denn sie waren mir das Wichtigste in meinem Leben. Also diskutierten wir, wohin ich gehen sollte. Einmal richtig allein, ohne Störungen, Stress und tagespolitische Hektik Urlaub machen. Abstand gewinnen, dem Körper die lebensnotwendige Ruhe geben. »Die Côte d'Azur ist der richtige Ort«, sagte ich. Mildes Klima, wenig Tourismus in der Osterzeit, eine herrliche Küste, viel frisches Gemüse und Obst auf den Märkten, also beste Bedingungen,

> *Meine Kinder ermutigten mich, die Politik wenigstens für ein paar Wochen Politik sein zu lassen und mich endlich um mich selbst zu kümmern.*

um sich zu erholen. Zudem kannte ich Land und Leute, fühlte mich dort fast heimisch. Sollte ich in unser Haus gehen, das ich von Kindesbeinen an liebte? Meine Kinder waren dagegen, ich sollte ihrer Meinung nach raus aus allem und mich nicht um das Haus kümmern müssen. Und mein Mann gab außerdem zu bedenken, dass ich kaum Schlaf finden würde, wenn ich jede Nacht befürchten müsse, dass Einbrecher eindringen. Wir hatten in den vergangenen Jahren einige unangenehme Erlebnisse dieser Art hinter uns.

Er hatte recht; der Gedanke, dort einsam und allein zu sein, mit einer noch nicht kontrollierbaren Erkrankung und der Gefahr, auf Einbrecher zu stoßen, war mir unheimlich. Also rief ich einen lieben Freund an: Werner Diehl. Seine Familie besaß ein schönes Anwesen an der Küste, es war bewirtschaftet, und ich erinnerte mich, dass er mir erzählt hatte, es werde auch bewacht. So war ich allein und doch behütet und dieser Gedanke behagte mir. Noch nie zuvor hatte ich mich getraut, einfach darum zu bitten, für drei Wochen in das Haus meiner Freunde einmieten zu dürfen, aber in meiner Not fasste ich Mut und schilderte ihm mein gesundheitliches Problem. Er war überrascht und erschüttert. Sofort organisierte er meinen Aufenthalt und versicherte mir, dass ich zwei Wochen bleiben könne, danach sei das Haus voll belegt. Ich war ihm zutiefst dankbar und beschloss, für die letzte Woche ein hübsches Hotel oberhalb von St. Tropez zu buchen, das mir eine Mitarbeiterin empfohlen hatte.

So sehr ich mich darauf freute, mich völlig frei von Belastungen auf meine Genesung konzentrieren zu können, so sehr schmerzte mich nun der Gedanke, meine Familie drei Wochen lang überhaupt nicht zu sehen. Ich liebe meine Kinder über alles und bekam schon jetzt regelrechtes Heimweh nach ihnen, obwohl mir klar war, dass mein Mann sich bestens um sie kümmern würde.

Aber da lag mir seit Monaten noch ein ganz anderes Problem im Magen: mein Bruder Max. Als seine »kleine« Schwester war ich immer diejenige gewesen, mit der er vertrauensvoll über ganz persönliche Problemstellungen reden konnte. Er war zutiefst betroffen darüber, dass die Staatsanwaltschaft in Augsburg Klage gegen ihn erhoben hatte und er öffentlich als Steuerbetrüger diffamiert wurde, zu unrecht, wie sich später herausstellte. Das Verfahren lief schon seit mehreren Jahren, und er hatte *Ich fühlte mich zu diesem Zeitpunkt nicht mehr kräftig genug, um meinem Bruder Max so beizustehen, wie es notwendig gewesen wäre.* keine faire Chance, sich gegen die haltlosen Anschuldigungen zu wehren. Denn wer glaubt schon jemandem, gegen den die Staatsanwaltschaft ihre Bezichtigungen öffentlich und mit Vehemenz vertritt und über den nicht zuletzt deshalb in den Zeitungen seitenlange Artikel mit handfester Vorverurteilung erscheinen. Die Finanzbehörden hatten als Sicherheitsleistung im Vorhinein sein

Vermögen fast bis auf den letzten Cent gepfändet und er fürchtete zurecht, um seine berufliche und familiäre Existenz gebracht zu werden. Oft rief er, von Panikattacken geplagt, bei mir an und schrie hocherregt ins Telefon, dass er unschuldig sei und sich umbringen werde. Danach suchte ich ihn meistens auf, um ihn zu beruhigen und mit ihm mögliche Lösungswege durchzusprechen. Beschäftigt mit meinen eigenen Sorgen hatte ich in den vergangenen Wochen nicht bemerkt, dass sein psychischer Zustand immer instabiler wurde. Nach dem letzten Telefonat machte ich mir um ihn große Sorgen. Es kam aber auch alles zusammen! Vor der Abfahrt beschäftigte mich ein Gedanke: »Wenn du weg bist, dann hat er außer Gabi niemanden, mit dem er über seine Ängste reden will!« Seine Frau Gabi war wegen des öffentlichen Drucks mit der Situation zunehmend überfordert. Das war auch kein Wunder, denn sie hatte viel aushalten müssen und fürchtete um ihre Kinder. Aber ich fühlte mich zu diesem Zeitpunkt nicht mehr kräftig genug, um ihm so beizustehen, wie es notwendig gewesen wäre. Meine Krankheit und die Verunsicherung über ihre langfristigen Konsequenzen hatten auch an mir genagt.

Am Wochenende vor meiner Abreise unterrichtete ich den Ministerpräsidenten und den Fraktionsvorsitzenden davon, dass ich einen gut dreiwöchigen Regenerationsurlaub antreten wollte. Das Gespräch mit Edmund Stoiber verlief auf eine gewisse Weise kurios – eben typisch Edmund: Ich hatte ihn am Rande der Klausurtagung des Parteivorstands beiseite genommen, ihm die ganze Wahrheit über meine Erkrankung erzählt und ihn informiert, dass ich dringend Erholung brauche und deshalb gut drei Wochen Regenerationsurlaub machen müsse. Er nickte und fragte etwas indigniert und knapp: »Aber nach Ostern bist du doch wieder da?« Anscheinend hatte er gar nicht registriert, dass es mir wirklich schlecht ging. Seine Gedanken waren bei seinem »Sanierungsplan für Deutschland« und bei den angeblichen Drohungen von Horst Seehofer, sein Amt als Parteivize niederzulegen, sollte die CSU seine gesundheitspo-

Dass einem Menschen körperlich etwas fehlen könnte, war Edmund Stoiber fremd.

litischen Vorstellungen nicht akzeptieren. Seehofer hatte bei einigen Themen seine Meinung gegenüber früheren Zeiten geändert, was Otto Wiesheu zu der humorvollen Bemerkung veranlasste: »Horst, wir haben Schwierigkeiten mit dem raschen Wechsel deiner grundlegenden Gewissensentscheidungen.« Und der ganze Parteivorstand hatte gegrinst.

»Ja, äh, gut, dann ist ja alles klar«, sagte Edmund nur noch und war auch schon wieder weg. Dass einem Menschen körperlich etwas fehlen könnte, war ihm fremd. Ich fuhr nach Hause und musste dort die nächsten Tage ausruhen, damit ich einigermaßen wieder auf die Füße kam und die letzten beiden Wochen vor meinem Urlaub überstehen konnte.

Um jeden Tag, den ich einigermaßen geschafft hatte, war ich froh. Mein Zustand wurde immer kritischer. Ich hielt den straffen Tagesablauf nicht mehr durch. Bei einer Abteilungsleitersitzung im Kultusministerium wurde mir plötzlich schwindlig und heiß, also fragte ich in die Runde, seit wann die Heizung so stark aufgedreht würde. Für diese Bemerkung erntete ich erstaunte Blicke, aber die Fenster wurden geöffnet. Trotzdem wollte es mir einfach nicht besser gehen. Ich fühlte mich elend, kalter Schweiß brach aus, und mir war flau im Magen. Ein seltsamer Heißhunger überfiel mich. »Ich habe doch gerade erst gegessen. Nur Kartoffeln und Karotten! Was ist denn jetzt schon wieder?«, wunderte ich mich. Immer unkonzentrierter versuchte ich die Sitzung zu Ende zu bringen. Mit Mühe gelangte ich auf wackeligen Beinen in mein Amtszimmer und sank mitten im Raum auf den Boden. Bis zum Sofa kam ich nicht mehr. Ich betete, dass in diesen Sekunden niemand hereinkäme. Der Boden fühlte sich kalt und hart an, aber das störte mich in diesem Moment nicht. Ich registrierte nichts mehr um mich herum und hörte nur noch das Blut durch meinen Kopf rauschen. Eine völlige innere Leere bemächtigte sich meiner, und irgendwie fühlte sich mein Körper unwirklich an, wie fremd.

Die nächsten Minuten erschien glücklicherweise tatsächlich niemand, und ich konnte langsam wieder aufstehen. Ich aß ein paar

Stückchen Schokolade und nahm ein homöopathisches Medikament. Mein Kreislauf hatte sich wieder einigermaßen erholt. Kurze Zeit später traten einige vertraute Mitarbeiter durch die Tür, sahen mich durchdringend an und sagten: »Jetzt wird es aber Zeit, dass Sie sich von Ihrer Erkrankung erholen!« Es war nicht mehr zu übersehen, ich war am Ende. Wieder ging es in die Behandlung zu meinem Arzt für Neuraltherapie. Er fand schnell den Grund für meinen Zusammenbruch: Ich hatte einen Unterzuckerungsanfall – die Bauchspeicheldrüse ließ grüßen.

Weil sich mein Zustand auch nach einigen Tagen Diät nicht besserte, kamen mir zwischendurch Zweifel, ob die neue Diät wirklich sinnvoll war, und ich dachte nochmals über die Essensempfehlungen meines Internisten nach. Vielleicht hatte er ja doch recht und ich rannte in die völlig falsche Richtung. Wenigstens probieren wollte ich es. Also aß ich den empfohlenen probiotischen Joghurt, auch der Géramont light auf gutem Graubrot wurde getestet, und eine Banane sollte meinen nachmittäglichen Zwischenhunger stillen. Das hätte ich besser bleiben lassen. Schon kurze Zeit später hatte ich das Gefühl, als ob mein Magen, ja mein ganzer Körper verbrennen würde. Ich lag drei Stunden mit Bauchkrämpfen auf dem Wohnzimmersofa und beschloss daraufhin, nichts anderes mehr zu essen als das, was mir guttat – und wenn es Kartoffeln und Karotten waren! Sollte mich ein Schulmediziner für meine Therapieansätze belächeln, es sollte mir egal sein. Sollte man mich wegen meines Essverhaltens für verrückt, esoterisch oder was auch immer halten, mir war es egal. Ich war wild entschlossen, mich nicht davon beeinflussen zu lassen. Ich hatte die Alternative ausprobiert, und nun blieb mir die schmerzliche Erkenntnis, dass ich nur den Sonntag hatte, um mich von dieser neuerlichen Attacke zu erholen.

Der Montag war mein letzter Tag im alten Leben. Nur noch ihn galt es zu überstehen. Doch er begann anstrengend, da ich ein

> *Sollte man mich wegen meines Essverhaltens für verrückt, esoterisch oder was auch immer halten, mir war es egal. Ich war wild entschlossen, mich nicht davon beeinflussen zu lassen.*

schwieriges Gespräch mit Ottmar Bernhard zu führen hatte. Er wollte Fraktionsvorsitzender der CSU im Landtag werden, wenn Alois Glück in das Amt des Landtagspräsidenten wechseln würde, und auch den Bezirksvorsitz München hatte er ins Visier genommen, da dieser wiederum seine Ausgangschancen für den Fraktionsvorsitz deutlich verbesserte, wie er mir erklärte. Das brachte mich in eine delikate Situation: Ich sollte auf Drängen vieler für ein Amt kandidieren, das ich eigentlich nicht wollte, und sollte dem, der es begehrte, erklären, dass er es nicht bekam, weil ich ja kandidieren sollte. Mir kam eine Karikatur mit drei Folgebildern in den Sinn, in der ein Mann versucht, einen Knoten aus einem langen Seil zu entfernen, im zweiten Bild sind es dann schon drei Knoten, denen er sich mit wirrem Haar und heftiger Gestik stellt, und im letzten Bild sitzt er völlig erschöpft und aufgelöst in einem Knotenhaufen und stöhnt: »Gelöst!«

So weit wollte ich es nicht kommen lassen und informierte daher Ottmar Bernhard, dass auch ich Interesse am Fraktionsvorsitz hätte. Ich erzählte ihm von meinem Gespräch mit Edmund Stoiber und von meiner klaren Zusage an ihn und einige Kreisvorsitzende. Die Enttäuschung stand ihm deutlich ins Gesicht geschrieben. Wie gern hätte ich ihm gesagt, dass ich dieses Amt nur aus einem Gefühl der Verpflichtung gegenüber der Partei anstrebte und viel lieber ihm den Bezirksvorsitz überlassen würde. Ich fühlte mich zwar wohl an der Basis der Münchner CSU, aber in dieses undurchsichtige Geflecht, in dem man jeden Tag aufs Neue eruieren musste, warum wer gegen wen kämpfte, in dem seit Jahrzehnten diadochenartige Vernichtungskämpfe zum Alltag geworden waren und für einige keine Methode der Bekämpfung innerparteilicher Gegner zu schäbig war, wollte ich nur ungern verstrickt sein. Die Menschen an der Parteibasis konnten diesem Spektakel freilich immer nur mit frustriertem Blick folgen und sahen sich nicht imstande, daran etwas zu ändern – wie auch? Oft erhielten sie keine objektiven Informationen und wurden bisweilen instrumentalisiert.

All das sollte ich noch zu spüren bekommen. Aber an diesem Tag wollte ich davon weder etwas sehen noch hören, sondern war bemüht, nach außen ein möglichst perfektes Bild der für alle Aufgaben geeigneten Monika abzugeben. So spielte ich Ottmar Bernhard die Entschlossene und Ambitionierte vor. Vielleicht wäre es damals klug gewesen, ihm gleich die Wahrheit zu erzählen, Edmund Stoiber umzustimmen und mich auf das politische Thema zu konzentrieren, das mich seit Jahren begeisterte und mir ohnehin genügend Kraft abverlangte: die Erziehung und Bildung. Nach dem Gespräch war ich nur noch unglücklich, denn ich hatte mich selbst verraten. Meine Kraft reichte nicht mehr für die anschließende Sondersitzung der Kultusministerkonferenz und den Ministerrat. Nur noch einen Tag, beschwor ich mich, dann würde ich völlig frei von öffentlicher Beobachtung an der Côte d'Azur sein. Drei Wochen empfand ich als lange Zeit und hoffte ernsthaft, dass sie ausreichen würde, mich so weit zu regenerieren, dass ich wieder arbeitsfähig war. Es hätte mich nachdenklich machen sollen, dass ich fast kein Interesse mehr an Politik hatte, dass ich von Stunde zu Stunde lebte, nur noch die Tage bis zum Urlaub hinter mich bringen wollte, dass ich zwar funktionierte, aber nicht mehr gestaltete, weil mir alles zuviel wurde. Und wer nicht voller Aufmerksamkeit bei der Sache ist, dem unterlaufen Fehler, und das macht ihn verwundbar.

> *Nach dem Gespräch mit Ottmar Bernhard war ich nur noch unglücklich, denn ich hatte mich selbst verraten.*

Am 9. April hatte ich es geschafft und saß tatsächlich im Flugzeug nach Nizza. Zwar hatte ich ein wenig Angst, so weit weg von den mir vertrauten Ärzten und Kliniken zu sein, aber ich hoffte, dass mein Hausarzt recht behalten würde mit seiner These, bei strenger Einhaltung der Essensrestriktionen, keinerlei körperlicher Beanspruchung und absoluter Vermeidung von Stress wäre direkte ärztliche Betreuung nicht notwendig. Dennoch, einige Medikamente für den Notfall waren mir zur Vorsicht mit auf den Weg gegeben worden. Ich wollte wieder gesund werden und war überzeugt, dass ich schneller genesen würde als in den vorausgesagten zwei Jahren. Dass am Ende doch so viel Geduld und Durchhaltevermögen notwendig waren, davon habe ich damals Gott sei Dank nichts gewusst. Ansonsten wäre ich sicher verzweifelt.

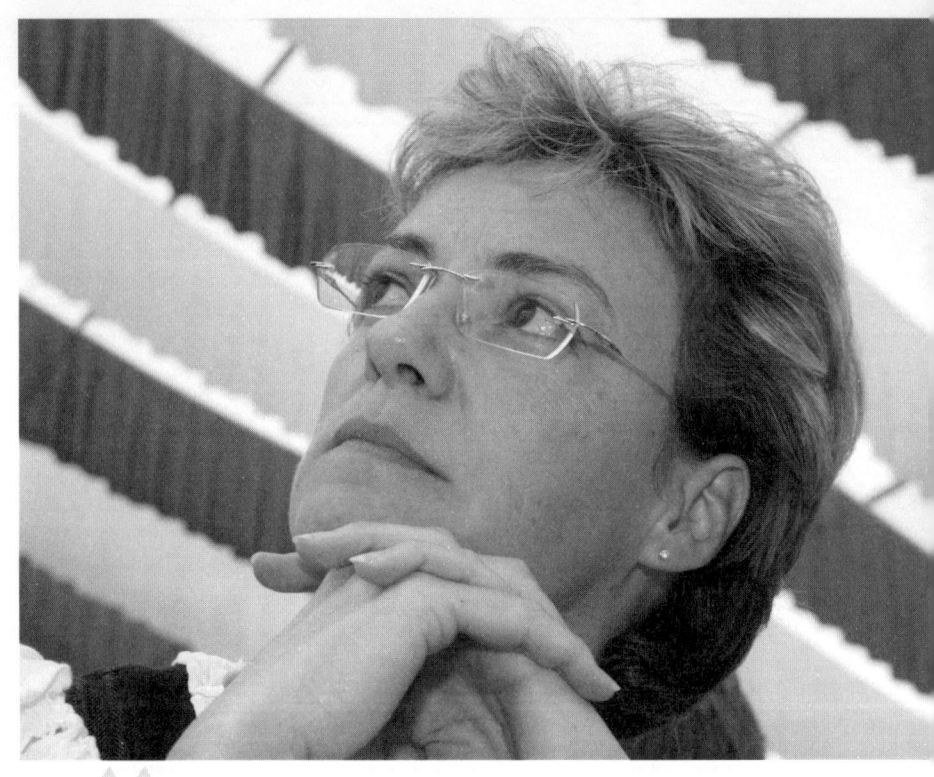

Im Bierzelt fühlte ich mich am wohlsten. Nur essen konnte ich hier leider so gut wie gar nichts.

Meine mageren Jahre

In Frankreich angekommen, mietete ich mir ein kleines Auto und fuhr nach Cap d'Antibes. Als ich zum ersten Mal das Meer erblickte, ging mir das Herz auf. Seit jeher habe ich es geliebt. Seine Weite, seine Wellen, seine Farbe. Dazu kam die Schönheit dieser Küstenlandschaft, die mich innerlich jubeln ließ. Hier würde ich gesund werden! Alle Ferien, die wir an der Côte d'Azur verbracht hatten, waren mir in guter Erinnerung geblieben. Hier hatte sich mein Vater Zeit für uns Kinder genommen, wir hatten spannende Ausflüge und Bootstouren unternommen. Auch mein Mann und die Kinder liebten diesen Landstrich, sodass wir oft unsere Sommer- oder Pfingstferien hier verbracht hatten. Ich dachte an die traumhaften Märkte, auf denen es alles an Gemüse und Obst gibt, was man sich nur vorstellen kann. Damit sollte es kein Problem sein, den strengen Diätplan durchzuhalten.

Am Haus der Freunde wurde ich von einer freundlichen französischen Hauswirtschafterin willkommen geheißen und in ein hübsches Zimmer geführt, das in mediterranen Farben gehalten war. Durch das Fenster schaute ich auf den Garten und ein angenehmes Gefühl der Vertrautheit und der Vorfreude auf den Urlaub stellte sich ein. Versonnen setzte ich mich aufs Bett und dachte über die kommenden Tage nach. Wie sollte ich der Hauswirtschafterin und dem Koch mein Essensproblem näherbringen? Das galt es als Erstes zu klären. Als ich gerade meinen Koffer auspackte, schaute die Hauswirtschafterin auch schon herein und fragte mich, ob ich besondere Speisewünsche hätte. Jetzt ging es los! Ich versuchte ihr mit meinem etwas eingerosteten Französisch zu erläutern, dass ich in den ersten Tagen nur Kartoffeln, ein wenig Gemüse und vielleicht

Als ich gerade meinen Koffer auspackte, schaute die Hauswirtschafterin auch schon herein und fragte mich, ob ich besondere Speisewünsche hätte. Jetzt ging es los!

127

Minestrone essen könne, aber weder Fleisch noch Fisch, kein Brot und keine Milchprodukte. Die Hauswirtschafterin sah mich erstaunt an und schien zu glauben, dass ich mich nur falsch ausgedrückt hätte. Sie wiederholte, was was ich gesagt hatte, nur im umgekehrten Sinn: Ich würde also Fisch und Fleisch bevorzugen und wenn ich Gemüse und Kartoffeln nicht so gerne mögen würde, dann würde der Koch gerne Salat und Baguette zubereiten. Morgens würde sie immer Baguette, französischen Frischkäse und Joghurt holen. Das war ja ein totales Missverständnis!

»Vielen herzlichen Dank für Ihre Mühe«, antwortete ich und wiederholte nochmals und ausführlich meine Erläuterungen und Essenswünsche. Sie war völlig verdattert und hakte nochmals nach:

»Kein Fleisch, kein Fisch, kein Brot und keine Milch? Aber wir sind hier doch am Meer und es gibt besten Fisch frisch vom Markt und auch das Fleisch ist hervorragend. Wir können den Fisch dünsten, braten oder im Ofen zubereiten, ganz wie Sie wollen! Sie werden sehen, dass er Ihnen gut bekommt.«

»Ich weiß um Ihre hervorragenden Kochkünste!«, versicherte ich ihr abermals, denn ich spürte ihren Wunsch, mich zu überzeugen, »ich liebe Fisch, Fleisch und auch Brot, aber ich darf das nicht zu mir nehmen, da ich es nicht vertrage. Mein Körper kann es nicht verarbeiten. Warum das so ist, weiß ich nicht genau.« Ungläubig starrte sie mich an und gab nicht auf:

»Ganz sicher? Kein Fleisch, kein Fisch, kein Brot, keine Milch?«

»Oh weh, sie hält dich bestimmt für eine dieser überdrehten Schickimickitanten, die jedes Frühjahr eine neue Marotte ausprobieren, um ihre Bikinifigur zu erhalten!«, dachte ich mir und erklärte ihr meine Situation ein drittes Mal. Insgesamt fragte sie fünf Mal nach, ob sie mich richtig verstanden habe und was sie mir denn morgens auf den Tisch stellen solle, wenn ich kein Baguette essen dürfe – wenigstens mein Französisch wurde dadurch von Minute zu Minute besser, und ich freute mich, endlich wieder die aus Kindheitsjahren vertraute Sprache ausüben zu können. Ich hatte mir ein wenig reines Roggenvollkornbrot ohne

Hefe und glutenfreies Brot mitgenommen und wollte beides in den nächsten Tagen ausprobieren, da mir im Reformhaus gesagt worden war, dass es wesentlich leichter verträglich sei. In mir war die Hoffnung aufgekeimt, dass diese Art von Brot vielleicht keine unangenehmen körperlichen Gegenreaktionen provozieren würde. Skeptisch den Kopf schüttelnd und ungläubig nahm die Hauswirtschafterin es entgegen. In der Tür drehte sie sich um: »Nicht einmal ein kleines Stückchen Fisch?«, versuchte sie es ein letztes Mal. Ich verneinte standhaft. Innerlich fühlte ich mich gedrängt, mich für etwas zu rechtfertigen, wo es eigentlich keiner Rechtfertigung bedurfte. Ich war weder kapriziert noch verschroben, ich konnte doch nur nicht das essen, was andere aßen.

Irgendwie kam ich mir vor wie ein fremdartiges Tier im Zoo, dessen der Besucher zum ersten Mal ansichtig wird. Die Hauswirtschafterin verharrte, den Blick starr auf mich gerichtet, an der Tür, als wartete sie darauf, dass ich meine Meinung doch noch änderte, dann drehte sie sich um und ging in die Küche. Ich hatte die erste Hürde genommen. Aus der Küche drangen kurz darauf aufgeregte Stimmen zu mir und ich überlegte, wie ich in Zukunft knapp und bündig mein aus den Fugen geratenes Immunsystem mit seinen

Irgendwie kam ich mir vor wie ein fremdartiges Tier im Zoo, dessen der Besucher zum ersten Mal ansichtig wird.

fehlgelenkten Reaktionen, die sich gegen den eigenen Körper richteten und in irgendeiner Weise durch eiweißhaltige Lebensmittel beeinflusst wurden, zu erklären. Der heutige Versuch war insgesamt umständlich ausgefallen und fast misslungen.

»Durchhalten, Moni. Jetzt kommts drauf an«, dachte ich mir, »beim nächsten Mal klappt es sicher besser.« Siedend heiß fielen mir die fast zehn Kilo Magerquark ein, die ich im Gepäck hatte. Ich brauchte sie für kühlende Umschläge und wusste, dass dieser Quark in französischen Geschäften nicht erhältlich ist. Wer nimmt schon kiloweise Magerquark in den Urlaub mit? Schon in Deutschland wurde ich für meine Magerquarkwickel belächelt und mir sind geradezu wissenschaftliche Vorträge gehalten worden, um zu belegen, dass sie nichts bewirkten. Ich hatte jedoch konkrete

> *Durchhalten Moni, jetzt kommt's drauf an, dachte ich bei mir, beim nächsten Mal klappt es sicher besser.*

gegenteilige Erfahrungen gemacht und mittlerweile gelernt, auf mich selbst zu hören. Außerdem war mir die Heilkraft von Magerquark schon lange bekannt.

Mein Jahre zurückliegender Unfall auf dem Kinderspielplatz in Neukeferloh hatte dazu geführt, dass ich die besonderen Vorzüge des bayerischen Magerquarks schätzenlernte: In den wenigen freien Tagen während der damaligen Landtagswahl wollten meine Kinder Markus und Michaela mit mir auf den besagten Spielplatz gehen, weil es dort ein Spielgerät gab, das sie besonders begeisterte: eine runde, leicht schräg auf dem Boden befestigte Platte, die durch Bewegung zum Rotieren gebracht werden konnte. Wir turnten etwa eine halbe Stunde auf der Platte herum und meine Kinder wurden immer übermütiger. Wir sprangen rauf und runter, sie trieben die Platte immer mehr an und als ich gerade zur Vorsicht mahnen wollte, war es schon zu spät: Michaela konnte mit der Geschwindigkeit der Platte nicht mehr ganz mithalten und kam mir schnell und unaufhaltsam näher. Also wollte ich abspringen, um ihr Platz zu machen. Wegen der ruckartigen Bewegung riss ich mir beim Absprung das Kreuzband des linken Knies. In der Luft bemerkte ich es nicht, aber bei der Landung durchfuhr mich ein höllischer Schmerz. Ich lag am Boden und hörte meine beiden Kinder wie durch eine Nebelwolke juchzen: »Ui schau, die Mama macht Gaudi!« Nach kurzer Zeit war ihnen klar, dass es doch keine Gaudi war und sie liefen hilfeschreiend los. Glücklicherweise war ein anderer Vater in der Nähe und lief sofort herüber, um mir hoch zu helfen. Als ehemaliger Fußballspieler hatte er gleich den Verdacht, dass das Kreuzband gerissen sei. Er riet mir, nicht aufzutreten, brachte mich zu seinem Auto und fuhr mich samt den Kindern nach Hause. Mein Mann brachte mich dann zu einem Orthopäden in Sendling, der langjährige Erfahrungen in punkto Knieverletzungen besaß.

Er stellte schnell fest: Ich hatte mir nicht nur das Kreuzband gerissen, auch mein Meniskus war lädiert und selbst der Schienbeinkopf wies kräftige Risse auf. Eine so komplexe Verletzung wollte er seinen Studenten zeigen und er bat mich um Erlaubnis, meine Röntgenbilder und Aufnahmen aus dem Kernspin dafür verwenden zu dürfen. »Jetzt gehst du auch noch in die Wissenschaft ein! Aber wie führst du mit diesem dicken Stempen von Bein den anstehenden Wahlkampf?«, überlegte ich mir und dachte gleich an Barhocker hinterm Rednerpult! Der Orthopäde forderte Ruhe geben, Bein hochlegen, keinerlei Belastungen ausüben und so weiter. Das ging mitten im Wahlkampf natürlich nicht. Über Nacht entzündete sich das Knie und schwoll heftig an, was anderntags auch der Orthopäde nur begrenzt mildern konnte.

Also probierte ich es mit Magerquarkumschlägen, denn ich hatte durch meinem Hausarzt von diesem alten, aber sehr wirkungsvollen Bauernrezept gehört; er hatte bei seinen Patienten gute Erfahrungen gemacht. Ich packte mein Knie dick in Magerquark und wartete ab. Und tatsächlich, der Umschlag zeigte Wirkung: Schon nach zwei Stunden fühlte sich das Knie leichter und kühler an und tat weniger weh. Natürlich hielt die Wirkung zunächst nur für einige Zeit an, aber je öfter ich mein Knie einpackte, desto besser wurde es. Ich überstand sogar alle Wahlkampfveranstaltungen, bei denen das verletzte Bein über Stunden hinweg nach unten hing. Schwellung und Entzündung ließen immer mehr nach, was bei der Belastung, der ich das beschädigte Bein im Wahlkampf aussetzte, nicht selbstverständlich war. Bald konnte ich mit vorsichtiger Krankengymnastik beginnen und nach ein paar Monaten war das Knie wieder voll belastbar, obwohl das Kreuzband fehlte.

»Wenn dir der Magerquark gegen die Entzündung am Knie geholfen hatte, warum dann nicht auch am Bauch?«, hatte ich während der letzten beiden schlimmen Wochen vor der Abreise überlegt; irgendwann hatte ich es ausprobiert und die Magerquarkwickel auf die linke und rechte Bauchseite gelegt. Die Methode hatte tatsächlich auch am Bauch Erfolg: Die Schmerzen hatten nachgelassen, der Bauch hatte sich entkrampft und das Stechen in der entzündeten Bauchspeicheldrüse war zurückgegangen. Deshalb wollte ich mir auch hier in Frankreich jede Nacht einen Magerquarkwickel auflegen, um damit wenigstens die Auswirkungen der heftigen Immunreaktionen zu mindern, wenn ich ihre Ursache schon nicht direkt bekämpfen konnte. Jeder kann sich nun den Blick der Hauswirtschafterin vorstellen, als ich kurz nach ihrem Besuch in meinem Zimmer in die Küche kam und zehn Kilo Magerquark in den Kühlschrank stellte – ich konnte ihn ja schlecht bei Zimmertemperatur unter meinem Bett lassen. Wie sollte ich ihr, die vorhin schon ungläubig meine Eiweißunverträglichkeit zur Kenntnis genommen hatte, die Heilkraft des Magerquarkwickels erklären? »Am besten gar nicht! Die hält dich ohnehin schon für einen komischen Menschen. Jede weitere Erklärung zu bayerischen Bauernrezepten verwirrt sie nur noch mehr!«, beschloss ich. Die korrekte Übersetzung für Quarkwickel wollte mir in dem Moment ohnehin nicht einfallen und so verließ ich die Küche unter ihren erstaunten Blicken. Es ging mir so dreckig, da war mir ja eh alles egal: abfällige Blicke, verblüffte Reaktionen, Kopfschütteln, ungläubiges Nachfragen – nichts sollte mich mehr in meinem Bestreben, gesund zu werden, aufhalten. Ich war und blieb wild entschlossen, mich zu kurieren, und das mit allen mir bekannten möglichen und unmöglichen Behandlungen. So startete ich in meinen dreiwöchigen Urlaub.

»Wenn dir der Magerquark gegen die Entzündung am Knie geholfen hatte, warum dann nicht auch am Bauch?«, fragte ich mich.

Als ich am ersten Morgen nach einer ziemlich unruhigen Nacht mit nur wenigen Stunden Schlaf aufwachte, regnete es und Kälte kroch mir in die Glieder. Um zehn Uhr stand ich auf, zog mir lange Hosen und einen Pulli an und ging zum Frühstückstisch. Vorher stellte ich mich noch auf die Waage, die mir 65 Kilo anzeigte. Weniger sollte es nicht werden. Es war ja schön, dass ich nun knapp unterhalb meines Idealgewichts lag, aber dieses unkontrollierte Abnehmen ängstigte mich. Was passierte, wenn das einfach so weiterging? Ich trat in den Frühstücksraum und schaute auf den Tisch. Drei verschiedene Brotsorten, darunter immerhin die von mir mitgebrachten, dazu Butter, Marmelade, Honig, Tomaten, dazu Ziegen- und Schafskäse, Feta mit Tomaten und

Basilikum, Schinken und Salami, Butter und Olivenöl und zu guter Letzt eine köstlich riechende, reife Honigmelone neben einem großen Obstkorb. »Das reicht ja für eine ganze Kompanie!«, dachte ich im ersten Moment. Meine Disziplin wurde also auch weiterhin auf eine harte Probe gestellt. Und so ein bisschen probieren, konnte doch nicht schaden, redete ich mir ein. Ich aß brav von meinem Brot, probierte vorsichtig den Feta mit Olivenöl, Tomaten und Basilikum und naschte zuletzt von der Honigmelone. Wie herrlich das alles schmeckte! Ich hoffte darauf, dass der Schafskäse im Gegensatz zu Kuhmilchprodukten meinem Bauch nicht allzu sehr schadete. Das würde ich ja in den nächsten Stunden merken.

Es war ja schön, dass ich nun knapp unterhalb meines Idealgewichts lag, aber dieses unkontrollierte Abnehmen ängstigte mich.

Langsam fing ich an, das ruhige und ungestörte Frühstück zu genießen – keine Termine, kein Telefon, keine Münchner CSU, keine Staatskanzlei, kein Ministerium und keine Akten. Eine völlig ungewohnte Situation. Wie es wohl Max ging? Was machten jetzt gerade Markus, Michaela und mein Mann? Würden sie an mich denken? Ich vermisste sie. Gleichzeitig war ich dankbar für die Einsamkeit, die mich umgab und in den nächsten Tagen erwartete. Und ich stellte fest, dass sie mir schon jetzt guttat. Ich brauchte nichts und niemanden. Endlich die vollkommene Ruhe aufnehmen und wirken lassen. Nur so würde ich es schaffen, die Spirale aus Erkrankung, körperlicher Überbeanspruchung und zunehmender psychischer Belastung zu durchbrechen. Nach dem Frühstück war ich wieder todmüde. Unglaublich! Ich war gerade erst aufgestanden und es war erst halb zwölf Uhr! Aber was soll's? »Ich bin hier in Ferien, völlig frei von üblichen Konventionen! Ich kann einfach wieder schlafen gehen«, frohlockte ich, stieg langsam die Treppe in den ersten Stock hoch und legte mich ins Bett. Schlaf wollte sich trotz Müdigkeit nicht einstellen.

Ruhen tat mir gut, aber mein Kopf wollte noch nicht abschalten und mein Körper rumorte weiter. Das Ministerium, die Münchner CSU, der Landtagswahlkampf, mein Bruder Max – alles formte sich zu einem unentwirrbaren Gedankenknäuel: Wie konnte ich die Innere Schulentwicklung intensiver vorantreiben? Ein Kongress wäre dafür ein ideales Mittel! Aber dazu braucht es genügend und vor allem motivierte Lehrer, um das alles verwirklichen zu können. Wie sollte ich diese Pioniere für ihr zeitintensives Engagement in diesem starren Beamtenbesoldungssystem motivieren, das mehr auf Absitzen von Zeit als auf die gute Leistung setzt? Das Finanzministerium bekommt doch schon bei der kleinsten Sonderzulage einen Herzinfarkt ...

Schon wurden diese Gedanken vom Ärger über den Kreisverband 9 der Münchner CSU überdeckt: Wer hatte dem »SPIEGEL« falsche Behauptungen über mich zukommen lassen? Warum tauchten überhaupt plötzlich Unterlagen beim »SPIEGEL« auf? Warum wurden sie nicht den zuständigen Stellen der Partei übermittelt, damit die ganze Angelegenheit einer ordentlichen Prüfung unterzogen werden konnte? Warum ließ ich mich eigentlich in solche Konflikte hineinziehen? Ich war doch noch gar nicht Bezirksvorsitzende! Sollten sich die zuständigen Amtierenden doch selbst um ihr Zeug kümmern. Doch meine Gedanken eilten schon weiter zur nächsten Baustelle, meinem Bruder Max: Hoffentlich konnte er sein junges Unternehmen, in das er so viel Hoffnung setzte, retten. Aber wie sollte das gelingen, wenn er in der Öffentlichkeit von den Justiz- und Finanzbehörden mit unbegründeten Anschuldigungen überzogen wurde? Seine Psyche war mittlerweile instabil und unberechenbar: Panische Angstzustände wechselten nahtlos in Euphorie. Eine rationale Wahrnehmung der Realität kam ihm immer mehr abhanden. Wie konnten wir ihm nur helfen? Es wurde immer schwieriger, mit ihm zu reden, um ihn psychisch über Wasser zu halten. Wie konnte es so etwas in einem Rechtsstaat geben? Ohnmächtig zusehen zu müssen, wie man ihn vernichtete, war am unerträglichsten ...

Mein Kopf war voll und ich schaffte es nicht, den notwendigen Abstand zu den Geschehnissen zu Hause zu finden.

Mein Kopf war voll und ich schaffte es nicht, den notwendigen Abstand zu den Geschehnissen zu Hause zu finden. Ich konnte nicht mehr weiter und fand doch keine innere Ruhe. Dort brannte es lichterloh und ich musste mich hier gezwungenermaßen erholen. Ich war ja nicht freiwillig im Urlaub, so schön es hier war und so sehr ich die Côte d'Azur liebte. Irgendwie konnte ich noch nicht loslassen. Warum zermarterte ich mir mein Hirn? Es musste endlich Schluss sein mit diesem inneren Zwiespalt. Meine Gesundeit musste Vorrang haben, da ich sonst niemandem mehr würde helfen können.

»Wie aufdringliche, nicht abschaltbare Filme laufen diese Gedanken ständig vor deinen Augen ab! So geht das nicht weiter! Du musst dich auf deine Erholung konzentrieren. Du musst dich distanzieren; dich disziplinieren. Lass es nicht so weit kommen, dass dich deine Erkrankung auch psychisch fertig macht! Pack an! Geh spazieren! Hole Luft! Lass dich nicht gehen«, befahl ich mir selbst. Immer noch hatte ich nicht begriffen, wie sehr mich die Krankheit in ihren Krakenarmen hielt. Ich stand auf. Der Bauch tat mir ohnehin schon wieder weh, die Muskeln waren wie Beton, Kniegelenke und Wirbelsäule schmerzten und die Schleimhäute fühlten sich entzündet an. Spätestens beim Blick in den Spiegel wurde ich durch die immer noch sichtbaren Entzündungen im Gesicht daran erinnert, dass ich mich jetzt dringend um mich selber kümmern sollte. Das

Immer noch hatte ich nicht begriffen, wie sehr mich die Krankheit in ihren Krakenarmen hielt.

Mittagessen stand an und mir graute davor. Welche Köstlichkeiten würden mich auf dem sicher herrlich gedeckten Esstisch erwarten, die ich wieder nicht essen durfte. Ich war entnervt und marschierte verdrossen ins Esszimmer.

Bei dem Anblick, der sich mir dort bot, blieb ich wie angewurzelt stehen. Auf dem Tisch stand ein Suppenteller, daneben ein Löffel und davor eine Suppenschüssel mit Minestrone. Neben der Schüssel lag auf einer Platte eine reife Artischocke mit einer leichten Kräuter-Olivenöl-Soße überträufelt. Tiefer Dank gegenüber dem Koch und der Haushälterin überkam mich. Es war die beste Minestrone, die ich in meinem Leben gegessen hatte. Sie zeichnete sich durch die besondere Geschmacksvielfalt reifer provenzalischer Gemüsearten aus und war dezent mit Pistou aus französischen Kräutern angereichert, das wegen meiner Milchunverträglichkeit ohne Parmesan zubereitet worden war. Zudem hatte der Koch das Gemüse punktgenau gedünstet; Kohlsorten hatte er sorgsam vermieden, wie er mir später erklärte, denn das würde meinen Darm belasten. Ich sollte ihm sagen, wenn es mir besser ginge, dann ließe sich die Anzahl der Gemüsesorten noch erweitern. Und vielleicht wollte ich doch mal ein Stückchen frischen Fisch oder Hühnchen probieren?

»Vielleicht in ein paar Tagen«, antwortete ich ihm. Voller Begeisterung genoss ich beide Speisen und fühlte mich danach erstaunlich wohl – satt, aber nicht beschwert. »Mal sehen wie das in einigen Stunden und morgen aussieht«, dachte ich mir und horchte in meinen Bauch hinein. Es ging ihm gut. Aber direkte Reaktionen zeigte mein Körper ohnehin nur selten, außer wenn ich bei meiner Speisenwahl völlig daneben gegriffen hatte. Die ersten Nachwirkungen traten meistens erst Stunden später auf und dauerten dafür Tage an. Der Speiseplan vom Vortag war auf meinem Gesicht einen oder zwei Tage später ablesbar. Im Laufe der vergangenen Wochen hatte ich langsam begriffen, wie sich »falsches« Essen auswirkte. Konnte ich anfangs Symptome noch keiner konkreten Ursache zuordnen, so lernte ich Stück für Stück die Reaktionskette meines Körpers kennen und konnte somit auch die Ursache finden, auf die sie zurückzuführen war. Als Erstes spürte ich immer das Anschwellen meiner Schleimhäute und wenn ich Pech hatte, rebellierte der Bauch. Später folgten dann die – wie ich sie nannte – Nachfolgebeschwerden: Muskelverhärtungen, Gelenkbeschwerden, innere und äußere Entzündungen, Nierenbeschwerden, Oberbauchdrücken, bleierne Müdigkeit bei gleichzeitiger Schlaflosigkeit und etliches mehr – das komplette Programm.

> »Der Speiseplan vom Vortag war auf meinem Gesicht einen oder zwei Tage später ablesbar.«

Dieses Mittagessen jedenfalls schien ich vertragen zu haben. Daher machte ich mich rasch auf den Weg zum Strand, um dort etwas spazieren zu gehen. Vielleicht war die ganze Krankheitsgeschichte ja doch nicht so schlimm? Eins stand fest, ich vertrug anscheinend immerhin ein paar Gemüsesorten und nicht nur Kartoffeln und Karotten. Das war ja schon ein erster Erfolg. Das Wetter war nicht gerade besser geworden, es war immer noch ziemlich kalt, der Wind wehte und die Wolken hingen tief über der Küste und luden nicht zum langen Wandern ein. Dennoch freute ich mich aufs Meer. Ich fuhr mit dem Auto los und suchte eine ganze Weile, bis ich den für mich passenden langen und flachen Sandstrand gefunden hatte.

Endlich angekommen stieg ich aus dem Wagen und marschierte voller Freude los. Doch ich hatte, mal wieder, nicht mit meinem Körper gerechnet und mich überschätzt. Gehen im weichen Sand war ungeheuer anstrengend. Schon nach ein paar hundert Metern stellte ich fassungslos fest, dass ich kaum mehr Luft bekam und so schwach war, dass ich mich in den Sand setzen musste. Da saß ich nun! Meine Muskeln hatten sich derart verkrampft, dass sie mir nicht mehr gehorchten. Ich zitterte am ganzen Körper, meine Hände und Füße gehorchten mir nicht mehr. Was war bloß los mit mir? Ich war verzweifelt. Mein Körper fühlte sich taub an, mein Kreislauf war unten und ich total neben mir. Nicht einmal mehr spazieren gehen zu können, trieb mir die Tränen in die Augen. »Raumschiff Enterprise: Energiestatus Null! Worpantrieb versagt!«, fuhr mir durch den Kopf. »So ein Blödsinn!« Ich legte mich zurück und schaute in den stürmischen Himmel, der die absonderlichsten Wolkengebilde entwarf. Der Sand war kalt, aber ich spürte es kaum. Nach einer Weile fühlte ich mich etwas besser, zog Schuhe und Strümpfe aus, stand vorsichtig auf und ging zum Meer, dorthin, wo die Wellen das Wasser an den Strand trieben und der sandige Untergrund härter war. Sobald die erste Welle meine Füße umspülte, durchfuhr ein heftiges Brennen meinen Körper. Meine entzündeten und an manchen Stellen wunden Füße hatte ich völlig vergessen. Der Schmerz fuhr mir bis unter die Haarspitzen und doch blieb ich stehen und hielt ihn aus. Ich war nicht mehr fähig zu reagieren. Irgendwann hörte er auf, es schien, die Kälte des Meerwassers habe ihn vertrieben. Wo war meine Perspektive auf ein neues Leben? Mir wurde klar, dass ich an einem Punkt angekommen war, den ich noch nie erlebt hatte: Ausweglosigkeit. Wie geht es weiter? Kann ich in diesem Zustand überhaupt noch ernsthaft Politik machen? Würde ich überhaupt je wieder gesund werden? Ich begann mich selbst zu bemitleiden und setzte mich in den nassen Sand. Wie lange ich da saß, weiß ich nicht mehr.

Plötzlich fielen mir die Betrachtungen von Anne Morrow Lindbergh über den Sinn des Lebens ein, aus ihrem Buch »Muscheln in meiner Hand«. Die Ehefrau des amerikanischen Nationalhelden und ersten Atlantiküberfliegers Charles Lindbergh war ungewöhnlich und mutig. Sie teilte die Flugleidenschaft ihres Mannes, absolvierte als erste Frau der USA den Flugschein, begleitete ihn als Copilotin, beherrschte die schwere Kunst der Navigation und war auch mit dem Funken vertraut. Während eines einsamen Urlaubs in einer Hütte am Strand, nur wenige Jahre zuvor war ihr kleiner Sohn entführt und ermordet worden und dadurch fand sie sich emotional in einer schier ausweglosen Situation wieder, schrieb sie dieses lebensfrohe Buch. Mir fiel ihre Schilderung zur Wellhornschnecke und zum Einsiedlerkrebs ein. Gerade in den Naturbeobachtungen fand sie den Sinn ihres Lebens wieder und das gab ihr die Kraft weiterzumachen. Irgendwann fing es zu regnen an und ich saß noch immer da, gedankenverloren. Auf einmal erwachte ich aus meinem tranceartigen Zustand und merkte, dass ich völlig durchnässt war und fror. Eine Uhr hatte ich nicht an und somit auch keine Ahnung, wie spät es war. »Sie ist nicht vor Selbstmitleid zerflossen. Und vor allem hätte sie sich nicht in eine solche Situation gebracht«, schalt ich mich. In diesem Augenblick wurde mir bewusst, dass ich lernen musste, was mir am schwersten fiel: Geduld und Gelassenheit im Umgang mit meiner Situation. Ich musste die Grenzen akzeptieren, die mir mein Körper setzte, und

> *In diesem Augenblick wurde mir bewusst, dass ich lernen musste, was mir am schwersten fiel: Geduld und Gelassenheit im Umgang mit meiner Situation.*

die Chance nutzen, die mir diese Zeit der Einsamkeit ohne gesellschaftliche und politische Verpflichtungen bot. Abstand gewinnen und die Dinge wachsen lassen. Endlich die Politik aus meinen Gedanken verbannen. Endlich das Ruhebedürfnis meines Körpers akzeptieren. Nur so konnte ich körperlich und seelisch regenerieren. Mir war klar geworden, dass ich mich auf einen völlig individuellen Tagesablauf mit ganz eigenem Rhythmus fernab üblicher gesellschaftlicher Konventionen einlassen musste. Und das tat ich dann.

Die nächsten Tage gab ich mich nur noch der Erholung hin. Meinem Büro hatte ich kategorisch verboten anzurufen, außer der Untergang des christlichen Abendlandes sei zu befürchten. Ich telefonierte nur mit meiner Familie, sonst mit niemandem. Tagsüber lag ich auf einer Liege und genoss den Ausblick auf das Meer, zwischendurch las ich in Peter Scholl-Latours »Allah ist mit den Standhaften!« oder in »China« von Konrad Seitz und schloss dabei häufig die Augen für ein Zwischenschläfchen. Ich ging nicht mehr spazieren, versuchte keinen Sport zu treiben und mied jede körperliche Belastung.

Dafür testete ich vorsichtig unterschiedliche Speisen und genoss die Kreativität des Kochs. Die im Ofen gebackenen Zucchini mit einer Gemüsefüllung aus kleinstgeschnittenen und vorgedünsteten Karotten, Zwiebeln, Zucchinifleisch und weißen Rüben serviert mit Kartoffeln vertrug ich am besten. Auch geschmorter Fenchel aus der Eisenpfanne oder in Gemüsebrühe mit Karotten und Zwiebeln gegarter Stangensellerie, mit frischen Kräutern verfeinert schmeckten delikat. Zu meinem großen Bedauern galt das nicht für das köstliche Ratatouille mit Auberginen, Tomaten, Zucchini und Zwiebeln. Auberginen schien mein Stoffwechsel nicht zu goutieren. Ich musste auch lernen, Tomaten in Maßen zu essen. Gefüllten Paprika mit Wildreis, gedünsteten Zwiebeln, Pinienkernen und Tomatenjus brauchte ich dagegen ebenso wenig widerstehen wie gefüllten Artischocken oder sautierten Artischockenherzen. Auch Olivenöl konnte ich von Anfang an in Unmengen vertilgen und zu meiner großen Freude blieb das Pendel der Waage bei 65 Kilo stehen. Ich hatte nicht abgenommen und gesundheitlich ging es leicht bergauf. Was für ein Erfolg! Fast jeden Tag schaute ich dem Koch bei der Vorbereitung zu oder erkundigte mich nach dem Essen, wie er den feinen Geschmack in die Speise gebracht hatte. Er suchte für mich feinblättrigen Salat aus, den er mit einer leichten, wenig Essig enthaltenden Kräuter-Olivenöl-Sauce garnierte. Überhaupt begeisterten mich die frischen Kräuter, die er am Ende geschmacklich perfekt abgestimmt über die Gemüsegerichte streute. In Kombination mit Olivenöl verliehen sie den Speisen stets die besondere Note, ohne dass damit großer Arbeitsaufwand verbunden war.

In deutschen und französischen Illustrierten oder in Frauenmagazinen fand ich jede Menge Anleitungen für Frühlings- oder Sommerdiäten für die Bikinifigur, Ananas- oder Papayakuren mit Zauberenzymen oder Eiweißdrinks und Schlankmacherpillen mit Wunderwirkung angepriesen. Zum ersten Mal interessierten mich diese Themen und ich betrachtete die Herangehensweise der Zeitschriften kritisch. Was hilft einem Menschen, der von Gewichtsproblemen geplagt wird, wirklich nachhaltig weiter? Sicher keine Schnelldiät mit Jojoeffekt. Denn es geht ja nicht um die Frage, ob man nach zweiwöchigem Essen von Ananas vorübergehend an Gewicht verliert, um es dann gleich wieder auf den Rippen zu haben, wenn man die früheren Ess- und Lebensgewohnheiten einnimmt. Das ist Augenwischerei. Es geht also nicht nur um die Gewichtsfrage, sondern um mehr: Wie kann man seinen Energiehaushalt am besten aufladen und ein vernünftiges Gewicht halten oder erreichen? Mit der richtigen Auswahl und Zubereitung von Lebensmitteln mehr als mit teuren Drinks, zu wenig Bewegung, zu wenig Schlaf und medialer Dauerberieselung. Der Stoffwechsel jedes Menschen funktioniert unterschiedlich, also könnte jeder Körper unterschiedliche Lebensmittelverträglichkeiten aufweisen, überlegte ich mir. Und somit würde die präzise Auswahl der richtigen Lebensmittel eine wichtige Rolle spie-

>> *Je mehr ich mich mit meiner Ernährung und deren Auswirkung auf meinen Körper auseinandersetzte, desto mehr Fragen stellten sich mir.* ((

len! Je mehr ich mich mit meiner Ernährung und deren Auswirkung auf meinen Körper auseinandersetzte, desto mehr Fragen stellten sich mir. Ich wusste eindeutig zu wenig und wollte mich näher damit befassen. Deshalb beschloss ich, mich nach den Ferien darüber mit Ärzten zu unterhalten, entsprechende Literatur zu suchen und mich im Internet zu informieren.

»Probier's aus und du wirst schlauer!« Mittlerweile war ich, was meine Zutatenauswahl anbetraf, beim Trial-and-Error-System angekommen. Je mehr Gemüsegerichte ich aß, desto sicherer wurde ich darin, was ich vertrug und was nicht. Manchmal brauchte ich länger, um herauszufinden, was die Ursache für die ein bis zwei Tage später auftretenden Beschwerden war. Meine Nasenschleimhäute waren der sicherste Indikator für eine unverträgliche Zutat, sie schwollen meist ziemlich schnell und heftig an. Wenn ich dann zwölf Stunden lang nichts aß und gleichzeitig viel stilles Wasser oder Lapachotee trank, ging die Schwellung zurück.

Meinen Körper und seine Reaktionen zu beobachten, empfand ich dagegen als wesentlich schwieriger, aber auch spannender, denn seine Reaktionen waren komplexer. Ich kam mir vor wie im Labyrinth auf dem Oktoberfest: Dort geht man in die Gänge aus Fenster- und Spiegelglas hinein und weiß nicht, ob man auf dem richtigen Weg ist. Spätestens wenn man mit der Nase am Fensterglas landet, weiß man, dass es der falsche Weg war, und sucht einen neuen. Übrigens bin ich einmal bei einem Oktoberfestbesuch voll Zuversicht, den richtigen Ausgang aus dem Labyrinth gefunden zu haben, mit Tempo gegen besagte Fensterscheibe gerannt und völlig verdutzt abgeprallt. Meine Kinder, die längst draußen standen, schüttelten sich vor Lachen über ihre tollpatschige Mutter. Mein Genesungsweg sah nicht anders aus. Es sollten mich einige Fensterscheiben erwarten, mit denen ich weder gerechnet hatte noch wusste, wie ich mit ihnen umgehen sollte.

Zunächst wollte ich das Problem mit meiner Augenpartie in den Griff bekommen. Irgendeine Möglichkeit musste es doch geben, die Schwellungen, Entzündungen und offenen Wunden zu heilen. Es hatten sich kleine schmerzende Bläschen gebildet und auch die Schleimhäute meiner Augen waren permanent rot und gereizt. Ähnlich wie die Nasenschleimhäute reagierten sie sehr empfindlich auf jedes unverträgliche Lebensmittel. Unangenehm an dieser Entzündung war, dass jeder mir als Erstes in meine Augen und mein Gesicht sah. Ich kam mir vor wie der Mann, der einen Fleck auf seiner Krawatte entdeckt. Ab da glaubt er, dass jeder diesen Fleck anstarrt, obwohl er kaum keinem auffällt. So ging es jetzt mir. Es war mir schon peinlich, die verwunderten Blicke der Hauswirtschafterin zu spüren. Ständig schaute ich in den Spiegel und achtete auf die winzigste Veränderung meiner Haut. War es schon ein bisschen besser oder etwa doch nicht? »Du bist ja schlimmer wie die Königin aus Schneewittchen!«, schalt ich mich innerlich, »es wird dich doch nicht jeder so genau inspizieren!« Wie ging es wohl Menschen, die mit Entstellungen leben müssen? Welche Gefühle hatten sie?

Ich erinnerte mich an meine große Rückennarbe, die ich nach einer Hautkrebsoperation Anfang der Achtzigerjahre zurückbehalten hatte, und: an das Sich-ausgegrenzt-Fühlen. Menschen zeigten am Strand auf meinen Rücken, Kinder fragten laut ihre Eltern, was ich denn da hätte. Also zog ich viele Jahre keinen Bikini mehr an, denn ich fühlte mich bloßgestellt. Ein ähnliches Gefühl wie damals beschlich mich nun wieder. Aber meine Augenpartie musste doch zu heilen sein. Es fragte sich nur wie? Gab es keine Salbe gegen die Entzündung? Ich fuhr in den Ort und suchte eine Apotheke auf. Diese empfahl mir, rasch bei der benachbarten Ärztin vorbeizuschauen. Der wiederum erzählte ich in möglichst kurzen Worten von meinem Zustand. Sie schaute meine Augenpartie an und entschied, dass es Herpes sein müsse. Der schleiche sich leicht bei verminderter Immunkraft ein. Auf diese Idee war ich noch nicht gekommen. »Herpes, na, das lässt sich heilen«, dachte ich, »endlich mal eine klare Diagnose!« Erleichtert ging ich zurück in die Apotheke und holte mir das verordnete Antiherpesmittel. Am Abend trug ich die Salbe nach Anleitung auf und ging ins Bett. Mitten in der Nacht wachte ich plötzlich vor Schmerzen auf. Die gesamte Haut um meine Augen brannte wie Feuer. »Mist! Du verträgst die Salbe nicht!«, schoss es mir durch den Kopf. Ich stolperte fast blind ins Bad und versuchte hektisch, die Salbe zu entfernen. Das war mühselig, denn sie war in die Haut eingezogen und jede Berührung wurde mit neuen Schmerzen bestraft. Ich spülte die Augen aus und streifte vorsichtig die letzten spürbaren Reste an der Hautoberfläche weg. Dann sah ich in den Spiegel: Die Haut um meine Augen war dunkelrot – ich sah aus wie ein Truthahn! – und sie pochte und brannte. Ich zog meine pflanzliche Hautsalbe raus und tupfte sie vorsichtig auf die Augen, huschte im Nachthemd ins Erdgeschoss und holte mir Eis und ein kleines Küchentuch, um die Augenpartie zu kühlen. »Wenn dich einer so durchs Haus geistern sieht, dann meint der bei deinem Anblick wahrscheinlich, dass du das aus England ausgewanderte Gespenst von Canterville bist!«, frohlockte mein innerer Sarkasmus. Ich presste mir das Eis auf die Augen.

Es dauerte einige Zeit, bis sich die Haut von der Reizung wenigstens einigermaßen wieder erholt hatte. Herpes war es also keiner! Schon wieder auf eine vorschnelle Diagnose reingefallen. Ich war wieder einmal so schlau wie zuvor. Aber etwas hatte sich in meinem Inneren geändert. Im Gegensatz zu der Zeit vor meinem Strandspaziergang, packte mich nun erstaunlicherweise kein Gefühl der Verzweiflung. Vielmehr begann ich in den folgenden Tagen, systematisch zu überprüfen, was der eigentliche Grund für die Entzündung meiner Augen war und welche Lebensmittel bzw. Wirkstoffe sich positiv oder negativ auf den Zustand der Haut auswirkten. Ich war einen Schritt weiter – einen kaum sichtbaren, aber langsam bekam ich die Situation wieder in den Griff und ich wusste, ich selbst kann etwas für meine Gesundheit tun.

Am eindrücklichsten an meiner Zeit in Frankreich ist mir meine erste Berührung mit der Sonne in Erinnerung. Die ersten Tage waren ja ziemlich kühl und ich hatte sie nur mit Decken auf der Terrasse verbringen können. Nach knapp einer Woche schien endlich die Sonne und ich legte mich, nachdem sich die Entzündung meiner Augenpartie einigermaßen beruhigt hatte, sofort freudig auf die Terrasse. Die Wärme umhüllte mich und ich war selig. Es war nicht heiß und zudem wehte eine angenehme Brise. Hatte ich die Wochen zuvor neben meinen sämtlichen körperlichen Beschwerden mindestens zwei oder drei Decken im Bett gebraucht, um dem ständigen Schüttelfrost Herr zu werden, der mich seit Beginn der Erkrankung begleitete, so aalte ich mich jetzt in den ersten Strahlen. Einige Minuten später spürte ich, wie die Haut um meine Augen spannte, ich schenkte dem keine Aufmerksamkeit. Doch dann fing es langsam an zu brennen. Ich stand auf und ging ins Haus, um nachzuschauen, was los war. Hatte sich meine Augenpartie immer noch nicht von der Antiherpessalbe erholt? Am Morgen hatten die Augen zwar noch nicht optimal ausgesehen, aber die Spuren von der vorletzten Nacht waren fast weg und ich hatte sie in der Zwischenzeit mehrmals mit Wundheilsalbe eingecremt. Doch als ich in den Badezimmerspiegel blickte, war wieder die gesamte Partie hochrot und sichtlich entzündet. »Wie der Hintern eines Pavians!«, meldete sich mein innerer Sarkasmus und mein Verstand protestierte: »Du warst doch nur eine halbe Stunde da draußen und nicht einmal voll in der Sonne!« Selbst die Sonne war also zu meinem Feind geworden – die nächste Einschränkung – auch daran musste ich mich gewöhnen, ob ich wollte oder nicht. Für einen kurzen Moment wurde ich wieder unsicher, aber dieses Mal ließ ich mich nicht aus der Fassung bringen. Ich kühlte erneut die Augen, zog die Liege in den Schatten und setzte unbeirrt mein Erholungsprogramm fort: stundenlang auf der Liege im Schatten ruhen, alle überflüssigen Gedanken zurückdrängen, den Alltag loslassen sowie den Drang zu Tagesausflügen ignorieren.

Je näher Ostern rückte, desto trauriger wurde ich und telefonierte bald jeden zweiten Tag mit meiner Familie. Ostern allein zu verbringen ohne meine Familie stimmte mich melancholisch. Unser gemeinsames Osterfrühstück war immer so gemütlich und harmonisch, ein fester Halt in meinem turbulenten Arbeitsjahr.

Wir verbrachten es zumeist mit unseren Freunden im Zillertal. Viele Erinnerungen an fröhliche Stunden in lustiger Runde gingen mir durch den Kopf. Dieses Jahr würde ich ohne sie feiern müssen. Meine Kinder trösteten mich und erzählten mir, was sich bei ihnen ereignet hatte. Ich war dankbar, dass sie sich zu aufgeschlossenen jungen Menschen entwickelt hatten und unsere Beziehung von tiefem Vertrauen geprägt war. Michaela und Markus waren früh selbständig geworden und hatten unterschiedliche Temperamente. Michaela offen, kameradschaftlich, schlagfertig und durchsetzungsfähig, Markus eher still, nachdenklich, aufrichtig – aber genauso blitzgescheit wie seine Schwester. Oft hatten sie wegen meiner politischen Karriere auf mich verzichten müssen. Doch sie hatten verstanden, was mich antrieb, und mich deshalb unterstützt. Beide gaben mir nun auf ihre Weise ihre Liebe, ihre Sorge um mich zu verstehen. Und mein Mann Michael sorgte dafür, dass zu Hause der normale Familienalltag trotz meiner Erkrankung funktionieren konnte und er munterte mich ständig auf. Wir hatten in unserer Ehe auch Krisen gehabt, doch nun gingen wir gemeinsam durch dick und dünn. Frech waren sie allerdings alle drei, selbst jetzt, als meine Kinder über die scherzhafte Bemerkung meines Mannes lachten, dass in früheren Jahren Ehefrauen mit Mängeln zurückgegeben werden durften. Erleichtert und aufgeheitert legte ich den Telefonhörer auf.

Zu meiner Freude war für das Osterwochenende einer meiner Freunde ins Haus gekommen, sodass ich die Feiertage nicht ganz allein verbringen musste, sondern einen sehr rücksichtsvollen und liebenswürdigen Gastgeber hatte. Die Stunden, die wir abends oder beim Essen miteinander verbrachten, waren schön und unkompliziert. Die ungezwungene Gesprächsatmosphäre strengte mich nicht an, sie lenkte mich angenehm ab. Am Ostersamstag schließlich begab ich mich in die Kathedrale von Antibes, wo ich der Ostermette beiwohnen wollte. Im Kirchenraum umfing mich eine Atmosphäre von Ruhe und Spiritualität und die zwei Stunden der

Meine Kinder und mein Mann gaben mir nun auf ihre Weise ihre Liebe, ihre Sorge um mich zu verstehen.

Sammlung und Besinnlichkeit taten meiner Seele gut. Danach fuhr ich ins Haus meiner Freunde zurück, setzte mich auf die Terrasse, saugte die Stille der Nacht in mich auf und legte etwas später leise klassische Musik auf: Tschaikowsky, Ravel, Beethoven. Ich erkannte, wie gut es war, (nahezu) allein zu sein, mich nur auf mich konzentrieren zu können. Endlich war ich bei mir angekommen und spürte, wie ich mich langsam erholte.

> *Im Kirchenraum umfing mich eine Atmosphäre von Ruhe und Spiritualität und die zwei Stunden der Sammlung und Besinnlichkeit taten meiner Seele gut.*

In diesen Tagen begann sich auch mein Körper wegen der Ernährungsumstellung zu beruhigen und die ihm aufgezwungene Ruhe zu akzeptieren. Ich schlief besser. Neue Gemüsearten wie Schwarzwurzeln, weiße Rüben, selbst Broccoli und Kürbis bekamen mir ebenso wie Salate mit Portulak oder Rucola. Der Blumenkohltest fiel negativ aus und auch Nüsse riefen unangenehme Reaktionen hervor; von Kohlrabi bekam ich Bauchweh, während ich Romanesco, der ebenfalls zu den Kohlsorten gehört, ganz gut vertrug. Essen war für mich zu einer komplizierten Angelegenheit geworden. Mich erstaunte, dass mein Körper Rohkost relativ gut verarbeiten konnte, so lange ich es mit den Mengen nicht übertrieb und alles sorgfältig kaute. Sogar Staudensellerie und Fenchel nahm ich in meinen Speiseplan auf. »Dass du einmal so viel Grünzeug so lange kauen würdest, hättest du früher nicht gedacht«, ging mir durch den Kopf. Ich erinnerte mich an Tante Maria, die jedes Bröckchen Essen minutenlang kaute und deshalb bei gemeinsamen Essen mit Abstand immer die Letzte war, die fertig wurde. Damals hatten wir gelästert, jetzt sah ich die Dinge mit anderen Augen.

Der Koch ließ es sich nicht nehmen, all das Gemüse stets mit vielerlei Kartoffelkreationen zu garnieren, damit ich ja keinen Hunger leiden würde. Denn ich musste feststellen, dass ich vom Gemüse wesentlich mehr vertilgen musste, um satt zu werden. Das war anstrengend und forderte ein hohes Maß an Disziplin. Das wusste ich. Und das wusste auch der Koch, der sich irgendwann animiert fühlte, meine Disziplin zu unterwandern, indem er versuchte, mich in äußerst raffinierter Weise von der Güte französischer Hühner oder Fische zu überzeugen. Zuerst offerierte er mir fein gedünstetes Hühnerfilet, das in Zitronenolivenöl nappiert und mit feinen provenzalischen Kräutern bestreut war, dann folgten kleine Stücke eines gegrillten Loup de mer mit mildem Sellerie-Kartoffelpüree, dann feine Scheiben eines gesottenen Kalbsherzen mit Blattsalaten, eine Seezunge mit geriebenen Kartoffelstückchen überbacken und zum Schluss beste Teilchen von der Lammschulter mit Pfefferminz- und Melissenblättern mit flüssiger, frisch zubereiteter Kräuterbutter. Die Butter hatte er lange geköchelt und dann von der Molke und Milcheiweiß befreit. Die veränderte Konsistenz der Butter fiel mir sofort auf und ich merkte mir seine Methode für meine eigene Küche. Jeder kann sich natürlich vorstellen, was passierte, als ich diese kulinarischen Höhepunkte vor mir auf dem Teller fand. Das ein oder andere Stückchen habe ich dann doch probiert und musste es später bereuen, nach zwei Tagen hatte ich alle alten Beschwerden wieder. Da ich jedoch weder unter Zeitdruck noch Stress zu leiden hatte, mir meinen Tag so einteilen konnte, wie es mir mein Körper abverlangte, bereiteten mir die Symptome weniger Probleme als zu Hause. Wenn mich meine Müdigkeitsattacken packten, lag ich zumeist ohnehin auf der Liege und brauchte nur die Augen zu schließen, um dann vor mich hin zu dämmern. Nach einigen Tagen der Erholung gelang es mir sogar wieder, ein wenig zu schlafen. Mein Körper forderte seinen Tribut, er beanspruchte die absolute Unterordnung meines Tagesablaufs unter seine Bedürfnisse. Und genau das tat ich. Ich hatte die Lehren aus meinen Zusammenbrüchen gezogen.

Sobald ich mich munter und stark genug fühlte, fing ich an, spazieren zu gehen. Zuerst nur eine ganz kleine Runde, weil ich schnell erschöpft war. Nach einer Woche wurden die Spaziergänge etwas ausgedehnter, aber ich achtete ständig auf Anzeichen von Müdigkeit. Ich kämpfte nicht mehr mit meiner Ignoranz, mit dem »Ich-pack-das-schon« oder dem »Stell-dich-nicht-so-an« gegen meine körperlichen Empfindungen an. Natürlich versuchte

> *Natürlich versuchte ich jeden Tag, meine Grenzen zu erweitern, meine Leistungsfähigkeit zu steigern und die Freude an der Bewegung wiederzugewinnen.*

ich jeden Tag, meine Grenzen zu erweitern, meine Leistungsfähigkeit zu steigern und die Freude an der Bewegung wiederzugewinnen, aber ich nahm sensibel und sehr bewusst auf die feinen Signale meines Körpers Rücksicht. Die Meerluft tat meinen Nebenhöhlen gut und nachdem das Wetter zunehmend stabiler wurde, war der tägliche Ausblick auf das Meer ein wahres Ermunterungsprogramm, das Leben zu genießen.

Nach gut zwei Wochen verabschiedete ich mich herzlich von meinen beiden guten Hausgeistern, die mir die Erholung so angenehm wie möglich bereitet hatten und dankte ihnen herzlich für die herrlichen Tage, die ich dank ihrer Fürsorge hatte verbringen können. Ich wechselte mein Quartier und zog wie geplant, gesundheitlich etwas gekräftigt, von der einsamen Klause auf einen Hügel oberhalb von Saint Tropez ins noble Chateau de la Messardière. Als ich mein kleines Mietauto zwischen die großen Karossen oder schnellen Porsches parkte, dachte ich: »Mal sehen, ob sie wirklich so gut sind wie die Autos, die vor ihrer Türe stehen.« In mir erwachte, als gelernte Hotelkauffrau, die Hoteltesterin. Ich erhielt ein nettes Appartement in der Nähe des Swimmingpools und richtete mich ein. Dieses schöne Fleckchen Erde würde ich nutzen, um in der letzten Woche meine Genesung optimal voranzutreiben.

Das stellte sich jedoch als nicht allzu einfach heraus. Ein Hotel ist etwas anderes als ein Privathaus mit Hauswirtschafterin und Koch. Der Portier schilderte mir das herausragende Restaurant für Fischspezialitäten in den wärmsten Farben und reservierte mir einen Tisch. »Oh Gott, jetzt geht das wieder los!«, lamentierte mein Inneres, »wie bringst du einem Sternekoch für Fischspezialitäten bei, dass er sich für dich aufs Gemüse beschränkt?« Und wenn der auf die in der Haute Cuisine üblichen Portionen bei Beilagen eingestellt war, dann würde ich verhungern. Mittlerweile war es Abend geworden und ich ging in das Restaurant. Man hatte mir einen ziemlich zentral gelegenen Tisch direkt neben dem Eingang zugedacht, was mir unangenehm war, weil ich überhaupt keine Lust verspürte, dass jeder mein Essensproblem mitbekam und außerdem wollte ich meine Ruhe haben. Deshalb bat ich den Ober, mir für den nächsten Abend einen ruhigeren Tisch zu reservieren. Er verweigerte meinen Wunsch mit herablassender Geste und dem knappen Kommentar, dass die Tische dauerhaft für Stammgäste reserviert seien und reichte mir die große Speisekarte. »Der muss wohl meinen Kleinwagen im Millionen-Fuhrpark entdeckt haben – was für ein arroganter Kerl! Dir werde ich es schon zeigen! Nobel nach außen und verrottet nach innen«, meldete sich zornig mein rebellierender Geist.

Dann widmete ich mich der Karte. Die hatte es in sich. Ich suchte nach den Beilagen. Aber bei den Hauptgerichten waren keine zu finden. »Die werden doch Gemüse und Kartoffeln haben! Warum bist du nur in diese Edelbude gegangen?«, fragte ich mich und suchte weiter, »in einem kleinen Familienbetrieb würdest du dich viel wohler fühlen.« Zwei Seiten später fand ich dann die Beilagen extra ausgewiesen und mit eigenem Preis für jede einzelne Zutat. Wenn man daraus ein komplettes Gericht zusammenstellte und die Einzelpreise zählte,

Seinem Gesichtsausdruck nach zu folgen, hielt er mich für eine besonders scheußliche Spezies eines Aliens, das sich in sein Superrestaurant verirrt hatte.

kam der reinste Wucher heraus. An der Côte d'Azur war ich vieles gewöhnt, aber das war mir noch nicht untergekommen. Ich bestellte beim Ober drei Beilagen: Zuckerschoten, Zucchini und Kartoffeln. Der reagierte völlig fassungslos: »Wir sind hier in einem Fischrestaurant! Sie können hier nicht nur Beilagen essen!«, belehrte er mich auf Französisch. Seinem Gesichtsausdruck nach zu folgen, hielt er mich für eine besonders scheußliche Spezies eines Aliens, das sich in sein Superrestaurant verirrt hatte. Ich war verblüfft über seine Dreistigkeit, bestand auf meinen Beilagen und führte für meine Wahl gesundheitliche Gründe an. Dann wendete ich mich von ihm ab und schimpfte wortlos in mich hinein: »Was geht den Typ eigentlich deine Speiseauswahl an? Warum lässt du dich von dem so behandeln?« Aber bevor ich meinem Unmut Luft machen konnte, überraschte er mich mit der nächsten Frechheit. Er müsse den Chefkoch erst fragen, ob er willens sei, ausschließlich »legumes ordinaires« zuzubereiten. Ja, das schlug doch dem Fass den Boden aus! Jetzt war ich wütend. Der Ober hatte auf dem Absatz kehrtgemacht und kam erst nach zehn Minuten zurück, nachdem er vor meinen Augen liebedienerisch und ausführlich andere Gäste, die den Raum betreten hatten, umschmeichelte und ihnen Champagner servierte.

Alles klar: Die Zeche, die eine Gruppe von zahlungskräftigen Gästen hinterließ, war das, worauf es ihm ankam. Und da saß ich, der champagnerresistente Gemüseoutlaw mit kleinem Mietauto in seinem heiligen Fischtempel! An meinen Tisch zurückgekehrt, stellte der Kellner, quasi im Vorübergehen, die Wasserflasche auf den Tisch und raunte mir zu, dass der Chefkoch beschlossen habe, meinen Wünschen zu entsprechen, und schon war er wieder bei seinen Goldschäfchen. Nun schaute ich mich ein wenig im Raum um. An einem Tisch saß einen ältere Dame, die der Ober ebenfalls links liegen ließ. »Aha, die trinkt auch keinen Champagner!«, analysierte ich die Lage. »Aber dich werde ich noch drankriegen. Anständige Gäste behandelt man freundlich!« Dann bekam ich mit, wie der Ober einen jungen Kollegen vor allen Gästen abkanzelte. War er auch noch der Oberkellner?

Schließlich, nach einer halben Stunde, stand vor mir ein Gedicht aus Gemüse mit feinen kleinen Kartoffeln garniert, serviert vom jungen, sehr freundlichen Kellner. Fasziniert betrachtete ich die wunderbare Kreation. Mit zartfarbenem Tomatenjus gezogene Linien, die sich einem kunstvoll errichteten Turm aus Zucchini und Zuckerschoten näherten und sich mit einer safrangelben Cremesoße verbanden. Ich musste zugeben, der Chefkoch und seine Mannschaft verstanden etwas von ihrem Geschäft. Nur einen Haken hatte die Sache: Vor mir stand die befürchtete Miniportion! Edel, in der Tat, aber eben sehr wenig. Hier würde ich tatsächlich verhungern! Von neun Zuckerschoten und fünf zarten Zucchinischeiben wurde ich einfach nicht satt. Da halfen auch keine kleinen Kartöffelchen mehr, die ich samt Soßen bis auf das letzte Stückchen aufaß. Ich hatte ja fast ehrfürchtig zu essen begonnen, aber nach wenigen Gabelstichen war der kleine Turm komplett in meinem Mund verschwunden. Von dieser Portion hätte ich mindestens drei essen können, aber wenn ich davon drei bestellte, hätte nicht nur der Ober einen Herzinfarkt erlitten, sondern auch der Chefkoch. Zudem wäre ich pleite gewesen. Ich stand auf, schritt in erhabener Haltung aus dem Restaurant und kehrte in mein Zimmer zurück.

»Ja, wo bist du denn hier gelandet? Du willst dich erholen, die herrliche Landschaft genießen und dich nicht mit geldgierigen Fatzkes herumärgern.« Jetzt war die Zeit gekommen, über Plan B nachzudenken. Erstens: Wo kriegt man vernünftiges Essen her? Zweitens: Wie kann ich den Oberkellner ärgern? Drittens: Wie gestalte ich unter diesen Bedingungen meine restlichen Tage? Die Frage drei klärte sich rasch. Obwohl ich die Côte d'Azur seit über dreißig Jahren kannte, war ich nur selten im Hinterland von Saint Tropez gewesen. In einem Umkreis von fünfzig Kilometern fand ich wunderbare kleine Restaurants, die äußerst gastfreundlich waren und sich sehr um mich bemühten. Hier aß ich Gemüsegerichte, die ich so noch nicht kannte: gegrilltes Gemüse mit Kräutern, Artischockengemüse mit Zucchini in Olivenöl sautiert oder auch eine Auberginenroulade mit Ziegenkäse, an die ich mich heranwagte und im Nachhinein eine ganze Nacht und einen Tag für meine kulinarische Sünde büßen musste.

Auch die erste Frage war schnell beantwortet, denn von Kindesbeinen an liebte ich die »Plage Pompelone«, einen wunderbaren langen Sandstrand. In der Sommerzeit liegen hier die Menschen wie die Sardinen nebeneinander und betrachten das Schaulaufen des Jet Sets als vergnügliches Spektakel: Von langen arabischen Gewändern und Tüchern, die von großen Jachten aus den Strand betreten bis hin zu ausgeflippten halbnackigen Groupies oder Filmsternchen, die sich vermeintlichen Berühmtheiten an die Brust werfen und jede Gelegenheit nutzen, um vor Kameras zu posieren, von seriösen Geschäftsleuten, hochrangigen Politikern bis hin zu echten Weltstars aus Film und Fernsehen, vom stinkreichen Jungerben bis hin zum Camper, der seine Strohmatten nebst Kühltasche an den Strand mitbringt, hier trifft alles, was Rang und Namen hat oder eben auch keinen, kunterbunt aufeinander. Auch die Lokale passen zum Publikum: von edlen Restaurants bis zur Frittenbude findet man für jeden Geschmack etwas.

Aber jetzt zur Osterzeit war kaum etwas los. Von meinem Schattenplätzchen aus studierte ich jeden Tag die wechselnden Farben des Meeres und lauschte seinem einschläfernden Rauschen. Auch die Freundlichkeit und Gelassenheit der Bedienung im kleinen Strandrestaurant, die sich ein ums andere Mal meine mit der Restaurantkarte inkompatiblen Wünsche anhören musste, überraschte und erfreute mich. Jeden Abend wartete ich auf den Sonnenuntergang und ließ mich von dem herrlichen Spiel der Farben einfangen. Kein Lärm, kein Trubel, nur die scheinbar endlose Weite des Meeres fesselte meine Aufmerksamkeit. So lag ich Stunden über Stunden und mir wurde keine Sekunde langweilig. Mir fiel auf, dass ich nicht mehr dauernd auf die Uhr blickte, sondern die Zeit einfach verrinnen ließ, ohne dabei ein schlechtes Gewissen zu haben. Ich liebte den Augenblick, den stillen Moment des Glücks, das kontemplative Innehalten, in dem ich mit meinen Gedanken nicht von einem Problem zum nächsten hetzte, sondern beschaulich alle Wendungen meines Lebens betrachtete und innere Ruhe tankte. Mit jedem neuen Tag weitete ich meine Spaziergänge aus und freute mich darüber, dass meine körperliche Konstitution langsam besser wurde. Ich war stolz, dass nach einer halben Stunde keine Schmerzen auf mich warteten. Abends zog ich los auf der Suche nach einem kleinen Restaurant in oder außerhalb von St. Tropez, dessen Speisekarte gut zu meinem Diätplan passte. Glücklicherweise hing die Speiseauswahl fast immer vor der Eingangstüre oder am Eingang zum Gartenteil, sodass mir weitere unliebsame Erfahrungen mit fischwütigen Kellnern erspart blieben.

> *Kein Lärm, kein Trubel, nur die scheinbar endlose Weite des Meeres fesselte meine Aufmerksamkeit.*

A propos Kellner: Der Oberkellner bekam noch meine spezielle, kleine Rache zu spüren, denn ich vergaß Frage zwei auf meiner inneren To-do-Liste natürlich nicht. Ich hatte bereits am zweiten Tag die Bekanntschaft einer netten jungen Frau gemacht, die gemeinsam mit ihrer Familie zwei Wochen Urlaub im selben Hotel wie ich verbrachte und ebenfalls den Hochmut des Herrn kennengelernt hatte. Der bemühte sich nämlich, mit dem Blick des Geübten, nur um ihre vermögenden englischen Schwiegereltern. Ihre Kinder dagegen empfand er eher als unangenehmen Begleitschaden und das ärgerte die junge Mutter und ebenso ihre Schwiegereltern.

Als wir eines Tages von der Poolterrasse aus beobachteten, wie der Oberkellner seinen jungen Kollegen wieder einmal besonders schikanierte, beschlossen wir, ihn Mores zu lehren. Wir verwickelten den jungen Kellner in ein intensives Gespräch. Somit konnte dieser natürlich keine anderweitigen Tätigkeiten verrichten. Da bog der Oberkellner um die Ecke und beäugte misstrauisch das Geschehen, aber gleich wurde er von der Schwiegermutter meiner Freundin, die mit den kleinen Kindern neben uns saß, beauftragt, Wasser zu bringen. Das war unter seiner Würde und er ließ es sich anmerken. Die Schwiegermutter allerdings ließ ihm mit einer unterkühlten Miene englischer Noblesse keine Wahl. Verärgert blickte er auf seinen jungen Kollegen, den wir voll und ganz in Beschlag genommen hatten. Der hatte die Situation ebenfalls durchschaut und erklärte uns jetzt in ausführlichster Weise die Wegstrecke nach Hyères, die wir beide eigentlich bestens kannten. Als sein Chef mit dem Wasser zurückkam, warf er zwar einen bösen Blick in unsere Richtung, war sich aber bewusst, dass er machtlos war, seinen Kollegen von uns loszueisen, weil wir ungerührt und ohne ihn zu beachten mit dem jungen Mann weiterdiskutierten. Kaum hatte er das Wasser samt Gläsern auf den Tisch gestellt, schon meldete sich das älteste Kind meiner Freundin. Es hatte Hunger auf Eis bekommen. Also bestellte Schwiegermami ein gemischtes Eis und schickte den indignierten Oberkellner zum zweiten Mal los. Er war sichtlich wütend, derart niedere

Dienste leisten zu müssen, während sein junger Kollege mit uns plauderte und verschwand noch verärgerter in Richtung Küche. Jetzt grinste unser junger Kellner schon und seine Wegbeschreibung wurde immer komplizierter. Wenige Minuten später tauchte das Objekt unserer Rache mit dem Eis auf.

Die Schwiegermutter spielte ihre Rolle glänzend, denn nun hatte auch das zweite Kind Hunger bekommen, wünschte aber mithilfe der Omi Pommes frites. Als der Oberkellner auch damit eintraf, bekam er den Auftrag, einen Teller Früchte zu bringen. Mittlerweile fanden auch andere Gäste Gefallen daran, den Oberkellner mit ihren Wünschen zu strapazieren, sodass der arme Kerl aus dem Trepp-auf-Trepp-ab-Laufen gar nicht mehr herauskam. Anscheinend hatte er nicht viele Freunde unter ihnen. Er geriet richtig ins Schwitzen. Den jungen Kellner hatten wir zwischenzeitlich zu seinem großen Vergnügen gebeten, den Straßenplan aus dem Auto meiner Freundin zu holen, das natürlich fernab geparkt war, und Kopfschmerztabletten zu besorgen. Der machte sich sehr fröhlich auf den Weg, denn so hatte er seinen Chef schon lange nicht mehr arbeiten sehen. Es waren nicht weniger als zwanzig Bestellungen hintereinander, die den Oberkellner zwischen Küche und Terrasse hin- und herhetzten. Wir gaben ihm auch keine Chance, einen anderen Kellner zu suchen, der ihm zur Seite springen konnte, denn die hatte unser junger Mitkombattant schon längst von unserer Aktion informiert. Hilfesuchenden Blickes schaute er sich um, doch keiner außer ihm war da, um die vielen Bestellungen abzuwickeln. Alle waren wie vom Erdboden verschluckt. Nach gut einer Stunde ließen wir ihn endlich in Ruhe und freuten uns wie kleine Kinder über einen gelungenen Streich. Selbst die englische Schwiegermutter konnte ein Schmunzeln nicht zurückhalten. Da soll noch irgendjemand etwas gegen Schwiegermütter sagen!

Seit diesem Streich bekam ich jeden Tag eine riesige Portion Gemüsesuppe auf mein Zimmer, die von einem lächelnden jungen Kellner wunderbar dekoriert mit feinem Geschirr und frischen Blümchen auf den Tisch gestellt wurde. Sie war für mich der pragmatische Ersatz für das Frühstück, nachdem sich das Frühstücksbuffet mit meinen diätetischen Vorschriften überhaupt nicht in Einklang bringen ließ.

Die letzten zwei Tage waren angebrochen und ich konnte auf eine rundum erholsame und schöne Zeit zurückblicken, denn ich hatte gelernt, meinem Körper seinen ganz individuellen Rhythmus zu lassen. Inzwischen konnte ich auch viel besser schlafen. Tagsüber stromerte ich durch die Gassen von St. Tropez und ließ im Café sitzend die Ausgelassenheit und Fröhlichkeit der lebendigen Altstadt mit dem quirligen Hafen auf mich wirken. »Unkraut verdirbt eben doch nicht!«, frohlockte ich und war froh über meinen verbesserten Gesundheitszustand. Natürlich war mir bewusst, dass der Zustand noch weit von echter Stabilität und Widerstandsfähigkeit entfernt war. Ich litt zwar nicht mehr unter Schmerzen und Zusammenbrüchen, aber dennoch war meine Kondition noch deutlich angeknackst. Am dritten Mai war Abreisetag. Früh brach ich vom Hotel auf, denn ich hatte beschlossen, auf dem Weg zum Flughafen an dem Haus unserer Familie vorbeizuschauen. Als ich davor stand, packte mich Wehmut. Wie gerne wäre ich doch hier geblieben, so ganz für mich allein, in diesen vertrauten Mauern. Leider erlaubte es die Sicherheitslage auf diesem Hügel nicht. Zu viele Einbrüche waren in der Nachbarschaft geschehen, zu viele Schauergeschichten hatten wir von unseren Freunden gehört oder selbst erleben müssen. Ich betrat das Haus, öffnete die Jalousien und genoss den geliebten Blick auf das Meer. Auf dieser Terrasse hatte ich viele Ferien gemeinsam mit meinen Eltern und Brüdern verbracht. Meine Kinder liebten diesen Ort ebenso wie ich. Er war uns zur zweiten Heimat geworden. Viele Erinnerungen tauchten vor meinen Augen auf: etwa die sommerlichen Interviews meines Vaters, bei denen er gerne jene prägnanten Formulierungen wählte, mit denen sich anschließend, wenn sie abgedruckt waren, das ganze politische Deutschland beschäftigte und die ihn zu einem der prägendsten Politiker der Nachkriegszeit werden lie-

Natürlich war mir bewusst, dass mein Zustand noch weit von echter Stabilität und Widerstandsfähigkeit entfernt war.

ßen, an dessen präzisen Gedankengängen sich viele Menschen orientierten, die ihm aber auch Feinde einbrachten. Wir Kinder waren am Telex gesessen und hatten die Texte mit Feuereifer stundenlang auf Lochbänder geschrieben und diese dann an die Landesleitung der CSU geschickt oder später auch an die Staatskanzlei. Die Familienbilder an der Wand im Treppenhaus erinnerten mich an vergnügte Stunden am Strand.

Zum Abschluss meines kleinen nostalgischen Erinnerungsrundgangs inspizierte ich die Schlafzimmer im Untergeschoss und tatsächlich, im letzten Zimmer war mal wieder ein Fensterladen zerstört und die Scherben der eingeschlagenen Türscheibe lagen herum. »Nur gut, dass du nicht allein hier geblieben bist!« Hoffentlich waren die Einbrecher nicht auch ins benachbarte Apartement eingedrungen, das als Anbau neben dem Haupthaus stand. Ich ging hinüber, prüfte die Zimmer und das Bad. Dabei blickte ich zufällig in den Spiegel. Da fiel mir ein Gespräch mit meiner Mutter ein, das vor Jahren an dieser Stelle stattgefunden hatte. Sie beklagte sich damals über ihre geschwollenen Augen und die Ekzeme an ihren Füßen. Plötzlich kam mir ein Gedanke: Hatte ich ihre gesundheitlichen Probleme geerbt, die ich selbst nun als Eiweißunverträglichkeit bezeichnete? Eigentlich hatte meine Mutter dieselben Beschwerden wie ich, sie schlief unruhig und schlecht, sie hatte Muskelverhärtungen im Bereich der Hals- und Brustwirbelsäule, und oft litt sie unter Bauchschmerzen und Nierenproblemen. Nur waren die Symptome bei ihr schwächer ausgeprägt als bei mir nach den Spritzen. Ich selbst hatte seit meiner Kindheit mit gesundheitlichen Problemen und einer zunehmenden Immunschwäche gekämpft. Langsam fügten sich in meinem Kopf alle Fakten wie Puzzleteile zu einem ganzen Bild zusammen.

Am Ende war ich überzeugt: Meine Mutter musste dieselbe Eiweißunverträglichkeit wie ich gehabt haben und sie ist zeit ihres Lebens aus Unkenntnis falsch behandelt worden. Sie bekam Beruhigungs- und Schlafmittel gegen die Schlaflosigkeit, Magenmedikamente gegen Gastritis, nahm Lactulose und Enzyme für den Darm zu sich, machte Physiotherapie gegen die Muskelverhärtungen und aß Mineralien gegen ihre ständige Immunschwäche. Jedes Symptom, jede Beschwerde wurde einzeln behandelt und medikamentiert. Nichts hatte wirklich geholfen. Bei mir war es nicht anders. Keiner der Ärzte hatte den Gesamtzusammenhang gesehen.

Immer nur Kartoffeln, Karotten und einzelne Gemüsearten essen, würde wahrscheinlich irgendwann zu Mangelerscheinungen führen. Und was dann?

Nur war bei mir durch die wiederholte Verabreichung des Immunglobulinpräparats die Unverträglichkeit offensichtlich geworden. »Wenn das so ist, dann wird die kurze Auszeit nicht ausreichen, dann musst du deine Ernährung längerfristig umstellen!«, wurde mir bewusst. Aber welche Lebensmittel würde ich auch auf Dauer nicht vertragen? Immer nur Kartoffeln, Karotten und einzelne Gemüsearten essen, würde wahrscheinlich irgendwann zu Mangelerscheinungen führen. Und was dann? Ich würde es testen müssen. Ich vertrug weder tierisches Eiweiß noch solches von Getreide und auch ein paar weitere Lebensmittel musste ich nach den Erfahrungen der vergangenen Wochen streichen wie Ananas, Orange, bestimmte Kohlarten. Eins war klar: Ich würde meine Theorie hinsichtlich ihrer Richtigkeit einer längeren Überprüfung unterziehen müssen. In der Rückschau hielten sie meiner Prüfung stand. Aber wie sah es in der nächsten Zeit aus? Meine Geduld würde lange strapaziert werden und viele Einschränkungen würden auf mich zukommen. Aber wie lange würde es dauern, bis die Gegenreaktionen auf die Immunglobuline aufhörten? Würden sie überhaupt aufhören? Würde sich mein Gesundheitszustand mittel- bis langfristig normalisieren und in welchem Ausmaß würde mich eine genetisch bedingte Eiweißunverträglichkeit im Alltag einschränken? Würde ich den harten Terminkalender durchhalten? Nachdenklich verließ ich das Bad, trat aus dem Anbau und verschloss die Türen. »Nur nicht verzagen!«, beschwor ich mich, »vielleicht hast du die wesentliche Ursache nun erkannt! Dein Körper hatte schon immer eine gute Fähigkeit zur Regeneration. Die wird er jetzt auch haben!« Ich beschloss, meine Erkenntnisse erst einmal für mich zu behalten, bevor ich sie irgendjemandem erzählte, dann stieg ich ins Auto fuhr zum Flughafen und kurze Zeit später saß ich im Flugzeug nach München.

Während des Fluges ging ich den Terminkalender der nächsten Tage durch. Im Urlaub hatte ich meinem Körper seinen eigenen Rhythmus gönnen können, damit war jetzt Schluss. Jetzt begannen die Monate des Wahlkampfs bis zur Landtagswahl, jetzt musste ich mich mehr der Münchner CSU widmen, jetzt kam auf mich die volle Ladung aller von mir initiierten Projekte im Kultusministerium zu, die auf eine Weiterplanung und Umsetzung warteten: die Arbeit in der Bildungskommission für die zukunftsorientierte Weiterentwicklung des Gymnasiums, die Einführung von Ganztagesschulen, die Vorschläge zur Veränderung der Zeugnisse an Grundschulen, neue Konzepte und effektive Hilfen für den Umgang mit schwierigen und gewalttätigen Schülerinnen und Schülern und noch vieles andere mehr. Die vergangenen Monate war ich wenig einsatzfähig gewesen. Nur ungern räumte ich mir ein, dass ich meinen Terminkalender nicht mehr so vollstopfen konnte. Würde es auffallen, dass ich nicht so fit war wie früher? Ich würde an Pfingsten noch eine Pause einlegen müssen und auch im Sommer musste irgendwann ein Schlupfloch für ein paar Tage der Ruhe gefunden werden.

Aber erst einmal freute ich mich auf meine Kinder und meinen Mann. Mehr als drei Wochen hatte ich sie nicht gesehen. Heftige Sehnsucht packte mich und ich wartete ungeduldig auf die Landung. Als ich schließlich unsere Haustüre öffnete, liefen alle zusammen und umarmten mich. Kann es etwas Schöneres geben als Menschen, die dir Wärme, Herzlichkeit, Liebe und Vertrauen schenken? In diesem Moment wurde mir bewusst, dass der größte Reichtum, der mir geschenkt war, meine Familie ist. Sie inspirierten mich von oben bis unten und waren zufrieden mit dem Ergebnis. Ich sah deutlich besser aus, hatte im Schatten sogar etwas Farbe bekommen und wirkte sichtlich erholt. Es gab viel zu berichten und meine Kinder wollten eine genaue Beschreibung von ihrem geliebten Frankreich. Sie erzählten mir im Gegenzug von ihren Erlebnissen in der Schule, von Michaelas Training für die bevorstehende Bundessichtung für die Europameisterschaften im Voltigieren und von Markus' Fortschritten beim Bau von Modellhubschraubern. Zusammen mit meinem Mann hatten sie im Zillertal ein schönes Osterfest verbracht. Neugierig fragten sie mich dann, wie es mir gesundheitlich gehe. Ich schilderte ihnen meine Erfahrungen und meine Erfolge, fügte aber hinzu, dass ich beim Essen noch sehr aufpassen müsse. Als ich im ersten Stock aufräumte, kamen Markus und Michaela wie zufällig dahergeschlendert und wollten mehr über meine Erkrankung wissen. Sie hatten meine Verunsicherung vor den Ferien gespürt und meine totale Erschöpfung sowie die gesundheitlichen Ausfallerscheinungen mitbekommen. Ich erzählte ihnen von meinen Vermutungen und Erkenntnissen und merkte, wie viele Sorgen sie sich über mich gemacht hatten, denn zum ersten Mal ließen sie es in ihren Kommentaren durchklingen. Mein Mann, der ein sehr stiller und zurückhaltender Mensch ist, hatte mir durch viele liebevolle Gesten seinen Rückhalt zu verstehen gegeben. Über Krankheiten reden, mochte er nicht. Das wusste ich. Aber er kümmerte sich komplett um den Alltag in unserer Familie. Das Frühstück, alle Reparaturen, alle Probleme von der Heizung bis zur Versicherung erledigte er wie selbstverständlich. Selbst die Elternabende besuchte er in der Zeit, als ich keine Kraft mehr hatte, neben der Politik irgendetwas für unsere Familie zu tun. Und dabei war er auch berufstätig. Er machte sich Sorgen um mich, doch versuchte er, mich das nie spüren zu lassen. Michael war die Souveränität in Person: ruhig, umsichtig und aufmerksam. Im Gespräch mit meinen Kindern wurde mir so richtig bewusst, wie viel er für mich abgefangen hatte und ich war ihm von Herzen dankbar für alles. Bald sollte uns jedoch der harte politische Alltag wieder in seine Klauen nehmen. Die Monate bis zur Landtagswahl verliefen turbulent. Ein Termin jagte den anderen. Pausen waren nur selten möglich. Mein Essen war mehr als spartanisch und den Schwerpunkt meiner Ernährung bildeten Kartoffeln, Karotten, Fenchel und Zucchini: morgens, mittags und abends. Der übervolle Terminkalender und der Stress waren meiner Genesung wenig zuträglich. Zunächst hatte es gut begonnen. Am Sonntag, den 4. Mai ging ich voller Begeisterung zum traditionellen Patronatstag der Bayerischen Gebirgsschützen in Rottach-Egern, an dem Tausende von Gebirgsschützen teilnahmen. Der Morgen hatte mit kleinen Hindernissen begonnen: Meine Dirndl waren mir viel zu weit. Also schlüpfte ich in eines, das man, ohne dass es zu sehr auffiel, mit einer Schürze zusammenziehen konnte. In Rottach-Egern, meiner alten Heimat angekommen, strahlte mir die Sonne ins Gesicht. Das nächste Problem, denn Sonne vertrug meine Haut ja nicht. Also drehte ich ihr so oft wie möglich den Rücken zu, zog die Sonnenbrille auf und versuchte, ein schattiges Plätzchen zu ergattern. Ich wollte nicht gleich wieder wie ein Pavianhintern aussehen. Was würden meine Kollegen sagen, wenn ich mit total verquollenen und entzündeten Gesichtszügen auftauchen würde! Am Morgen sahen meine Augen glücklicherweise fast normal aus, nur jemand, der mich gut kannte, hätte noch die vereinzelten roten Spuren sehen können. Bei dieser Veranstaltung bekam ich den ersten Vorgeschmack darauf, wie schwierig es werden würde, meine mir auferlegten Vorschriften und Verbote mit den ständig wechselnden Umständen in Einklang zu bringen.

Bei den Gebirgsschützen fühlte ich mich wohl, deshalb hatte ich meinen Rückflug von Frankreich eigens auf den Samstag gelegt. Von Kindesbeinen an hatte ich diese herrlichen Traditionsveranstaltungen miterlebt, hatte Zeichen verkauft und war mit Leib und Seele dabei gewesen. Hier war ich ebenso zu Hause wie bei den Trachtlern, die mit ihrem Engagement für die Erhaltung von Brauchtum und Tradition einen von mir immer bewunderten Beitrag zum Erhalt der Kultur und der Heimatpflege Bayerns leisteten. Viele beeindruckende Trachtengewänder würden heute schon vergessen sein oder in Museen in Schaukästen ein kümmerliches Dasein fristen, viele Volkstänze niemand mehr kennen und viele regionale Bräuche aus dem Alltag verschwunden sein, wenn die Gaue sie nicht in Form von großartigen Feierlichkeiten und Festzügen in die neue Zeit gerettet hätten. Wer wüsste heute noch von der historischen Bedeutung der Gebirgsschützen als Landwehr und als Verteidiger ihrer Heimat vor Eindringlingen und Eroberern? Viele bewundern uns für diesen historischen Schatz, der von den Verbänden und Vereinen täglich mit Leben erfüllt wird. Deshalb empfand ich den Patronatstag als etwas Besonderes, wo ich gerne hingehen wollte. Es war kein lästiger Pflichttermin, es war mein ganz persönlicher Wunsch hier zu sein. Ich badete seelisch in dieser vertrauten Atmosphäre geradliniger und aufrechter Menschen mit Traditionsbewusstsein, saß still beim langen Gottesdienst, hörte aufmerksam der prägnanten Predigt zu und beschloss, mich danach dem Festzug anzuschließen. »Das schaffst du schon! Ist ja nur ein kurzer Weg! Die paar Kilometer machen dir doch inzwischen nichts mehr aus!«, beschwor ich mich. Doch ich hatte nicht mit meinen Füßen gerechnet. Ich hatte mir wegen der Wärme keine Strumpfhosen oder Strümpfe angezogen und steckte mit den nackten Füßen in den Schuhen. Die Ekzeme waren noch nicht völlig verheilt, da sie aber nicht mehr schmerzten, hatte ich gar nicht mehr an sie gedacht. Fröhlich marschierten wir gemeinsam mit den Schützen durch Rottach-Egern an der großen Zahl von Zuschauern vorbei.

Tausende waren gekommen, um die Gebirgsschützen im großen Festzug marschieren zu sehen. Auf der Mitte der Strecke bemerkte ich, dass meine Zehen und andere Teile der Füße unter der Mischung aus Schweiß, Staub und Steinchen zu leiden begannen. »Hast du noch Seidenstrümpfe in deiner Tasche? Egal, das hilft jetzt auch nichts mehr! Du kannst ja schlecht beim Marschieren und vor all den Menschen anfangen, Strümpfe anzuziehen! Das würde nette Schlagzeilen geben!«, versuchte ich die Schmerzen mit Humor zu tragen. Wir marschierten weiter, doch der Weg schien mir immer länger zu werden. Zeitweilig wollte ich dem inneren Drang nachgeben, mich wie ein kleines Kind einfach an den Straßenrand zu setzen und den Zug an mir vorüberziehen zu lassen. Aber auch das ging nicht. Jeder kannte mich und hätte sich gewundert, weshalb die Kultusministerin Bayerns barfuß am Straßenrand hockt. »Mein Gott, was tue ich bloß? Das halte ich nicht länger aus!«, jammerte ich innerlich und marschierte tapfer lächelnd weiter. »Das hältst du aus!«, widersprach ich mir sofort, »das ist ja lächerlich!« Nach vielen weiteren Durchhalteparolen waren wir irgendwann doch am Ziel. Ich ließ mich am mir zugewiesenen Tisch nieder und bestellte erst einmal eine Mass Wasser. Dann stand ich auf und bewegte mich eiernd zur Toilette. Dort angekommen, ließ ich Wasser über einige Taschentücher laufen, humpelte in eine Toilettenkabine, hockte mich auf den Rand der Toilette und begutachtete den ersten Fuß. »Ach du meine Güte!«, stieß ich hervor, als ich das ganze Ausmaß zu Gesicht bekam: Die Ekzeme waren offen, blutig und voll Dreck. Zehen und Ballen waren mit einer schmierigen rötlichen Masse überzogen, die Ekel erregend aussah. Die Wunden brannten wie Feuer. »Zähne zusammenbeißen und durch!«, feuerte ich mich an und begann vorsichtig, den gröbsten Dreck mit den nassen Taschentüchern zu entfernen. Dann holte ich meine Strumpfhose aus der Tasche. »Bei der Hitze auch noch Strumpfhosen tragen!«, stöhnte ich leise, aber damit waren die Füße wenigstens ein bisschen geschützt. Ich zog die Schuhe wieder an und bewegte mich langsam und bedächtig aus der Toilette auf das Festzelt zu. Die Füße taten einfach unerträglich weh!

Doch schon wartete die nächste Probe auf mich: Was sollte ich jetzt essen? Mir wurde klar, dass ich in Zukunft meine ganze Erfahrung über Zeitabläufe von Veranstaltungen nutzen und vorab akribisch planen musste, um Vorfälle wie diesen zu vermeiden. Woher sollte jemand von meinen Problemen wissen und auf meine Bedürfnisse eingehen, außer meine engsten Freunde und meine Familie hatte ich niemanden eingeweiht. Freundlich mit einigen Festbesuchern scherzend, ging ich an meinen Platz ins Bierzelt zurück – wo ich prompt ein Hendl mit Semmel vorfand. »Mir ham für dich schon bestellt!«, erklärte mir der Hauptmann der Tegernseer Schützen und alte Freund unserer Familie fürsorglich, »du mogst ja a Hendl am liabsten.« Das war auch grundsätzlich richtig, nur eben heute nicht. Ich, die unkomplizierte Kameradin hatte jetzt ein kompliziertes gesundheitliches Problem. Was sollte ich tun? Das Hendl konnte ich unmöglich stehen lassen. Das wäre beleidigend gewesen und ich konnte nicht jedem mein schwieriges Verdauungs- und Stoffwechselleben erläutern. Auch dafür würde ich mir in Zukunft eine glaubwürdige Kurzversion zulegen und frühzeitig selbst bestellen müssen. »Die denken ja am Schluss, dass du eine total exaltierte Kuh geworden bist, die nur, weil sie jetzt Staatsministerin ist, eine Sonderbehandlung wünscht!«, sorgte ich mich. Ich wollte weiterhin die sein, die ich immer gewesen war: bodenständig, natürlich und normal. Also löste ich vorsichtig die Haut vom Hendl ab, aß ein paar Bissen und betonte, dass ich schon vorhin etwas gegessen hätte. Das war gelogen. Ich hatte einen Bärenhunger, wusste aber genau, dass ich gerade Semmel und Hähnchen nicht essen durfte, wenn ich in den nächsten Tagen auf den Beinen bleiben wollte. »Ja, wenn du so wenig isst, dann ist des koa Wunder, dass du a so dürr bist. Iss no a bisserl was!«, ermunterte mich ein Gebirgsschütze, den ich schon seit Jahren kannte und von Herzen gern mochte. »Du brauchst doch koa Diät halten. Schaug doch mi o!«, assistierte ein zweiter und blickte zufrieden auf seinen stattlichen Bauch. Mein Gott, war das schwierig! Liebend gern hätte ich das Hendl, die Semmel und noch alles Mögliche verspeist. Aber das ging einfach nicht, wollte ich nicht alle erzielten Erfolge für meine Genesung wieder zunichtemachen. Ich verdrückte noch ein paar Bissen und ließ mich dann in intensive Gespräche verwickeln, wurde von allen Seiten mit verschiedenen Schützen oder Festbesuchern fotografiert, lauschte den Ansprachen und Ehrungen und verabschiedete mich schließlich in allgemeiner Herzlichkeit. Dass mein Körper über das Hähnchen nur mittelmäßig erfreut war, ist klar. Aber die Auswirkungen hielten sich in Grenzen und setzten mich nicht gleich wieder schachmatt.

Am Montag begann wieder das, was man den politischen Alltag einer Kultusministerin und stellvertretenden Parteivorsitzenden nennt: Schuleinweihungen, Jubiläumsfeiern, Telefonkonferenzen, hausinterne Besprechungen, Interviews, Fraktions- und Plenarsitzungen, Ministerrat, Parteisitzungen, Arbeitsessen, Empfänge, Kongresse, Kundgebungen und Festzelte, die ersten Vorlaufveranstaltungen zur Fußball-WM und vieles mehr. Ein Termin jagte den nächsten, jeder beanspruchte die Aufmerksamkeit der Chefin und Unmengen an liegen gebliebenen Sachen harrten ihrer Erledigung. Ein Termin war für mich etwas Besonderes: die Gründung der Stiftung Gedenkstätten, in der den Anliegen Überlebender aus den Konzentrationslagern auf Dauer Rechnung getragen werden sollte.

Seit den Erfahrungen mit meiner Erkrankung hatte sich mein Leben gewaltig verändert – und ich musste jeden einzelnen Tag im Ablauf der Woche exakt vorausplanen, um gesundheitliche Schwierigkeiten zu vermeiden. Aber das war leichter gesagt als getan. Und der Stress der vielen Termine setzte mir zu. Er verlangsamte meine Genesung. In den Wochen vor den Pfingstferien 2003 versuchte ich mir Freiräume zu schaffen, was zwar nicht immer gelang, aber doch ein paar Stunden mehr an Erholungszeit einbrachte. Allerdings konnte ich nicht in den Momenten, in denen mein Körper Ruhe und Erholung gebraucht hätte, wie in Frankreich die Füße hochlegen und die Augen schließen. Ich musste konzentriert und aufmerksam arbeiten, und das gelang mir wegen der Schmerzen und Beschwerden oft genug nicht. So wurde jeder Tag zur Gratwanderung zwischen der heimlichen Bewältigung meiner Schwächen und der Masse an Arbeit, die mir meine Ämter in der Regierung und der Partei abverlangten. An einzelnen Tagen gelang es mir zu reduzieren und nur acht bis zehn Stunden anstatt der üblichen vierzehn oder sechzehn Stunden zu arbeiten, am Wochenende hielt ich mir – so weit möglich – mindestens einen Tag frei, und nach längeren abendlichen Veranstaltungen versuchte ich, morgens etwas später ins Ministerium zu fahren. Zudem hatte ich mittlerweile jeden Morgen ein Essenszubereitungsritual ent-

> So wurde jeder Tag zur Gratwanderung zwischen der Bewältigung meiner Schwächen und der Masse an Arbeit, die mir meine Ämter in der Regierung und der Partei abverlangten.

wickelt: Kartoffeln, Karotten und Fenchel mit Olivenöl und Kräutersalz war mein Standardprogramm, das ich für jeden Tag individuell vorbereitete. Manchmal gab es auch Zucchinis oder Artischocken. Die wunderbaren Kreationen des französischen Kochs ließen sich im politischen Alltag nicht umsetzen und die Kantine, die meine eigentliche Anlaufstelle gewesen wäre, wollte ich nicht einweihen. Wenn ein Tag im Ministerium anstand, kaufte ich das Gemüse frisch ein und brachte es ins Büro mit.

Einen Vorteil hatte so ein Ministerbüro, außer dass es groß war: Es gab hier eine kleine Küche. Aber wer sie eingerichtet hatte, verstand vom Kochen nicht viel, denn es fehlte die Dunstabzugshaube und so zogen die Dampfwolken durch den Raum, bis hinaus in die Eingangshallen. Dadurch bekamen auch meine Mitarbeiterinnen mit, was ich tat, und fragten neugierig nach. Nachdem ich ihnen kurz meine Lage erklärt hatte, begannen sie, mir beim Zubereiten zu helfen, und bald waren alle im Haus gewöhnt, dass es aus dem Ministerbüro häufig nach Pfannengemüse duftete und meine Mitarbeiterinnen mich auch während mancher Termine mit Gemüsetellern versorgten. Wenn ich den ganzen Tag unterwegs war, nahm ich das morgens zubereitete Gemüse in Plastikdosen mit. Wurde auf Veranstaltungen ein Buffet angeboten, hatte ich gewonnen. Dann musste ich nicht kalte Kartoffeln mit Karotten im Plastiknapf heimlich im Auto oder in einer Parkharfe vor mich hin mümmeln. Dann konnte ich mir ausgiebig mein Essen vom Buffettisch zusammenstellen und nach Herzens Lust einen zweiten oder dritten Teller nehmen. Nichts war für mich schlimmer, als an einem Mittagessen teilzunehmen, bei dem der Veranstalter vorab von meinem Büro gebeten worden war, mir nur Gemüse als Hauptspeise zu servieren. Die Portionen waren immer so klein, dass ich jedes Mal fast verhungerte und es gab ein weiteres Problem: Anscheinend kannten sich nicht allzu viele Köche mit Gemüse aus. Entweder ich erhielt einen kulinarischen Albtraum von zerkochtem, geschmacklosem und ungewürztem Tiefkühlgemüse oder die Gastgeber meinten es besonders gut und ließen das Gemüse in Fertigsoßen schwimmen, die mit Sahne, Milch und

Weizenmehl angereichert waren. Alle meinten, ich wollte mit einer Gemüsediät abnehmen und ermunterten mich erst recht, Fleisch, Fisch, Cremesuppen, Desserts oder Kuchen zu essen und immer wurde ich auf mein Gewicht angesprochen. Wenn ich ihre Angebote ablehnte, sah ich oft genug in verständnislose Gesichter.

Meine Krankheit ließ sich schlichtweg nicht mit den täglichen Anforderungen verbinden, die das Kultusministeramt mir abverlangte. Trotz Vorbereitung kam ich immer wieder in Situationen, in denen ich vor einem Dilemma stand; und beim Versuch, eine glimpfliche Lösung zu finden, fiel ich auf die Nase – ohne zu wissen, warum. So saß ich einmal vor einem großen Stück Schweinsbraten mit Kruste und einem herrlich dampfenden Kartoffelknödel, das Ganze in einer harmlos aussehenden Soße. Der Gastgeber höchstpersönlich hatte mir, als seinem Ehrengast, das Essen serviert. »Wenn du das gesamte Essen verweigerst, dann ist er zutiefst gekränkt. Wenn du den Schweinsbraten futterst, stirbst du heute Nachmittag tausend Tode. Wenn du nichts isst, macht dich deine Bauchspeicheldrüse platt. Eine prachtvolle Auswahl!« Ich war sauer und mir knurrte der Magen. Eine unangenehme Mischung, die rasch zu irrationalem Verhalten führt. Also nahm ich mir den dampfenden Kartoffelknödel vor, stippte ihn in die Soße,

> *Meine Krankheit ließ sich schlichtweg nicht mit den täglichen Anforderungen verbinden, die das Kultusministeramt mir abverlangte.*

hoffte, dass er mir nicht allzu schlecht bekommen würde und nahm einen herzhaften Bissen. Ich erläuterte dem Gastgeber noch kurz, dass ich aus gesundheitlichen Gründen zurzeit leider keinen Schweinebraten, noch weniger die Kruste essen dürfe und lobte seinen Kartoffelknödel so überschwänglich, dass er bald wieder besänftigt war und mir noch zwei weitere brachte. Auch sie ließ ich mir schmecken und war froh, die Situation so elegant bereinigt zu haben. Doch ich hatte die Rechnung ohne den Wirt, besser gesagt, ohne meine Unverträglichkeit gemacht. Nach dem Essen bemerkte ich zunächst nur, dass etwas nicht stimmte, mir war unwohl und ich bekam leichte Bauchkrämpfe, was die weiteren Termine zu absolvieren erschwerte.

Gut einen Tag später bekam ich die Auswirkungen meines fatalen Irrtums zu spüren, auf einen Schlag hatte ich alle üblichen Symptome meiner Krankheit wieder: dicke Augen, verhärtete Muskeln, Schlaflosigkeit und so weiter. Es war zum Aus-der-Haut-Fahren und ich überlegte fieberhaft, was passiert war. Es waren doch nur Kartoffelknödel und ein ganz kleines bisschen Soße gewesen. Wieso reagierte ich darauf derart heftig? Lag es an der Soße oder an den Kartoffelknödeln?»Woraus werden die überhaupt zusammengemischt?«, grübelte ich, ließ die Akten liegen, versteckte meine Augen hinter einer Sonnenbrille und marschierte schnurstracks in den nächsten Supermarkt zum Regal für Nudeln und Knödel. Bisher hatte ich mir die Zutatenliste solcher Fertigprodukte noch nie angesehen, aber irgendwo musste ja die Ursache liegen. Ich fand sie schnell. Viele Packungen wiesen Weizen und andere fremdartige Zutaten als Bestandteil der Knödelmischung aus. Jetzt wurde mir einiges klar. Ich ging weiter zum Regal mit den Bratensoßen und las Erschreckendes auf den Packungen.»Die bestehen ja mehr aus Geschmacksverstärkern, Konservierungsstoffen und Farbmitteln als aus Bratenfonds! Wer ahnt denn so was! Als der Verbraucher wirst du von vorne bis hinten gelinkt!«, schimpfte ich. Darin lag also der Hund begraben: Lebensmittel, die ich eigentlich gut vertrug, wurden für mich durch ihre Präparierung und die beigemischten Zutaten unverträglich. Kartoffelknödel waren keine Kartoffelknödel, genauso wenig wie Kalbsleberwurst keine Kalbsleberwurst ist, sondern zu erheblichen Teilen aus Schwein besteht.

Wut brandete in mir auf! Zum ersten Mal machte ich mir Gedanken über unsere Lebensmittelbranche. Es gibt zwar eine Unmenge unterschiedlicher Produkte, doch viele haben den gleichen Mangel: die versteckten Beimischungen, die der Verbraucher nur bei guter Kenntnis der verschiedenen E-Nummern oder chemischer Prozesse nachvollziehen kann. Wer kennt denn schon Feuchthaltemittel, Füllstoffe, Festigungsmittel, Emulgatoren, Geliermittel, Geschmacksverstärker, Komplexbildner, Stabilisatoren, Packgas, Trägerstoffe, Säuerungsmittel, Säureregulatoren, Backtriebmittel, Schaumverhüter, Konservierungsstoffe, Antioxidationsmittel, Farbstoffe, Schaummittel, Schmelzsalze, Trennmittel, Mehlbehandlungsmittel, Überzugsmittel, Süßungsmittel, modifizierte Stärke, Treibgas oder Verdickungsmittel? Und das waren nur die sogenannten Funktionsklassen oder Überbegriffe für eine Vielzahl von Zusatzstoffen. Die meisten sind sicherlich harmlos, aber eben doch nicht alle. Welche waren für mich problematisch? Ich begann in den folgenden Wochen meine Forschungen zu intensivieren, las Schriften und Aufsätze zu diesem Thema. Etliche Zusatzstoffe waren natürlich, also pflanzlichen oder tierischen Ursprungs, aber die Gentechnik hatte schon lange in einer ganzen Reihe von Lebensmitteln Einzug gehalten, ohne dass es Verbraucher registriert hätten, und die Natürlichkeit verändert. In den diversen Artikeln wurden die Auswirkungen sehr unterschiedlich beurteilt. Mein Misstrauen stieg. Die meisten Zusatzstoffe wurden als unbedenklich eingeschätzt, etliche unterlagen Einschränkungen. Hingegen erfuhr ich aus den Erfahrungsberichten Betroffener, dass die offiziellen Beschreibungen nicht unbedingt mit den persönlichen Erfahrungen von Menschen übereinstimmten, die mit Allergien, allergieähnlichen Erscheinungen oder Unverträglichkeitssymptomen kämpften. Mehr noch verblüffte mich, dass es eine Fülle von differierenden wissenschaftlichen Ansichten gab.

Wer weiß, welche Wirkung etwa der Stoff Buthylhydroxitoluol (kurz BHT oder mit anderem Namen auch di-tertiärbutyl-p-Kresol) haben kann? Man findet ihn, laut Bundesverband Die Verbraucherinitiative e. V., in Kuchenmischungen, Knabbergebäck aus Getreide, Trockensuppen, Würzmitteln oder auch Kaugummi. Er soll den Veränderungen entgegenwirken, die Sauerstoff an Fetten, Farben und Aromen hervorruft, gehört zu den Antioxidationsmitteln und scheint nicht von allen Menschen vertragen zu werden. Oder Orthophenylphenol, ein Konservierungsstoff, der gegen Schimmelpilze und Bakterien wirksam ist und sie vor Verderb schützen soll. Er soll ausschließlich für die Behandlung der Oberflächen von Zitrusfrüchten zugelassen sein, und bei seinem Verzehr können anscheinend unangenehme gesundheitliche Begleiterscheinungen auftreten. Aber traf das auf alle Menschen zu oder vertrugen einige diese Stoffe und andere wieder nicht? Zu welcher Gruppe gehörte ich? Was ich auch feststellen musste: Es gibt Zusätze, die sich entsetzlich anhörten und dennoch völlig harmlos sind. Aber wie sollte ich als Verbraucherin das wissen? Man kann doch nicht ständig den Laptop in den Supermarkt mitnehmen! Ohne das Internet hätte ich wohl kaum erfahren, wie der derzeitige Stand der Diskussion zu den Zusätzen ist. Einige Artikel erschreckten mich, denn ich erfuhr, dass im Zuge wissenschaftlicher Überprüfungen bei einigen Stoffen nicht ausgeschlossen werden konnte, dass sie Krebs auslösten, oder diese im Verdacht standen, bei empfindlichen Menschen allergische oder allergieähnliche Symptome zu verursachen.

Meine Entscheidung stand fest: Warum sich mit Dingen belasten, die man nicht verwenden muss. Zukünftig würde ich Fertiggerichten, zuckerreduzierten Speisen und Mischgetränken sowie Konserven aus dem Weg gehen. Und auch bei Obst und Gemüse würde ich etwas genauer auf die Behandlung ihrer Schalen achten als bisher. »Kartoffelknödel lassen sich ganz einfach selbst zubereiten! Tomaten sind ganz einfach zu häuten und eine frische Tomatensauce ist ohnehin unübertroffen! Und mein Gemüsehändler hat auch viele unbehandelte Früchte- und Gemüsesorten.« Wieder hatte ich dazugelernt, aber wieder würde ich mit alten Gewohnheiten brechen müssen. Ich änderte mein Kaufverhalten grundlegend: Jedes Mal, wenn ich in den Laden ging, studierte ich neugierig sämtliche Lebensmittelzusätze und besorgte infolge wesentlich mehr Produkte im Reformhaus oder Bioladen. Mit der Zeit sammelte ich eine Menge Erfahrungen, stellte die Ernährung meiner Familie noch mehr auf Frischkost um und benutzte Gewürze ohne Mononatriumglutamat oder andere Zusätze. Dennoch stellten mich die neuen Erkenntnisse vor neue Herausforderungen, denn das Spektrum der für mich verträglichen Speisen engte sich noch mehr ein.

Für meine öffentlichen Auftritte hatte ich inzwischen viele Not-

> *Was macht man in der Politik mit einem kranken Menschen? Man lässt ihn fallen. Ganz einfach.*

lügen, Ausreden und geeignete Kurzversionen über mein Befinden parat, um meine Erkrankung weiter zu vertuschen. Noch immer glaubte ich meine Erkrankung geheim halten zu können, obwohl ich über fünfzehn Kilo abgenommen hatte und vielen meine Askese auffiel. Aber damit hielt ich wenigstens mein Gewicht. Und wenn ich wegen einzelner Fehltritte plötzlich wieder an Gewicht verlor, dann konnte ich das mit eiserner Gemüsedisziplin und viel Olivenöl wieder stabilisieren. Noch graute mir vor der Vorstellung, was geschehen wäre, wenn jemand mein Geheimnis gelüftet hätte. Was macht man in der Politik mit einem kranken Menschen? Man lässt ihn fallen. Ganz einfach. Und das wollte ich auf keinen Fall. Ich wollte Stärke zeigen. Es war grausam: Während das gesamte Kabinett köstlichsten Fisch schlemmte, bekam ich einen Extrateller mit gedünstetem Gemüse, einer Extraportion Kartoffeln und Olivenöl. Der Kantine der Staatskanzlei bin ich noch heute für die Sonderbehandlung dankbar, dass sie mir jeden Dienstagmittag eine Sondermahlzeit brachten und niemals nachfragten, wann meine von mir als »nur vorübergehend« bezeichnete Eiweißunverträglichkeit vorbei sei. Einige meiner Kollegen nahmen meine neuen Essgewohnheiten mit Humor, wie mein Landtagskollege Reinhard Pachner, dem ich einmal erzählt hatte, dass ich keinen Schweinsbraten essen dürfte, weil ich dann abnehmen würde. Er hegte ein besonderes Ansinnen: »Ich möchte gerne deine Fähigkeit zum Abnehmen und die meine zum Essen haben!« Darauf grinsten wir beide und widmeten uns unserem Mittagessen: er seinem Leberkäse und ich meinem Gemüse.

Ich kämpfte mit eiserner Disziplin, aber mit der Zeit wurden all meine Gedanken vom Ringen um meine physische und somit auch um meine psychische Stabilität vereinnahmt. Immer häufiger war ich es leid, ausweichende Erklärungen abzugeben und ließ die Menschen reden. Als besonders grotesk empfand ich den Wahlkampfauftakt in meinem Stimmkreis, einen »Würstel und Bier Empfang«! Vor meiner Nase wurden die leckersten Würste vorbeigetragen und ich lehnte tapfer ab, obwohl mir beim Anblick der vollen Teller das Wasser im Mund zusammenlief. »Wenn du jemals eine Tapferkeitsmedaille erhältst, dann nicht für deinen heroischen Kampf zugunsten der bayerischen Bildung, sondern für das Erdulden des Anblicks herrlicher Speisen, ohne einen Bissen zu dir zu nehmen!«, meldete sich mal wieder mein innerer Sarkasmus und wandte mich von einem Besucher unserer Veranstaltung ab, der gerade herzhaft in seine Schweinswürstel biss. »Der isst ja gar keine Wurst! Der nimmt vor allem Geschmacksverstärker, Milchzucker, Stabilisatoren, Bindemittel und alles mögliche andere zu sich!«, redete ich die wunderbaren Würste schlecht – irgendwie musste ich ja standhaft bleiben – und sah dabei mit sehnsüchtigem Blick dem nächsten Gast mit seinen Wiener Würsten hinterher. Die mochte ich einfach zu gern – ob mit oder ohne heimliche Zusätze! Aber so schwer es mir fiel, ich hielt mich zurück und aß nur von dem selbstgemachten Kartoffelsalat. Sicher haben sich einige über meine Zurückhaltung gewundert, wenn ich bei Veranstaltungen Brez'n, Bier, Radler, Käse, Rollbraten, Hendl und vieles andere mehr einfach ablehnte. Ich trank Wasser, nippte beim Zuprosten nur am Rand des Masskrugs und griff höchstens beim traditionellen Radi herzhaft zu. Bei Schulbesuchen und Rathausempfängen widerstand ich den köstlichsten Semmeln, bei Galadiners stocherte meine Gabel nur in den Beilagen herum. Manchmal musste ich lange hungern, bis ich mich dann im Auto auf meine kalten Kartoffeln mit Gemüse und viel Olivenöl stürzen konnte. Die schmeckten zwar nach stundenlangem Liegen im Kofferraum auch nicht mehr sonderlich, aber sie waren besser als nichts und ich nahm davon nicht ab.

Dennoch, die vielen Termine zehrten an meinen Kräften und die immer wiederkehrenden Beschwerden hielten nicht nur mich, sondern auch meine Mitarbeiter in Trab. So kümmerten sich meine beiden Fahrer jeden Tag äußerst fürsorglich um mich. Wie bei einem Check-up vor dem Abflug achteten sie darauf, dass ich mein Essen nicht vergaß; sie schalteten das Autotelefon ab, sobald ich die Rückenlehne des Autositzes verstellte, um liegend wieder zu

Kräften zu kommen; sie hatten immer Decke und Kissen im Auto, damit ich nicht fror und ließen vor jeder Ankunft alles elegant im Kofferraum verschwinden, sodass keiner etwas mitbekam. Auch murrten sie nicht, wenn ich nach nächtlichen Erschöpfungsanfällen morgens gehetzt und viel zu spät aus der Haustüre trat, und fuhren mich dann so schnell wie möglich zu Terminen. Durch ihre Organisation und Diskretion bemerkte auch niemand außerhalb meines engsten Mitarbeiterkreises meine ständigen Arztbesuche, bei denen ich wieder aufgepäppelt werden musste. Denn immer noch versuchte ich, meinen Verpflichtungen als Kultusministerin nachzukommen, und wollte nicht sehen, dass ich sie gar nicht mehr alle erfüllen konnte. Immer häufiger blieben Akten liegen und Mitarbeiter mussten viel zu lange auf meine Unterschrift warten, es blieb immer weniger Zeit für Gespräche mit den Referenten und Abteilungsleitern sowie den Mitarbeitern des Hauses. Ich entfremdete mich stückweise von vielen Mitarbeitern und Fraktionskollegen und meine Mannschaft im Büro versuchte die entstehenden Komplikationen so gut wie möglich zu managen. Nicht selten in dieser Zeit war ich unleidig und ungerecht zu meinen Vertrauten, aber sie ließen es über sich ergehen im Bewusstsein, dass das nicht mein eigentliches Naturell war, sondern durch meine Erkrankung ausgelöst wurde.

Aber meine Erkrankung hatte auch positive Effekte. Ich ernährte mich so gesund wie nie zuvor und achtete auf Qualität, Auswahl, Menge und Regelmäßigkeit. Vor allem aber lernte ich zu genießen. Früher war es für mich normal, dass ich alle Lebensmittel essen konnte. Jetzt feierte ich jedes neue Lebensmittel, das mein Körper nicht bekämpfte, wie einen kleinen Sieg. Und es war erstaunlich, dass die Genesung trotz der harten Belastungen durch meinen Beruf, mit denen schon ein Gesunder zu kämpfen gehabt hätte, voranschritt. Dadurch, dass ich konsequent meine Ernährung umstellte, musste auch meine Familie auf einiges verzichten. Zeitweilig protestierten mein Mann und meine Kinder, als ich gar keine Süßigkeiten oder Knabbereien mehr mitbrachte, letztlich aber verstanden sie mich. Langsam ging ich auch offensiver in der

Öffentlichkeit mit meiner Krankheit um. In Lokalen fragte ich inzwischen ungeniert, ob Kartoffelröstis tatsächlich aus Kartoffeln bestanden oder ob sie aus der Fertigpackung stammten und mit Weizen vermischt waren. Die Bedienungen schauten mich regelmäßig konsterniert an, denn für sie waren Kartoffelröstis eben Kartoffelröstis und außerdem hatte noch nie jemand so etwas gefragt.

Jetzt feierte ich jedes neue Lebensmittel, das mein Körper nicht bekämpfte, wie einen kleinen Sieg.

Dafür kamen sie dann oft umso überraschter aus der Küche zurück und mussten mir meine Vermutungen bestätigen. Wenn das passierte, musste ich regelmäßig auf die obligatorischen Salzkartoffeln ausweichen.

Zeitweilig erstaunte mich die Ahnungslosigkeit mancher Menschen über Gerichte und ihre Zutaten. Wenn ich beispielsweise das mir freundlich unter die Nase gehaltene Brot ablehnen musste und erklärte, dass ich kein Getreide essen könne und lieber ein vegetarisches Gericht auswählen würde, wurden mir regelmäßig Nudeln mit Soße angeboten. Auf meinen Einwand hin, dass Nudeln ebenfalls aus Getreide bestünden, waren sie fassungslos. Warum so erstaunlich viele Menschen denken, Nudeln seien ohne Getreide gemacht, ist ein Rätsel, das ich bis heute nicht aufklären konnte. Dasselbe passierte mir beim Hinweis, dass ich keine Milchprodukte essen könne. Die Leute meinten es ja gut mit mir, wenn sie dann trotzdem Sahnesoßen vor meine Nase stellten, die nicht selten auch noch mit Weizenmehl oder Ei gebunden worden waren und mir anschließend begütigend ins Ohr flüsterten: »Damit Sie wenigstens a bisserl was zum Zulegen haben!« Zu Beginn meiner Erkrankung hatte ich mir nicht vorstellen können, wie sehr diese Erkrankung meine Lebensgewohnheiten auf den Kopf und die anderer Menschen infrage stellen würde.

Ich selbst kam mir dabei oft ausgegrenzt vor. Dieses Gefühl kannte ich seit meiner Kindheit. Immer wollte ich zu den anderen Kindern gehören, genauso sein wie sie, genauso leben wie sie und mich genauso frei bewegen können wie sie. Ich wollte ein Pony im Ponyhaufen sein und blieb als Tochter von Franz Josef Strauß doch immer das Zebra im Ponyhaufen. Obwohl meine Mutter es nach Möglichkeit zu verhindern suchte, wurde mir von Anfang an ein besonderer Grad an öffentlicher Aufmerksamkeit auferlegt, wurde ich in eine Sonderrolle gedrängt. Nie zuvor war mir aufgefallen, dass in unseren Breitengraden der Schwerpunkt der Ernährung bei Speisen mit Weizen, Milchprodukten, Ei, Zucker, Fleisch oder Wurst liegt und jede Ernährung außerhalb dieses Angebots auffällt. Jetzt war es meine Autoimmunerkrankung, die mich in eine Sonderrolle drängte. Ich hatte es damals geschafft, damit umzugehen, warum sollte mir das jetzt nicht gelingen? Meine Zebra-Erfahrungen konnte ich jetzt vielleicht nutzen, um trotz Sondersituation möglichst wenig aufzufallen.

> *Ich wollte ein Pony im Ponyhaufen sein und blieb als Tochter von Franz Josef Strauß doch immer das Zebra im Ponyhaufen.*

Kurz vor Pfingsten war ich fix und fertig, hatte Körper und Geist durch die viele Arbeit überstrapaziert. Da ich es aber geschafft hatte, die vorangegangenen fünf Wochen einigermaßen vernünftig über die Bühne zu bringen, war ich doch recht zuversichtlich, dass es mit mir aufwärts gehen würde. Nur dass meine Genesung so lange dauerte und ich immer Gefahr lief, durch irgendeine Unbedachtheit schachmatt gesetzt zu werden, irritierte mich. Schon ein Schluck Cappuccino hatte zur Folge, dass am nächsten Tag das untere Augenlid aufplatzte und blutete. Bei öffentlichen Anlässen war so etwas besonders peinlich, denn ich bemerkte es nicht einmal. Ich hatte die Krankheit trotz vieler kleiner Erfolge einfach noch nicht ganz im Griff. Sie forderte mich jeden Augenblick heraus. Nur gut, dass in mir das Straußsche Widerstandsgen steckte. Ansonsten hätte ich bei den Strapazen schon längst aufgesteckt.

So startete ich in meinen zweiten Urlaub, diesmal in Richtung Gran Canaria. Noch nie hatte ich so viel Urlaub in so kurzer Zeit gehabt. Mich plagte mal wieder ein schlechtes Gewissen, denn ich schwänzte eine Sitzung der Kultusministerkonferenz. Aber was heißt hier eigentlich Urlaub? So schön es in Frankreich gewesen war und so sehr ich die Wochen dort trotz aller Probleme genossen hatte, es war ein krankheitsbedingter Zwangsstopp gewesen. Da gab es im Nachhinein nichts schönzureden. Und dieses Mal war es nicht viel anders bis auf einen Unterschied: Michaela und Markus waren mit von der Partie. Und meine langjährigen Freundinnen Ilse Aigner und Hildegard Mayr mit ihren Kindern auch. Mein Mann hatte aus beruflichen Gründen keine Zeit mitzukommen, was mich traurig stimmte. Ich wollte auch die schönen Momente mit ihm teilen. Davon hatten wir in der letzten Zeit sehr wenig. Der zweite zwingend notwendige Zwischenstopp half mir, in meinem Genesungsprozess wieder einen Schritt voranzukommen.

In diesen Tagen hatte ich Zeit nachzudenken und die Ereignisse der letzten Wochen zu reflektieren. Dabei musste ich mir eingestehen, dass ich nicht annähernd so fit war wie vor meiner Erkrankung. Oft konnte ich langen Gesprächen und Verhandlungen nicht bis zum Ende folgen und schaffte es nur mit äußerster Anstrengung und viel Schauspielkunst, Aufmerksamkeit vorzutäuschen.

Meinen Körper am Laufen zu halten verschlang in Schwächezeiten meine komplette geistige und psychische Leistungsfähigkeit. Diese Situation war bei genauerer Überlegung nicht nur unangenehm, sondern auch beunruhigend, denn ich war schwach und angreifbar. »Wie soll ich nur den Wahlkampf durchhalten?«, zermarterte ich mir das Hirn, »und dann kommt noch diese zerstrittene Münchner CSU dazu!« Die bevorstehende Wahl zur Bezirksvorsitzenden von München belastete mich mehr, als ich wahrhaben wollte. In den letzten Wochen hatte es wieder erbitterte und unversöhnliche Auseinandersetzungen um Parteiposten gegeben, die Anlass zu lang andauernden Fehden waren. Wie konnte ich dagegen vorgehen? Welche Rolle hatte ich? Wem konnte ich trauen? De facto fast niemandem. Dass irgendwann auch ich selbst in die Schusslinie blindwütiger Fehden einzelner führender Vertreter der Münchner CSU kommen könnte, verdrängte ich. Bedingt durch meine Erkrankung überschritt ich bereits jetzt meine physischen und psychischen Grenzen. Noch ein Amt mehr und damit noch mehr Aufgaben, und das in schwierigem, vermintem Umfeld! Wie sollte das in meinem Zustand gehen? Meine Aufgaben als Kultusministerin wollte ich auf keinen Fall hintanstellen, dazu war mir dieses Thema ein viel zu großes Anliegen. Und wenigstens ab und zu wollte ich für meine Familie da sein. Aber dafür musste ich Zeit haben. Ich fühlte mich wie ein Hamster im Laufrad. Die Wahl zur Bezirksvorsitzenden war nicht mehr abzulehnen. Alles war vorbereitet! Sämtliche Medien hatten sich auf das Thema gestürzt und sahen meinen Bezirksvorsitz als eine Art Reifeprüfung für die Nachfolge von Edmund Stoiber. Das passte weder mir noch ihm und vor allen Dingen nicht seinem Umfeld, obwohl jeder politisch Kundige genau wusste, was da für ein Spiel gespielt wurde.

Es gibt in der Politik nichts Gefährlicheres, als dauernd hoch gelobt und für zukünftige Posten gehandelt zu werden. Und da Neid, Hass und Missgunst niemals offen ausgetragen werden, steuerten meine Widersacher ihre Kampagne geschickt über die Medien mit dem Ziel, mir möglichst zu schaden. Warum ich trotzdem kandidierte? Ich dachte, dass mir die Partei viel gegeben hatte, und um bei der Wahrheit zu bleiben, ich ihr allerdings auch. Doch war ich überzeugt, noch mehr tun zu müssen und mir meine parteilichen Verpflichtungen nicht raussuchen zu können. Einfach ausbüxen ging nicht. Die Menschen an der Basis der Münchner CSU mochte ich gern, für sie lohnte es sich zu kämpfen. Ich war zudem von den Erfahrungen des politischen Lebens meines Vaters geprägt. Ein Kneifen würde mir als Schwäche ausgelegt. Aber wie sollte ich alles packen? Ich war nicht gesund, ich war eingeschränkt leistungsfähig und würde auch nicht so schnell wieder vollständig auf die Füße kommen. Ich konnte ja versuchen, mir etwas anderes einzureden, aber die Wahrheit sah düster aus. Den naheliegenden Ausweg zu wählen und einfach selbstbewusst »nein« zum Münchner Bezirksvorsitz zu sagen, dazu fehlte mir der Mut. Ich wich der Entscheidung aus und beschloss, mich jetzt auf meine weitere Regeneration zu konzentrieren, anstatt mich mit zermürbenden Fragen herumzuplagen.

> » Es gibt in der Politik nichts Gefährlicheres, als dauernd hoch gelobt und für zukünftige Posten gehandelt zu werden. «

Der Aufenthalt in kleinen gemütlichen Bungalows, die ruhig in einer grünen Parkanlage von Maspalomas auf Gran Canaria standen, war von lustigen Hindernissen geprägt. In den Prospekten war angekündigt gewesen, dass abends ein Buffet angeboten würde. Deshalb hatten wir Halbpension gebucht. Das würde am Unkompliziertesten sein, dachte ich. Weit gefehlt! Auf dem gesamten Buffet gab es kein einziges Gemüsegericht ohne Fisch, Fleisch, Eier oder Getreide und auch bei Kartoffeln herrschte Fehlanzeige. Selbst der Reis wies Beimischungen unterschiedlichster Art auf. Hungrig schaute ich auf jede Platte und in jede Schüssel. Also wandte ich mich an die Bedienung und die reagierte auf Sonderwünsche, wie befürchtet, ziemlich harsch, zumal sie weder Deutsch noch Englisch oder Französisch verstand, und mein Spanisch war zu eingerostet, um ihr innerhalb von fünfzehn Sekunden meine Situation zu beschreiben. Also ließ ich es sein. So hatte ich mir meinen Urlaub nicht vorgestellt und ich wollte ihn mir nicht verdrießen lassen. Wir besprachen die Lage und fanden eine pragmatische Lösung: Als Erstes stibitzten wir zwei Teller mit Besteck und nahmen sie ins Apartment mit, wo ich zu meiner großen Freude einen Wasserkocher und eine Miniherdplatte entdeckte. Michaela, die wegen eines Turniers erst nach dem ersten Wochenende kommen sollte, wurde beauftragt, eine Pfanne und zugehöriges Material in ihren Koffer zu packen. Am nächsten Morgen liehen wir uns Motorroller und durchstöberten den Ort, um geeignete Geschäfte zu finden. Wir stießen sogar auf einen großen Gemüse- und Obstmarkt. Was für ein Erfolg! Dass wir bei unserer Suchaktion die Insel, ihre Orte und viele kleine Gassen besser kennenlernten, als es sonst der Fall gewesen wäre, beflügelte unser Vorhaben außerdem.

»Selten gibt es einen Nachteil, der nicht mit einem Vorteil verbunden ist«, dachte ich mir, »man muss nur die Chancen nutzen, die in jeder Situation zu finden sind.« Wir kauften begeistert ein und auch ein Stückchen Schafkäse wanderte in den Einkaufskorb. Mal sehen, ob ich den jetzt schon besser vertrug. Mit Schafkäse würden sich viele neue Gerichte zubereiten lassen. »Auf ein

Neues!«, ermunterte ich mich zu meinem zweiten Versuch, »eventuelle Folgen sind nach zwei Wochen locker überstanden!« Kaum waren wir im Hotel, schon begann unser »Feldkochen«. Mangels anderer Töpfe wanderten die Kartoffeln geschält in den Wasserkocher, der glücklicherweise keine Selbstabschaltung hatte und sich ohne technische Macken seiner neuen Aufgabe stellte. Das Gemüse sautierte ich mit Olivenöl in der von Michaela mitgebrachten Pfanne auf der Miniherdplatte. Dann schnitt ich ein Stückchen Schafkäse klein und ließ ihn über dem Gemüse zerlaufen. Wenige Minuten danach war mein Gemüsegericht fertig. Andächtig saß ich vor meinem nach zerlaufenem Schafkäse duftenden Teller und genoss jeden Bissen. Die anderen saßen grinsend und feixend um mich herum. Wenn man kaum mehr etwas essen darf, dann wird fast alles zum besonderen Leckerbissen. Die Abwehrreaktionen auf den Schafkäse waren zwar immer noch vorhanden, aber nicht mehr ganz so schlimm. Es zeigten sich die üblichen Symptome von den dick aufgequollenen Augen bis hin zu verhärteten Muskeln, aber sie gingen rasch wieder zurück, als ich zu meiner strengen Gemüsediät zurückkehrte. Für mich stellte diese Erfahrung eine wichtige Erkenntnis dar. Ich merkte, dass die Wirkung des Immunglobulinpräparats auf meinen Körper wieder abnahm – ganz langsam, aber immerhin! Mein Körper schien die Fähigkeit zu haben, seine Abwehrreaktionen wieder zu normalisieren. So beschäftigte mich ein Käsestück, das ich etwas besser vertrug, mehr als die politische Großwetterlage. Das hätte mich nachdenklich machen müssen, tat es aber nicht.

> *Wenn man kaum mehr etwas essen darf, dann wird fast alles zum besonderen Leckerbissen.*

Auf dem Rückflug von Gran Canaria studierte ich meinen Terminkalender für die Wochen bis zur Landtagswahl. Es wartete ein brutaler Marathon auf mich, ohne Pausen, ohne Luftholen, ohne einen Moment, in dem ich mich würde zurücklehnen können. Ich befand mich in einer Situation der Gegenläufigkeit, wie ich es heute aus der Distanz der Nachbetrachtung bezeichne, nur dass sich mittlerweile die Vorzeichen geändert hatten: Politisch ging es bergab (ohne dass es mir bewusst war) und gesundheitlich bergauf. Erst drei Jahre später sollte beides wieder ins Lot kommen. Als wäre ich auf ein Gleis gesetzt, lief ich in eine Richtung, die mir persönlich und politisch schadete, und schaffte es nicht, dieses Gleis zu verlassen. Dass sich durch meine Erkrankung mein Verhalten veränderte, realisierte ich viel zu spät. Ich nahm mich selbst anders wahr als Außenstehende, ich merkte nicht, dass ich aus Mangel an Energie kommunikationsarm wurde. Viele interpretierten das als zunehmende Abgehobenheit einer erfolgsver-

Ich befand mich in einer Situation der Gegenläufigkeit, nur dass sich mittlerweile die Vorzeichen geändert hatten.

wöhnten Kultusministerin mit Zukunftsambitionen, während ich nur stolz auf mich war, weil ich einen Tag voller Termine durchgestanden hatte und die kleinen Zeitfenster zwischen den Terminen im Auto oder im Büro für kleine Verschnaufpausen nutzen konnte. Ich erkannte, wann mein Pensum voll war, wann bei mir nichts mehr ging. Aber anstatt das zu kommunizieren, fielen einige Dinge einfach hinten runter: Das Telefon mied ich und Zeit für die Rücksprachen mit Parteikollegen hatte ich auch nicht mehr. Abends sank ich so früh wie möglich ins Bett. Die Beziehung zu meinen politischen Freunden wurde dadurch erheblich auf die Probe gestellt und meinen politischen Feinden bot sich dadurch die optimale Möglichkeit zur Intrige und zur Demontage. Schuld war ich letztlich selbst. Ich hätte mich vorübergehend konsequent von der politischen Bühne verabschieden müssen, um erst dann wiederzukommen, wenn ich voll genesen bin. Aber dazu hätte ich mich offenbaren müssen und das wollte ich nicht. Ich führte ein Doppelleben: Ich funktionierte, wahrte äußerlich das gewohnt perfekte Bild und war körperlich fertig, müde und abgeschlagen.

Mit meinen Gedanken war ich voll und ganz auf Durchhalten programmiert. Die erste Zeit packte ich einigermaßen: Ich hielt eine Regierungserklärung, die ich mit Mitarbeitern bis spät in die Nacht vorbereitet hatte. Es lief sensationell gut, denn mir war es gelungen, das rüberzubringen, was mir wichtig war. Die Großveranstaltungen waren rappelvoll und selbst wenn ich müde und abgeschlagen am Veranstaltungsort ankam, in den Reden lief ich zur Hochform auf, da vergaß ich in meiner rhetorischen Leidenschaft meine Schmerzen oder merkte sie kaum. Nur die Wahl zur Bezirksvorsitzenden verlief nicht optimal. Die Wahl selbst war für mich sehr gut ausgegangen, mit 97 Prozent der Stimmen hatte ich ein Superergebnis erzielt. Aber mir war unwohl, zum ersten Mal in meinem Leben hielt ich mich während der Rede an ein Manuskript, das zwar gut war, jedoch wenig half. Es wollte mir so gar kein zündender Gedanke einfallen, der die Versammlung mitgerissen hätte und so trugen meine hölzernen Worte ebenso wenig zur Stimmung der Anwesenden bei wie die vorangegangene Gardinenpredigt von Edmund Stoiber, mit der er die Münchner Parteikollegen zur Vernunft bringen wollte. Im Gegenteil, die aggressive Atmosphäre im Raum, die zwischen den zerstrittenen Lagern herrschte, war regelrecht mit den Händen zu greifen.

> *Dieser Abend sollte mir einen Vorgeschmack auf die Widerlichkeiten zu späterer Zeit geben. Der Marathon hatte begonnen.*

In den Vorbereitungen zur Wahl hatte ich viele Gespräche mit Orts- und Kreisvorsitzenden, Arbeitsgemeinschaften und wichtigen Unterstützern unserer Partei in München führen wollen, doch dazu war ich nicht mehr gekommen. Prompt ging schon bei den Vorstandswahlen das gegenseitige Abwatschen und Herabsetzen wieder los, es hagelte schlechte Wahlergebnisse und ich hatte es nicht verhindern können. Das frustrierte mich. Hatte ich doch alle ausdrücklich gebeten, an diesem Abend Geschlossenheit und Neuanfang zu demonstrieren. Den alten Intriganten war das egal. Sie spielten ihr Spiel weiter, egal unter welchem Chef, und im Laufe der kommenden Monate sollte ich merken, dass ich als Baustein willkürlich von ihnen durch die Gegend geschoben werden sollte, je nach ihrer Interessenslage. Dieser Abend sollte mir einen Vorgeschmack auf die Widerlichkeiten zu späterer Zeit geben. Der Marathon hatte begonnen.

Mein Körper tat sich schwer mit den Strapazen dieser Wochen. Die Bildung stand als eines der Schwerpunktthemen im Mittelpunkt des Landtagswahlkampfes, was für mich eine enorme terminliche Belastung zur Folge hatte, und dass ich als gute Bierzeltrednerin galt, füllte meinen Terminkalender noch mehr.

In der Münchner CSU tobten unterdessen munter die Auseinandersetzungen weiter. »Feind, Todfeind, Parteifreund!«, zitierte ich meinen Vater, als in den Medien von netten Parteigenossen erste Verdächtigungen gegen mich gestreut wurden, die mir Unredlichkeit, Einseitigkeit und unterschwellig sogar die Beteiligung an Wahlmanipulationen unterstellten. Um mein Verständnis von ordnungsgemäßem Verhalten in der Partei klarzustellen und jeder Missinterpretation vorzubeugen, bat ich drei renommierte Richter, die CSU-Satzung so zu überarbeiten, dass in Zukunft Lücken für parteischädigende Umtriebe unterbunden werden könnten. Verblüfft war ich dann über den unverschämten Protest derjenigen, die zuvor immer die Sauberkeit der politischen Methoden wie eine Monstranz vor sich hergetragen hatten, um sich anschließend bei mir darüber zu beschweren, dass ich, ohne sie zu befragen und ohne Not, drei fremde Personen mit mangelhafter Sachkunde hinzugezogen hätte. Hartnäckig verfolgte ich meinen Kurs, alle Seiten zu disziplinieren, weiter und machte mir damit noch mehr Feinde in der Münchner CSU.

Auf alle Probleme, mit denen ich konfrontiert wurde, reagierte ich überempfindlich. Jede Kleinigkeit trieb mich auf die Palme. Ich wollte perfekt sein und das klappte nicht. Das machte mich unwirsch. Außerdem brauchte ich immer noch mehr Schlaf als früher, konnte ihn jedoch nicht bekommen. An einigen Tagen war ich so fertig, dass ich meinem Mann morgens nicht einmal mehr antworten konnte und er im Büro anrufen musste, um einzelne Termine zu verschieben oder sogar abzusagen. Meine Mannschaft wusste, was los war und nahm es auf sich, wenn sich die Leute über meine kurzfristigen Absagen oder meine Unzuverlässigkeit beschwerten. Meistens begründeten meine Mitarbeiter die Verspätungen und Absagen mit extrem dringenden, unaufschiebbaren Terminen, und zwar so glaubwürdig, dass bis 2004 keiner auf die Idee kam, dass mir gesundheitlich ernsthaft etwas fehlen würde. Dass hinter meinem Rücken dennoch heftig getuschelt wurde, registrierte ich nicht.

Weiterhin versuchte ich, meinen gesundheitlichen Problemen auf den Grund zu gehen, denn die ständigen Rückschläge verunsicherten mich. Ich wollte mehr wissen. »Irgendwo muss es noch einen Schulmediziner geben, der dir den medizinischen Beleg für deine ganz persönliche Theorie gibt!«, überlegte ich. Seit meinen schlechten Erlebnissen mit einigen Ärzten hatte ich jede weitere medizinische Untersuchung vermieden und mich über Monate hinweg mit Neuraltherapie, Homöopathie und Mineralien sowie einigen Akutmedikamenten über Wasser gehalten. Ich wollte mich jedoch nicht damit abfinden, dass die schulmedizinische Seite so gar keine Lust verspürte, sich mit meinen persönlichen Erfahrungen auseinanderzusetzen. Die stereotype Aussage von Ärzten: »Das kann nicht sein!«, beantwortete ich mittlerweile unmissverständlich mit den Worten: »Nur weil Sie es nicht kennen, kann es trotzdem sein!«, um dann Untersuchungen und Therapien abzulehnen, die ich persönlich als wenig zielführend erachtete. Ich gab nicht auf und suchte meinen Wissensdurst bei einer weiteren Ärztin zu stillen, die mir von unserer Kethi wärmstens empfohlen worden war. Ich wollte neben meinem exzellenten Hausarzt, der seinen Schwerpunkt ja auf Homöopathie gelegt hatte, auch eine schulmedizinische Begleitung.

> *Ich wollte mich nicht damit abfinden, dass die schulmedizinische Seite so gar keine Lust verspürte, sich mit meinen persönlichen Erfahrungen auseinanderzusetzen.*

Ich empfand sie schon in unserem ersten Gespräch in der Praxis als äußerst sympathisch, fachkundig und engagiert. Sie nahm sich Zeit für eine ausführliche Beratung, hörte mir lange und aufmerksam zu und empfahl mir anschließend eine umfassende Blutuntersuchung, mit der auch meine Immunglobuline, meine Verträglichkeit auf Nahrungsmittel, sämtliche Tumormarker sowie viele Viruserkrankungen überprüft werden sollten. Eine Woche später lagen mir alle Werte schriftlich vor – und sie waren bis auf kleine Abweichungen in Ordnung. Die Neuraltherapie hatte beste

Dienste geleistet. Nur die Immunglobuline lagen weit außerhalb des Normbereichs und es war wesentlich leichter, die Lebensmittel aufzuzählen, die ich vertrug, als diejenigen, bei denen mein Körper eine Gegenreaktion zeigte. Ich las etwas von »weitreichender Lebensmittelunverträglichkeit«. Da stand nun, schwarz auf weiß, was ich längst vermutet hatte. Ich erörterte mit der Ärztin, inwiefern eine genetisch bedingte Unverträglichkeit auf einzelne Eiweiße Ursache für die heftigen Gegenreaktionen auf das Immunglobulinpräparat und der damit verbundenen langwierigen Komplikationen gewesen sein könnte. Sie bestätigte mir, dass dies absolut im Bereich des Möglichen liege. Bei diesem Präparat komme es aber auch unabhängig von einer solchen Vorprägung hin und wieder zu Nebenwirkungen. Die Menschen würden nun einmal unterschiedlich reagieren. Wenn aber zudem eine Eiweißunverträglichkeit vorliege, dann sei das Komplikationsrisiko erhöht. Wissenschaftlich nachweisen lasse sich das bei mir aber nicht mehr. Für meine Genesung müsste ich viel Geduld aufbringen und möglichst wenig Lebensmittel zu mir nehmen, die der Körper nicht vertrage. Auch zeitweilige Erholungsphasen seien zwingend, da der Körper durch die Probleme des Immunsystems strapaziert und deshalb anfälliger sei. Sie empfahl mir, eine Magen- und Darmspiegelung in der Uniklinik durchführen zu lassen und dabei die Fachspezialisten zu befragen.

Das tat ich dann einige Wochen später. Auch in diesen Untersuchungsergebnissen waren meine allgemeinen Blutwerte bis auf eine minimale Schilddrüsenunterfunktion hervorragend und der Oberarzt konnte sich meine Symptome nicht erklären. Bezüglich meiner Immunglobline bestätigte er, dass sie ungewöhnlich seien. Es sei jedoch naturwissenschaftlich noch nicht endgültig geklärt, wie dies zu interpretieren sei. Da schritt der Chefarzt ein, der die Magen- und Darmspiegelung durchgeführt hatte und erläuterte mir mit entwaffnender Offenheit, dass es immer wieder Fälle wie den meinen gebe, aber die Wissenschaft derzeit noch nicht so weit sei, eine naturwissenschaftlich überprüfbare Diagnose abzugeben. Es gäbe dafür auch kein Medikament. Gerade die Uniklinik werde häufig mit in den normalen Arztpraxen nicht erklärbaren schwierigen Krankheitsbildern konfrontiert, deren Aufklärung man sich aber auch in den Unikliniken nur schrittweise nähern könne. Er brachte seine medizinische Aufklärung meiner Erkrankung auf einen ungewöhnlich treffenden Nenner, den ich laienhaft wie folgt ausdrücken möchte: Mein Darm und mein Magen würden bestens aussehen. Überhaupt sei meine Hardware, sprich die Organe, an und für sich in Ordnung, nur mit meiner Software, das heißt dem Informationssystem zwischen den Organen und dem Stoffwechsel, stimme etwas nicht. Was das genau sei, könne man trotz der präzisen Beschreibung meiner gesundheitlichen Komplikationen nicht genau definieren. Wenn ich aber mit meinem bisherigen Vorgehen gut zurechtkommen würde, dann sollte ich so weitermachen bis zur völligen Genesung. Das war immerhin besser als nichts und für die Ehrlichkeit und Offenheit war ich dankbar. Ein Problem blieb bei aller Zuversicht für eine schrittweise Genesung: Meine Leistungsfähigkeit blieb eingeschränkt und die Genesung zog sich ewig hin, ob es mir nun passte oder nicht. Das sollte mir zum Verhängnis werden.

> *Meine Hardware sei an und für sich in Ordnung, nur mit meiner Software stimme etwas nicht.*

Am Wahlabend fuhr ich, körperlich fertig, aber – was die Wahlaussichten betraf – positiv gestimmt in den Bayerischen Landtag. Von der Erholung an Pfingsten und der wenigen Tagen, in den Sommerferien war nichts mehr geblieben. Mein Akku war leer und selbst das sensationelle Ergebnis von über sechzig Prozent und einer Zweidrittelmehrheit im Parlament wollte bei mir zunächst nur schwache Jubelgefühle auslösen. Erst als ich erfuhr, dass ich meinen Stimmkreis mit gutem Abstand vor dem Spitzenkandidaten der SPD gewonnen hatte, hopste ich freudestrahlend durch die altehrwürdigen Hallen und feierte später mit meinen Mitstreitern aus dem Stimmkreis im gemütlichen Wirtshaus Bachmaier. In der Nacht erst fiel mir plötzlich ein Zitat meines Vaters aus dem Jahre 1978 ein: »Der Herrgott möge verhüten, dass wir jemals die Zweidrittelmehrheit erhalten, denn ab da werden alle narrisch!« Die Freude war tatsächlich von kurzer Dauer. Die Staatskanzlei samt Ministerpräsident glaubte jetzt alles, über dessen Realisierung oder Umsetzung man immer schon einmal nachgedacht hatte, sofort und ohne Duldung von Widersprüchen anzupacken. Die Fraktion und das Kabinett stöhnten. Unser strenger Sparkurs mit der Intention eines Haushalts ohne Neuverschuldung war richtig und verschaffte uns wichtige finanzielle Spielräume, aber die Heftigkeit der Maßnahmen sprengte deutlich die normalen Maßstäbe. Hatte ich gedacht, dass ich nach den Landtagswahlen mehr Luft hätte und ich die Terminflut eindämmen könnte, so wurde ich eines Besseren belehrt.

Es folgten wochenlange strapaziöse und nervenaufreibende Verhandlungen um den Haushalt und die Sparmaßnahmen. Meine gesundheitliche Konstellation hielt diesem Monate andauernden Stress nur schwer stand. Jeder Minister war fast froh, dass die Sparwut auch andere Ressorts traf und nicht nur das eigene. Die Fraktion war gestresst und der Beschluss, das achtjährige Gymnasium einzuführen, und einige andere massive Eingriffe in das Schulwesen trafen mich ohne jede Vorankündigung. Vorher war das Thema noch tabu und jetzt wurde die Entscheidung quasi über Nacht getroffen, sodass die Wut der Betroffenen berechtigterweise über uns hereinbrach. Gott sei Dank hatten wir aufgrund einiger Schulversuche eine gute Ausgangslage und solide Vorbereitung. Aber zum ersten Mal musste ich einen derart rabiaten Kurswechsel der Staatsregierung nach außen hin mittragen. Das waren das falsche Timing und die falsche Kommunikationsstrategie, obwohl sich die Rahmenbedingungen nationaler und internationaler Art deutlich verändert hatten. Ich begab mich ebenso wie mein Staatssekretär auf eine Kräfte und Nerven raubende Tour durch Bayern, um mit Lehrern, Eltern und Schülern persönlich zu diskutieren. Wir beide wollten nicht feige im Kultusministerium hinter unseren Schreibtischen sitzen, sondern uns den Betroffenen persönlich stellen. Die Debatten dauerten meist fünf oder sechs Stunden und es war oft schwierig, eine sachliche Atmosphäre herzustellen. Die Veranstaltungen strapazierten nicht nur meine Nerven. Ich kam körperlich regelrecht auf dem Zahnfleisch daher. Denn während der Diskussionen wurden mir häufig Kekse und Kaffee angeboten, manchmal waren es auch Wurst- und Käsesemmeln. Also musste ich stundenlang hungern oder Unerträgliches essen.

Ab jetzt überschlugen sich die politischen und privaten Ereignisse und es brach ein Sturm über mich herein, mit dem ich niemals gerechnet hätte. Es begann bereits im Sommer. Mein Bruder Max war psychisch immer mehr angeschlagen und er hatte immer mehr Panikattacken. Ich nahm mir sooft wie möglich Zeit, zu ihm zu fahren oder mit ihm zu telefonieren, konnte ihn aber kaum mehr beruhigen. Letztlich konnte ich seine Verzweiflung gut verstehen. Er war durch die öffentliche Brandmarkung der Augsburger Staatsanwaltschaft beruflich ruiniert, ohne Beweise angeklagt und jahrelang medial wirksam an den Pranger gestellt. Die Pfändungen trieben ihn finanziell an den Rand und seine Ehe stand nach den Schlägen kurz vor dem Aus. Er selbst sah keinen Ausweg mehr und fühlte sich wie das Kaninchen vor der Schlange. Seine innere Gefühlslage ging mir an die Nieren und ich hatte ernsthaft Angst um ihn. Im Herbst musste er sich wegen Suizidgefahr in klinische Behandlung begeben. Die Situation spitzte sich zu, als ein aus meiner Sicht voreingenommener Gutachter meinen Bruder für verhandlungsfähig erklärte, obwohl dieser definitiv nicht in der Lage war, mit seinen Anwälten oder auch mit Franz und mir geordnete Gedankengänge und konzentrierte Sitzungen durchzuführen, um seine Unschuld zu beweisen. Er war nicht einmal fähig, ein normales Gespräch zu führen. Also machten sich Franz und ich auf den Weg, die Arbeit zu leisten, die nach unserem Dafürhalten die Staatsanwälte hätten leisten müssen.

> *Ab jetzt überschlugen sich die politischen und privaten Ereignisse und es brach ein Sturm über mich herein, mit dem ich niemals gerechnet hätte.*

Dann halste man Max noch einen zweiten Prozess in München auf, den er trotz seiner von der Uniklinik beschriebenen und uns täglich vor Augen stehenden Verhandlungsunfähigkeit zeitgleich bewältigen sollte. »Den wollen sie erledigen!«, brach es aus meinem Bruder Franz heraus, »zuerst machen sie ihn jahrelang öffentlich unmöglich, entziehen ihm seine berufliche und finanzielle Existenz und wollen ihm damit die Möglichkeit nehmen, gute Verteidiger bestellen zu können, die natürlich Geld kosten. Der psychische Zusammenbruch kommt ihnen gerade recht, denn dann kann er sich nicht einmal mehr selbst verteidigen.« Wir waren fassungslos. Mit seiner Vorahnung lag Franz nicht falsch, denn ab Januar 2003 begann ein aus unserer Sicht nicht faires Verfahren, dem mein Bruder Max Josef wegen seines psychischen Zustands nur schwer folgen und zu dessen Bewältigung er fast keinen Beitrag leisten konnte. Den Großteil der Recherchen nahm Franz Georg auf sich. Er war Tag und Nacht unterwegs, um die für die Verteidiger notwendigen Unterlagen beizubringen, die die Unschuld von Max belegen konnten. Durch mein Amt als Kultusministerin waren mir die Hände gebunden, also übernahm ich einen Teil seiner persönlichen Betreuung, was mich angesichts meiner eigenen gesundheitlichen Probleme, meiner beruflichen Beanspruchung und der zunehmenden Attacken liebenswerter Münchner Parteigenossen langsam überforderte. Irgendwann sah sich Max nicht mehr in der Lage, den Prozess durchzuhalten, und war bereit, Dinge einzuräumen, die er aus seiner Sicht gar nicht begangen hatte. Aber er konnte nicht mehr. Er gab einfach auf. Franz und ich mussten das akzeptieren, so weh es uns tat und so sehr sich die ohnmächtige Wut unserer Gefühlswelt bemächtigte.

Doch was darauf folgte, hätten wir niemals geahnt. Im Januar 2004 beschlagnahmten die bayerischen Finanzbehörden den meinem Bruder Max gehörenden Teil des Anwesens in Rott am Inn und damit auch die Gruft meiner Eltern. Als ich die Schlagzeile in der Zeitung las, dachte ich spontan an einen üblen Scherz. Es war keiner. Postwendend legte ich bei den Verantwortlichen Protest ein. Der Finanzminister wand sich in Ausreden, der Fraktionsvorsitzende zeigte sich hellauf empört und der Ministerpräsident wollte mich anrufen. Zwischendrin meldete sich die Pressestelle der Staatskanzlei und ließ mir mitteilen, dass ich doch mit der

Auskunft der Behörden, sie planten die Gruft nicht zu veräußern, zufrieden sein könnte und jetzt einen positiven Kommentar für die Presse abgeben sollte. Ich war wie vor den Kopf gestoßen! Hatte es den Beamten alle Maßstäbe verrückt? Ich verlangte den Ministerpräsidenten zu sprechen und unterbrach abrupt das Telefonat. Kurz darauf rief mich Edmund Stoiber an, zeigte sich ebenso empört über die behördliche Verfehlung und bat mich um Besonnenheit. Die Beschlagnahmung der Gruft sei in der Tat inakzeptabel und rechtswidrig. »Schön!«, schrie ich ihn an, »dass die Behörden, deren Regierung du vorstehst, rechtswidrige Beschlagnahmungen vornehmen!« und ließ meiner Wut freien Lauf. Druckreif waren die Dinge nicht, die ich ihm mitzuteilen hatte, und ihm wurde schnell klar, dass er dabei war, mich aus seinem Kabinett zu verlieren. Ich war nicht bereit, auch nur einen Millimeter von meiner Position zu weichen und erst als er mir versicherte, dass der Finanzminister sich bei unserer Familie entschuldigen und seine Behörden die Gruft in die Befugnis der Familie zurückgeben würden, war ich bereit, Frieden zu geben.

An diesem Abend war ich so niedergeschlagen wie selten in meinem Leben. Mein Körper reagierte äußerst empfindlich auf diese nervliche Überbelastung. Es ging gesundheitlich zwar voran, aber ich war einfach noch nicht gesund. Es hatte außerhalb meines Vorstellungsvermögens gelegen, dass sich jemand am Grab meiner Eltern vergreifen könnte. Nie hätte ich mir vorstellen können, dass Behörden meinem Bruder Franz und mir anbieten würden, die Gruft zum »marktgerechten Wert« auszulösen. Bei der parlamentarischen Debatte am nächsten Tag verbat ich mir in einer kurzen Ansprache die politische Instrumentalisierung der Gruft meiner Eltern. Der Auftritt nahm mich so mit, dass ich an seinem Ende nicht mehr in der Lage war, meine Körperteile exakt zu kontrollieren. Wie ein Roboter steuerte ich auf einen Platz zu und setzte mich, unfähig, noch irgendetwas aufzunehmen. Meinem Kollegen Sepp Ranner werde ich nie vergessen, dass er mich später so lange festhielt, bis es mir wieder einigermaßen gut ging. Manch einer, wie Peter Gauweiler, rieten mir in diesen Tagen zum

Rücktritt. Ich könne nicht einer Regierung angehören, deren Behörden nicht einmal vor dem Grab meines Vaters, des ehemaligen Ministerpräsidenten Bayerns, und meiner Mutter Halt machten. Eigentlich hatte er recht und sprach mir damit aus der Seele. Entgegen meiner inneren Einstellung entschied ich nach längerer Beratung mit meinem Mann und Franz, im Amt zu bleiben, doch der Riss, der sich aufgetan hatte, war bei mir nicht mehr zu kitten.

Meinem Körper taten diese extremen Belastungen alles andere als gut und ich bekam die Rechnung dafür. Eines Nachts tauchten einige meiner bereits überwunden geglaubten Krankheitssymptome wieder auf wie verhärtete Muskeln, eine schmerzende Nierenpartie, Oberbauchprobleme, bleierne Müdigkeit. Auch das Quincke-Ödem um meine Augen blühte an einem Morgen wieder in voller Pracht. Ich war entsetzt. Warum sah ich so aus und weshalb ging es mir plötzlich wieder so schlecht? Ich hatte mich doch einigermaßen an meine Diät gehalten. Voller Panik fuhr ich zu meiner Ärztin. Die Lösung war ganz einfach. Bedingt durch die erhebliche Überanstrengung der vergangenen Wochen hatte sich ein Virus eingenistet und brachte das noch immer nicht intakte Immunsystem aus den Fugen. Diese Autoimmunerkrankung forderte mir wirklich alles ab! Und wieder musste ich mich auf eine neue Situation einstellen. Mein Körper zeigte wieder massive Überreaktionen und eine deutlich verstärkte Abwehr gegen Lebensmittel. Gott sei Dank waren Faschingsferien und ich konnte mich wenigstens ein paar Tage ausruhen. Ich sagte wieder den Passauer Aschermittwoch ab und blieb im Zillertal, um mich einigermaßen auszukurieren. Die Beschwerden ließen langsam nach und mir wurde bewusst, dass ich mit solchen Rückschlägen noch länger würde rechnen müssen, da sich nun einmal ab und zu ein Virus in jeden Körper einschleicht. Deshalb war so lange mit Fehlreaktionen meines Körpers zu rechnen, bis die Erkrankung meines Immunsystems endgültig überwunden sein würde. Eine unangenehme Aussicht. Aber ich konnte auch wieder einen Erfolg verbuchen, die Viruserkrankung war rasch überwunden und auch die altbekannten Symptome klangen schneller ab. Einziges Problem: Mein Gewicht war seit dem Sommer auf 58 Kilo gesunken und ich war nur mehr ein Strich in der Landschaft. Ich bekam es wieder mit der Angst zu tun, obwohl ich merkte, dass es mir körperlich eher besser als schlechter ging. Diese Verausgabung raubte dem Körper alle Reserven. Was würde passieren, wenn mein Gewichtsverlust so weiterging? Alle alten Hosen, Kleider und Röcke, die ich hatte, schlabberten an meinem Körper. Ich kaufte neue Kleidung, denn so konnte ich nicht unter die Leute gehen. Aber an Aufgeben dachte ich nicht, denn ich war nur von einem Gedanken beherrscht: Wenn ich den Gymnasien schon diese rabiate Umstellung zumuten musste, dann wollte ich wenigstens das Maximum für sie herausholen.

Zu allem Übel erkrankte in dieser Zeit auch noch meine Tochter Michaela. Sie hatte sich Grippe und Pfeiffersches Drüsenfieber zugezogen und wir machten uns ernsthaft Sorgen um sie. Sie war schulisch und sportlich stark beansprucht und litt unter den zunehmend aggressiven Anfeindungen, denen ich ausgesetzt war. Sie wollte mit ihrer Mannschaft Weltmeisterin im Gruppenvoltigieren werden und die Viren schwächten sie immens. Es führte bei ihr zu ausgeprägten Herzbeschwerden mit Schwächeanfällen, sodass sie über Wochen hinweg die Schule nicht mehr besuchen konnte und mit ihrem heißgeliebten Voltigiertraining aussetzen musste. Sie hatte meinen früheren Internisten aufgesucht und der hatte ihr doch trotz meiner Warnung eine Immunglobulinspritze gegeben. Sie hatte sich nicht getraut zu widersprechen. Ihr Körper hatte vorher schon Wasser eingelagert und sie wies jetzt einige Krankheitssymptome auf, die meinen Unverträglichkeitserscheinungen glichen. Ich empfahl ihr dringend, den Arzt zu wechseln und wollte dies mit ihr besprechen.

Michaela war ja erst siebzehn Jahre und konnte sich auf diesem Feld nicht so gut auskennen – dachte ich. Aber eines hatte ich übersehen: Sie war die Tochter ihrer Eltern, das heißt äußerst selbständig. Als ich mich mit ihr beraten wollte, hatte sie sich schon genau erkundigt und entschlossen, welchen Arzt sie aufsuchen würde. Sie entschied sich richtig. Bei der Untersuchung stellte sich heraus, dass sie eine ähnliche Unverträglichkeit wie ich aufwies. Wahrscheinlich so wie bei mir, von Mutter zu Tochter vererbt. Sie begab sich in ein strenges Erholungs- und Diätprogramm, das ihr dabei half, nach ein paar Wochen wieder auf die Beine zu kommen. Nach drei Wochen teilte sie mir mit, dass sie wieder mit leichtem Training beginnen, aber in der Schule weiter pausieren würde. Ich akzeptierte, denn Michaela war eine vernünftige und kluge junge Frau, die aufgrund der Berufstätigkeit von uns Eltern frühzeitig gelernt hatte, in Absprache mit uns selbst Entscheidungen treffen zu dürfen. Und sie war trotz leistungssportlicher Beanspruchung eine gute Schülerin. Sie argumentierte: »Mami, du weißt, dass ich meine Grenzen kenne. Ich höre auf, wenn ich merke, dass es mir nicht gut geht!« So kämpfte sie sich wieder nach oben und weitere drei Wochen später ging sie bei einem Turnier an den Start. Da durfte ich dann doch noch einige Schrecksekunden erleben. Nachdem die Mannschaft ihre wunderschöne und akrobatische Kür mit höchsten Schwierigkeitsgraden geturnt hatte, sah ich sie am Rand des Zirkels stehen. Sie rang nach Atem, der Rippenbogen bewegte sich heftig auf und nieder. Sie standen länger da als üblich. Ich hörte nur, wie Michaela irgendetwas zu ihren Kameradinnen flüsterte. Erst später sollte ich von ihr erfahren, was sie gesagt hatte: »Nicht laufen, nicht laufen, ich kann noch nicht!« Die Mannschaft wartete, die verrinnenden Sekunden kamen mir endlos vor, denn ich merkte, dass es ihr nicht gut ging. Dann absolvierten sie den obligatorischen Abschlussgruß mit dem gut einstudierten Auslauf aus dem Zirkel in Mannschaftsaufstellung.

Kaum hatte Michaela die Auslauflinie überschritten, brach sie zusammen. Voller Panik stürzte ich hin und half ihr, die sportliche Arena zu verlassen. Ich trug sie mehr, als dass sie ging. Dann sank sie wieder zu Boden. Sie bekam kaum Luft und konnte sich vor Schwäche nicht mehr auf den Beinen halten. Die Sanitäter wollten sich um sie kümmern, aber sie erklärte ihnen, dass sie nur geschwächt

Aber sie hatte einen eisernen Willen und kannte ihren Körper. Sie wusste, was ging und was nicht ging.

sei, genau wisse, was sie habe und ein paar Minuten brauche, um Kraft zu schöpfen. Und tatsächlich, nach einigen Minuten stand sie wieder auf und ging etwas schwankend in Richtung ihrer Mannschaft. Mit einer Mischung aus Besorgnis und einem bisschen mütterlichen Stolz blickte ich ihr nach. Ich kannte ja ihre medizinischen Werte und wusste, dass ihre Analyse stimmte. Aber ganz ungefährlich war das nicht, denn sowohl das Virus als auch die Influenza können bei körperlicher Überanstrengung Komplikationen im Herzbereich hervorrufen. Aber sie hatte einen eisernen Willen und kannte ihren Körper. Mit dem Turnier hatte sie die rote Linie knapp übertreten und dessen war sie sich bewusst. Denn sie drehte sich noch einmal um und sagte zu mir: »Ich passe auf mich auf! Warte auf mich, denn ich will nach dem Aufräumen nach Hause!« Es wäre nicht Michaela gewesen, wenn sie sich nicht unter ständiger medizinischer Betreuung mit harter Disziplin wieder nach oben gekämpft hätte und mit ihren Kameradinnen die Bundessichtung gewann. Aber es sollte auch bei ihr ein langer Weg bis zur völligen Genesung werden.

Bei mir folgte ein Schlag auf den anderen. Mein Bruder Max wurde nach dem Münchner Prozess am 15. Juli 2004 tatsächlich zu drei Jahren und drei Monaten Haft verurteilt. Viele Beweise für seine Unschuld hatten einfach nicht gezählt. Sie sollten erst vor dem Bundesgerichtshof eine adäquate Bewertung finden. Selbst die eindeutigen und entlastenden Bankunterlagen aus Liechtenstein hatten den Richter nicht aufgehalten. Wir hatten das Urteil kurioserweise schon tags zuvor von Journalisten erfahren, sodass wir uns seelisch darauf vorbereiten konnten. Aber so war es den ganzen Prozess hindurch gewesen. Wir erfuhren von den Journalisten am meisten, das hatte aber nichts an der öffentlichen Vorverurteilung geändert. Immerhin, seine Anwälte würden Revision beim Bundesgerichtshof einlegen. Nochmals ein Jahr! Meiner Meinung nach standen die Länge der Ermittlungen und des Prozesses in keinem Verhältnis zu den Vor-

Mich persönlich bedrückte diese nicht enden wollende Verfolgung sehr und trug nicht gerade zu meiner schnelleren Genesung bei.

würfen. Max war doch kein Terrorist, den man über Jahre hinweg zur Strecke bringen musste! Ich merkte, wie sehr mich das meinem Bruder angetane Unrecht verletzte, verunsicherte und Zweifel an unserem Rechtssystem aufkommen ließ. »Wie soll sich ein Betroffener gegen die Willkür staatlicher Macht wehren?«, fragte ich mich immer wieder. Familie und Freunde hatten einen schützenden Kreis um Max gebildet und wir halfen ihm so gut es ging. Dennoch bedrückte mich persönlich diese nicht enden wollende Verfolgung sehr und trug nicht gerade zu meiner schnelleren Genesung bei.

Durch die vielen Zusatztermine hatte ich mich in dieser Zeit, neben meiner Arbeit als Ministerin, nicht mehr um die Münchner CSU kümmern können. Auch mein Tag hatte nur vierundzwanzig Stunden und ich hatte ohnehin schon alle Hände voll zu tun. Doch es hatte fatale Folgen. Wenn man sich in einem so schwierigen parteilichen Umfeld nicht eine gewisse Zeit dem täglichen Gespräch mit Parteikollegen widmet, läuft man Gefahr, dass die miteinander verfeindeten Seiten glauben, man paktiere gerade mit der anderen, was wiederum Querschüsse übler Art zur Folge hat. Damals führte es einerseits zu Unmut an der Basis, die sich von mir einen dynamischen Aufbruch erwartet hatte. Andererseits bot ich meinen parteiinternen Feinden die optimale Angriffsfläche und merkte nicht, wie still und leise das Gift kleiner Verleumdungen in die örtlichen Verbände tropfte. Am 16. Juli wurde ich von einigen Kreisvorsitzenden des Bezirksverbands München zu einer unangekündigten Sitzung gezwungen, in der sie mich heftig attackierten und ich mich ebenso heftig zu Wehr setzte. Ein Schelm, wer dabei Böses denkt, dass dieses Datum gerade auf einen Tag nach der Urteilsverkündung meines Bruders gelegt wurde. Einer aus der Runde hatte mir zwei Tage zuvor sogar noch seine besondere Solidarität bekundet, um dann in dem Gespräch besonders heftig über mich herzufallen. Als ich daraufhin der Runde widerwillig meine Krankheit eingestand und die daraus resultierenden Prob-

Ich war in die Falle getappt und hatte niemanden mitgenommen, der mir als Zeuge zur Seite gestanden hätte.

leme erläuterte, lachte er nur auf und machte sich vor allen über mich lustig. Andere verhielten sich rücksichtsvoller und erkundigten sich nach meinem Befinden. Im Laufe meiner Amtszeit als Bezirksvorsitzende war ich einigen Anwesenden auf die Zehen getreten, weil ich mich in den internen Kämpfen nicht bedingungslos auf ihre Seite gestellt hatte und ihre Fehlverhalten ebenso verurteilte wie das von anderen Vertretern des Bezirksverbands. Das bekam ich nun zu spüren. Sie hassten mich von Herzen und wollten mich politisch vernichten oder zumindest als Vorsitzende loswerden – so war mein Gefühl –, damit ich ihre Kreise nicht mehr störte. Das Ganze gipfelte dann am nächsten Tag in der Behauptung, ich hätte einzelne Sitzungsteilnehmer bedroht und gar Dossiers angefertigt. Ich war in die Falle getappt und hatte niemanden, der mir als Zeuge zur Seite gestanden hätte. Ein folgenreicher Fehler! Das Ergebnis: Ich trat als Bezirksvorsitzende zurück, denn ich hatte weder die Kraft noch die innere Bereitschaft, mich diesen widerwärtigen Angriffen auszusetzen.

Ich dachte, mit diesem konsequenten Schritt sei die Verfolgungswut meiner politischen Feinde befriedigt. Weit gefehlt! Eine Anschuldigung jagte die nächste, begleitet von zahlreichen Berichten in der Presse. Die Hatz hatte begonnen und die Opposition beteiligte sich mit Begeisterung daran. Sie wollten mich auch aus meinem Amt als Kultusministerin vertreiben. Selbst vor meiner Privatsphäre schreckte man nicht zurück und warf mir vor, dass ich als Ministerin meine Kinder morgens nicht mit in die Schule hätte nehmen dürfen. Dass ihr Schulweg direkt auf meinem Weg zum Ministerium lag, und dass ich alle Fahrten versteuerte, interessierte niemanden. Wann sollte ich sie denn überhaupt noch sehen? Ich fühlte mich hilflos einem übermächtigen öffentlichen Pranger ausgeliefert und hatte den Hass meiner Gegner unterschätzt. Sie waren zu allem bereit und anscheinend auch in der Lage. Sie wollten mich fertig machen, und das ohne jede Grenze, das war mein Eindruck.

> *Sie waren zu allem bereit und anscheinen auch in der Lage. Sie wollten mich fertig machen, und das ohne jede Grenze, das war mein Eindruck.*

Meine Familie regte sich heftig über die Anfeindungen auf und Markus erwartete mich eines Nachts mit den zornigen Worten: »Mami, warum dürfen die das tun? Ich habe letzten Sommer in den Ferien doch mitbekommen, wie sehr du dich über die ganzen Umtriebe in diesem Laden aufgeregt hast und wie sehr du darum gekämpft hast herauszubringen, was los war. Du warst über die vielen Tricksereien so aufgebracht und konntest dich, obwohl es dir ziemlich schlecht ging, kaum erholen!« Er konnte nicht ahnen, wie wohl mir seine Fragen taten. Ihm war klar, dass die Anschuldigungen nicht stimmten, denn er hatte in den Sommerferien meine intensiven Bemühungen um Aufklärung der Wahlaffäre in der Münchner CSU miterlebt. Mir war nicht bewusst gewesen, wie aufmerksam er meine diesbezüglichen Telefonate mitverfolgt hatte. Jetzt saß er vor mir und sprach wie selbstverständlich von meiner Unschuld, die mir öffentlich keiner glauben wollte. Ich hatte in den vergangenen Tagen wie gegen Windmühlen gekämpft, als ich die öffentlich vorgetragenen Beschuldigungen von mir wies. Durch die Fraktion war ein regelrechter Schauer gegangen, viele Kollegen zweifelten an mir. Nur wenige standen mir treu zur Seite und ließen mich dieses auch spüren. Da saß nun mein Sohn und brachte mir aus eigener Überzeugung und persönlichem Miterleben heraus tiefes Vertrauen entgegen. Die öffentliche Meinungsmache hatte ihn mitten ins Herz getroffen und er wollte mit mir kämpfen. Er liebte seine Mutter und wollte ihr helfen. Selten habe ich mich so reich gefühlt wie an diesem Abend. Es gibt nichts auf dieser Welt, das ich gegen dieses Gefühl tauschen würde, das mir meine Kinder Michaela und Markus in dieser Zeit der Aggression entgegenbrachten: Offenheit, Liebe und Vertrauen. Und mein wundervoller Mann hielt mir weiter den Rücken frei.

Markus teilte mir bei dieser Gelegenheit auch noch mit, dass er sich fest dafür entschieden habe, von der Waldorfschule auf das Gymnasium in Vaterstetten zu wechseln, da er den Schwerpunkt Naturwissenschaften und Mathematik anstrebe, um später Maschinenbau oder Informatik studieren zu können. Dazu musste er entsprechende Aufnahmeprüfungen machen, die kein Zuckerschlecken waren. Ich hatte ein schlechtes Gewissen, denn ich sah, wie sehr die Aggressionen auch ihn trafen, obwohl er mir das nicht sagen wollte. Manchmal sagen Gesten mehr als Worte und ich verstand sie. Und jetzt belasteten meine politischen Schwierigkeiten auch noch ihn bei seiner schulischen Umstellung. Mich packte das schlechte Gewissen und ich beschloss, mich noch konsequenter gegen die ungerechtfertigten Vorwürfe zu wehren. Das sollte sich als der falsche Weg herausstellen.

» *Manchmal sagen Gesten mehr als Worte und ich verstand sie.* «

Die Anfeindungen hatten mich auch körperlich mitgenommen und ich hatte mir ein Sommervirus eingefangen, auf das mein Körper gewohnt heftig reagierte. So war ich am 22. Juli 2004 körperlich wieder einmal ziemlich fertig, als ich nach dem Plenum im Bayerischen Landtag in den Hofbräukeller zu dem abendlichen Essen auf Einladung des Ministerpräsidenten ging und dort auf die erwähnte Journalistin traf, die mich der Magersucht bezichtigte.

Natürlich waren es nur Gerüchte, die ich leicht entkräften konnte – wie so ziemlich alles, was derzeit über mich in Gängen getratscht wurde. Aber obwohl sich mein Körper erholte, reagierte ich hypersensibel, schlief nicht mehr und konnte einfach nicht fassen, was geschah. Wochenlang wurde ich durch die Medien gejagt, wochenlang versuchte ich mich dagegen zur Wehr zu setzen. Währenddessen bereitete sich Michaela auf die Weltmeisterschaft im Voltigieren vor, was für sie in Nachfolge ihrer Erkrankung alles andere als leicht war. Ihre Vorprüfungen zur Zulassung in die Abiturklasse hatte sie bestens bestanden und nun sollten Anfang August die Wettkämpfe stattfinden. Da stellten die Grünen und die SPD Ende Juli einen riesigen Fragenkatalog auf, der beantwortet werden musste. Verquickung von Parteiarbeit und Staatsamt waren letztlich die Vorwürfe. In diesem Jahr war ich, nicht zuletzt wegen meiner Abstammung, Hauptdarstellerin im deutschlandweit populärsten Politsommertheater. Es war ein ständiges Hin und Her: Zuerst folgte die Anschuldigung, dann folgte meine Abwehr. »Wie bei Igel und Hase!«, protestierte ich wütend.

Die Mitarbeiter und ich bereiteten die Beantwortung vor, dann fuhr ich nach Stadl Paura, dem österreichischen Pferdezentrum, in dem die Weltmeisterschaften im Voltigieren stattfinden sollten. Die ganze Familie wollte Michaela bei ihrer größten sportlichen Herausforderung begleiten und ich wünschte mir nichts mehr, als auch dabei zu sein. Den ersten Umlauf sollte ich aufgrund der Beantwortung des Fragenkatalogs nicht miterleben dürfen, nur den zweiten bekam ich zu sehen. Die Beantwortung des Fragenkatalogs war so terminiert, dass, wenn ich ihn erst nach der Weltmeisterschaft beantwortet hätte, die Frist abgelaufen gewesen wäre. Das wäre das gefundene Fressen für die Opposition gewesen. Und dann erhielt ich auch noch den Anruf, dass mein Mann unhaltbaren Beschuldigungen ausgesetzt würde: Er habe unrechtmäßige Vorteile in seinem neuen Amt als Direktor des Sehbehindertenzentrums zugeschanzt bekommen. Die Vorwürfe konnten später voll und ganz entkräftet werden, aber das störte die Journalistin nicht, die mich zuvor schon fälschlich der Magersucht bezichtigt hatte. Sie schrieb einen großen Artikel und brachte damit eine angesehene Einrichtung und meinen Mann in Verruf. »Die schreckt ja vor überhaupt nichts zurück!«, wütete ich ins Telefon, »sollen denn behinderte Kinder darunter leiden, dass mein Mann mit einer Politikerin verheiratet ist?«

Ich dachte nicht mehr nach, ich war nur noch in innerem Aufruhr und innerem Widerstand begriffen. Von kühler Überlegung, von innerer Distanz war keine Rede mehr.

Dass ich später die Vorwürfe auch im Rahmen des Untersuchungsausschusses widerlegen konnte, erfuhr fast niemand, es fand auch in der Presse kaum Erwähnung. Ich sah fast nichts vom Turnier und telefonierte nur noch stundenlang. In diesem ganzen Druck bemerkte ich gar nicht, dass ich nur noch funktionierte. Mein Körper kämpfte und ich war froh, dass er bei dieser Extremsituation nicht völlig zusammenbrach. Ich dachte nicht mehr nach, ich war nur noch in innerem Aufruhr und innerem Widerstand begriffen. Von kühler Überlegung, von innerer Distanz war keine Rede mehr. Gesundheitlich angeschlagen und von den Anfeindungen und unberechtigten Anschuldigungen tief getroffen, fand ich nicht mehr die Kraft zum Überblick, der mir hätte sagen müssen: »Auch wenn du unschuldig bist, tritt zurück! Deinen Feinden ist es gelungen, dich zu überlisten und du selbst trägst ein erhebliches Maß an Schuld daran. Durch völlig fehlende Kommunikation hast du ihnen die Chance gegeben, dich innerparteilich unmöglich zu machen und durch gesundheitlich beeinträchtigte Leistungsfähigkeit, die du selbst nicht akzeptieren wolltest, hast du nicht den Einsatz zeigen können, der notwendig gewesen wäre, um diesen Aufgaben Herr zu werden. Sie haben es geschafft, dich fertig zu machen, lass den Sturm vorüberziehen und pack dann wieder an.« Ich meinte kämpfen zu müssen, um meine Unschuld zu beweisen. Doch ich war zu prominent, als dass meine Gegner lockergelassen hätten.

Michaela gewann mit ihren Kameradinnen die Weltmeisterschaft. Sie weinte vor Freude, hatte sie doch über Monate hinweg mit ihren gesundheitlichen Beschwerden gekämpft. Und sie litt still mit mir, hatte wie auch Markus alle öffentlichen Anfeindungen und die Angst um mich wegen meiner Krankheit ertragen und nun dieser sportliche Triumph, in einer für unsere Familie schwierigen Zeit. Glücklich lagen sich die Mädchen in den Armen. Beim Anblick dieser Glückseligkeit vergaß ich alle Probleme, schaltete das Handy aus und feierte gemeinsam mit allen anderen Eltern unsere tollen Mädchen, die gerade dabei waren, einen unbekannten Sport durch ihre herausragende Akrobatik und ihren Mannschaftssinn stärker ins Rampenlicht zu rücken. In den Sommerferien gingen die politischen Probleme weiter und ich kam kaum zur Ruhe. Mein Körper hielt allem stand und meine Gesundheit verschlechterte sich trotz meiner extremen Lage nicht. Ich bekam keine weiteren Infektionen und schaffte es zumindest, mich mit meiner weiterhin strengen Diät stabil zu halten. An Gewicht zunehmen konnte ich jedoch leider nicht. Markus versuchte zu lernen, aber der öffentliche Druck verursachte bei ihm massive Lernblockaden. Stundenlang saß er vor den Büchern und nichts wollte sein Kopf aufnehmen. Er klagte über Kopfschmerzen und konnte schlecht schlafen. Die ganze Geschichte ging ihm richtig an die Nieren. Dennoch bestand er seine Prüfungen und wechselte an das Gymnasium Vaterstetten.

Zunächst beruhigte sich die politische Situation etwas, dann ging es erneut los. Die Opposition hatte beschlossen, den erwähnten Untersuchungsausschuss anzustrengen und ich war politisch so angeschlagen, dass ich nichts mehr richtig machen konnte. Jedes Miniproblem wurde aufgebauscht, jeder kleine Fehler schien Beweis für die Unfähigkeit der Kultusministerin, jede abrupte Entscheidung wurde mir zur Last gelegt und jedes individuelle Engagement wurde plötzlich zur illegitimen Einmischung. Ich konnte tun oder lassen, was ich wollte, ich war an allem schuld, unabhängig davon, ob es stimmte oder nicht. Zu allem Überdruss hängte man mir auch noch einen nicht vorhandenen Geliebten an. Das gesamte Repertoire der Denunziation zeigte Wirkung. Die Illoyalitäten aus der Partei wurden täglich stärker. Was für ein Wunder bei diesem Öffentlichkeitsbild. »Der Bruder zu dreieinhalb Jahren wegen Steuerhinterziehung verurteilt, von netten Parteifreunden aus München bezichtigt, als Kultusministerin im Stich gelassen und krankheitsbedingt nicht voll einsatzfähig, gibst du ein sensationelles Bild ab!«, analysierte ich. Ich begann zu begreifen.

Als es vor Weihnachten zum neuerlichen Eklat kam, besuchte ich nach den Feiertagen Edmund Stoiber. In diesem langen sehr ruhigen und angenehmen Gespräch analysierten wir die Lage und ich sah, dass er persönlich betroffen war, dass er mich eigentlich nicht verletzen wollte und wusste doch genau, dass, wenn es um seinen politischen Selbsterhalt ging, er mir nicht zur Seite stehen würde. Ich bot ihm meinen Rücktritt an. Er wollte ihn nicht. Anfang des Jahres stellte er sich noch vor mich, aber sein engeres Umfeld brachte diese Loyalität nicht auf und letztlich spürte ich, dass er nicht mehr hinter mir stand. Die Angriffe wurden immer hässlicher, meine Kinder schrieben mir fast jeden Tag liebevolle Zettel. Einen werde ich nicht vergessen: »Mami, wir lieben dich!

Auch ohne Politik!« Ich besprach mich mit meinem Mann, rief Otto Wiesheu an, eine treuen Gefährten in dieser Zeit innerparteilicher Angriffe und trat nach einem kurzen Anruf beim Ministerpräsidenten zurück.

Erstaunlicherweise hatte sich meine Gesundheit in dieser politisch schlimmen Phase weiter verbessert. Eigentlich kaum vorstellbar bei den ertragenen Strapazen. »Unkraut verdirbt eben doch nicht!«, lästerte mein Innenleben mal wieder. Ich konnte schon ein wenig Huhn oder gekochtes Rindfleisch essen, ohne dass mein Körper in Rebellion ausbrach. Auch Rohkost vertrug ich wesentlich besser als noch vor Monaten und nicht jede kulinarische Sünde wurde hart bestraft. Mein Frühstück bestand mittlerweile aus geraspelten Äpfeln, Karotten und Fenchel mit Olivenöl, Kürbis- und Sonnenblumenkernen, alles miteinander fein gewürzt, schmeckte mir die für unsere Frühstücksgewohnheiten seltsame Kombination bestens. Die Müdigkeitsattacken hatten abgenommen, auch die Anfälle mit Unterzucker blieben aus. Dennoch war ich aufgrund der Belastungen der vorangegangenen Zeit reif für die Insel. Nun konnte ich mich auf das besinnen, was mir wichtig war. Meine Familie und meine Gesundheit. Beide sollten nicht mehr unter der Politik leiden. Ich räumte bis auf die Pflichttermine meinen Terminkalender leer. Mein gesundheitlicher Fortschritt beschleunigte sich. Nun begann ich, meinen Alltag gezielt umzustellen und die durch die Anfeindungen der vergangenen Monate und von Selbstzweifeln geplagte innere Stabilität zu festigen. Endlich konnte ich meinen Alltag völlig individuell gestalten. Ich musste die Termine nicht mehr schon Wochen oder Monate vorher festlegen, ich hatte wieder Zeit für Freunde und morgens stand niemand mehr vor der Tür, um mich mit Akten zu empfangen, die noch nicht bearbeitet waren. Meine Arzttermine musste ich nicht eilig irgendwo dazwischenschieben und nach vorsichtigen Versuchen gelang es mir endlich auch wieder, mit langsamem morgendlichem Joggen vor dem Frühstück zu beginnen. Ein Rücktritt hatte also nicht nur Nachteile, ich versuchte, ihm auch positive Seiten abzugewinnen. Selbst wenn es mir schwerfiel, denn die Aufgaben einer Kultusministerin hatten mich immer fasziniert. Ich nutzte die neugewonnene Zeit für mich, und das tat mir gut. Danach war ich trotz der weiterhin vorhandenen Belastungen durch den Untersuchungsausschuss ausgeglichen und topfit.

Mit der Zeit gelang es mir auch, die bitteren und enttäuschten Gefühle und Gedanken abzubauen und ich betrachtete die öffentlichen Meldungen zum Untersuchungsausschuss mit zunehmender Gelassenheit und Ruhe. Noch nie zuvor war ich als Mensch so hintergangen worden. Das nagte lange an mir. Niemals hatte ich so krasse Fehleinschätzungen getroffen und so konsequent eigene Schwächen ignoriert. Noch nie zuvor hatte ich die Hilfeschreie meines Körpers so gnadenlos missachtet. Das konnte und wollte ich mir nicht verzeihen. Doch auch meine Wut gegenüber meiner Partei war riesengroß. Ich fühlte mich unschuldig und im Stich gelassen. War ich zuvor ein Sonnenkind gewesen, das mit harter Arbeit und einer ganzen Menge Talent rasch Karriere gemacht hatte und Liebling aller geworden war, so war ich ab jetzt für eine gewisse Zeit persona non grata. Viele gingen mir aus dem Weg. Ich danke noch heute meinen beiden Kollegen Kurt Eckstein und Manfred Ach, die mich in der schlimmsten Zeit zu einem gemütlichen Abend einluden und mir klarmachten, dass sie an mich glaubten und zu mir stünden. Sie rieten mir, das Ganze ad acta zu legen, in den Haushaltsausschuss zu kommen und eine neue Zeit zu beginnen. Nach meiner Aussage vor dem Untersuchungsausschuss Ende Juli 2005 trat ich, um einen kompletten Schlussstrich unter das Münchner Kapitel zu ziehen, aus dem Bezirksverband München aus und wechselte in den Bezirksverband Oberbayern zurück in meine Heimatgemeinde Vaterstetten. Sicher hatte ich nicht alles richtig gemacht, aber die Widerwärtigkeiten, die mir unterstellt wurden, hatte ich nicht begangen und das sagte ich im Untersuchungsausschuss klar und deutlich aus.

Niemals hatte ich so krasse Fehleinschätzungen getroffen und so konsequent eigene Schwächen ignoriert. Noch nie zuvor hatte ich die Hilfeschreie meines Körpers so gnadenlos missachtet.

In Vaterstetten wurde ich mit viel Freundlichkeit in Empfang genommen. Hier hatte meine politische Karriere begonnen, hier wohnte ich und hier wollte ich meine zukünftige politische Heimat haben. Unter echten Freunden, nicht Parteifreunden. Und auch im Heimatkreisverband gingen die allermeisten außerordentlich liebenswürdig mit mir um und unterließen jede Häme oder böse Kommentare gegenüber Journalisten. Nach vielen Sitzungen und einer über zweijährigen Dauer bestätigte der Untersuchungsausschuss gegen den Protest einzelner Münchner Parteikollegen meine Unschuld, aber mir war bewusst, dass ich Menschen enttäuscht hatte und durch meine Erkrankung eine persönliche Veränderung durchgemacht hatte, die zu Fehlinterpretationen und Missverständnissen geradezu eingeladen hatten. Allerdings hatte ich auch den Irrtum begangen, selbst dann noch diplomatisch und konziliant zu bleiben, während meine Gegner schon längst zum Tiefschlag ausgeholt hatten. Doch das alles konnte ich nicht mehr ungeschehen machen. Und zu meiner großen Freude wurde mein Bruder Max Josef wegen erwiesener Unschuld von einem anderen Richter am Augsburger Landgericht freigesprochen, nachdem zuvor der Bundesgerichtshof das vorhergehende Urteil in vollem Umfang aufgehoben hatte. Gelernt habe ich aus dieser Zeit bitterer Erfahrungen und sehe sie als wichtige Bereicherung meines Lebens an. Aus Fehlern und Niederlagen lernt man. So auch ich.

Meine Gesundheit schritt ebenso voran wie meine persönliche Munterkeit und die Lust, etwas Neues zu beginnen. Ich merkte, dass ich meine Krankheit im Griff hatte und das beflügelte mich. Mit dem Joggen ging es täglich besser, ich begann wieder mit dem Bergwandern und schrieb mich für ein Studium der Volkswirtschaft ein. Durch die Begleitung meines Vaters nach dem Tod meiner Mutter, mein eigenes soziales Engagement, die Geburt meiner Kinder und dem Start ins politische Leben nach dem Tod meines Vaters hatte ich nie mehr die Zeit gehabt, nach meiner abgeschlossenen Berufsausbildung zur Hotelkauffrau, ein Studium zu absolvieren. Diesen Traum verwirkliche ich nun.

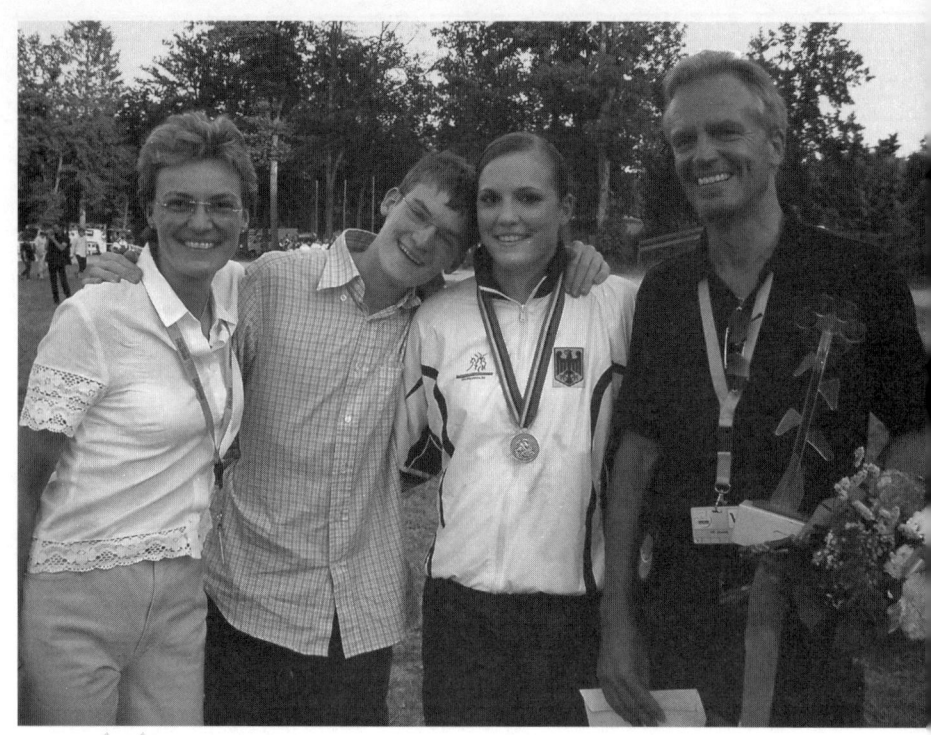

*Ein Schnappschuss von meiner wunderbaren Familie bei der Voltigier-
weltmeisterschaft. Von rechts: Mein Mann Michael, meine Tochter
Michaela, mein Sohn Markus und ich.*

Wieder gesund!

Heute sitze ich in meinem Garten, genieße einen lauen Sommernachmittag und schreibe das Ende meiner erlebnisreichen Krankheits- und Genesungsgeschichte. Ich bin gesund und es geht mir so gut, wie selten zuvor. Die Nebenwirkungen gegen das Immunglobulinpräparat sind vorbei und seit ich die Lebensmittel kenne, die ich nicht vertrage – und das sind Gott sei Dank nicht viele –, ist mein Immunsystem bestens intakt. Ich bin wieder ich selbst und fühle mich pudelwohl. Meine Ernährung habe ich aufgrund meiner gewonnenen Erkenntnisse umgestellt und bemerke, dass ich meine volle Leistungsfähigkeit zurückgewonnen habe. Übrigens habe ich auch wieder zugenommen, bin jetzt auf Normalgewicht und auf jedes Pfund stolz. Meine Arbeit im Haushaltsausschuss des Bayerischen Landtags macht mir richtig Spaß und ich halte frisch mein Vordiplom in der Tasche. Mein Mann ist immer noch der Ruhepol in unserer Familie. Markus hat sein Abitur mit Bravour geschafft und ich bewundere ihn dafür. Er hatte den Mut, Anfang der 13. Klasse kurzfristig das Gymnasium zu wechseln, weil er nicht mehr bereit war, politische und persönliche Anfeindungen gegen meinen Vater und mich durch einzelne Lehrkräfte duldend ertragen zu sollen. Er widersetzte sich, verabschiedete sich mit einem weinenden Auge bei den Lehrkräften, die ihn gefördert und unterstützt hatten, und ging in ein Internat am Königssee im Landkreis Berchtsgaden. Dort wurde er herzlich willkommen geheißen und engagierte Lehrer sowie nette Mitschüler halfen ihm bei der raschen Eingewöhnung. Nun will er Maschinenbau und Elektrotechnik studieren.

Michaela hat ihr Abitur schon seit zwei Jahren in der Tasche und studiert Betriebswirtschaft. Sie stieg, nachdem sie über ein Jahr Pause eingelegt hatte, um sich von den gesundheitlichen Strapazen des Jahres 2004 zu erholen, doch wieder in den Leistungssport ein und kämpfte sich unterstütz durch ihre großartigen Kameradinnen und durch ihren Trainer mit bewundernswerter Disziplin in die Spitzenmannschaft zurück. Vor einigen Tagen haben die jungen Sportlerinnen wieder an der Weltmeisterschaft im Voltigieren in Tschechien teilgenommen und die Mannschaft hat wieder mit einer grandiosen Leistung die Goldmedaille gewonnen. Dieses Mal habe ich keinen Umlauf versäumt und jede Sekunde, die wir dabei waren, Freunde und Familie, genossen. Nun will sie ein Semester im Ausland studieren. Und ich habe mich entschieden, in der Politik zu bleiben, wieder für den Bayerischen Landtag zu kandidieren und im Februar meine nächsten Klausuren in Volkswirtschaft zu schreiben.

Die Diagnose der Kreuzreaktion auf das Immunglobulinpräparat und der Lebensmittelunverträglichkeit wurde von einem weiteren Spezialisten nochmals bestätigt, doch mein Körper weist heute eine Robustheit auf, die mich sagen lässt: Die gesundheitlichen Beschwerden sind nach jahrelangem Ringen endgültig vorbei. Es geht mir gut. Meine Kochkünste haben sich noch mehr verbessert und ich darf die meisten Lebensmittel wieder essen. Milch, Weizen, Eier und Zucker bleiben größtenteils verboten, Feindgebiet, wie mein Hausarzt zu sagen pflegt, und das ein oder andere Lebensmittel darf ich nur einmal in der Woche und nicht in allzu großen Mengen zu mir nehmen. Aber inzwischen erlaube ich mir sogar ein paar kulinarische Sünden, die meinen Körper aufgrund der weitgehenden Ernährungsumstellung kaum mehr stören. Auch Michaela muss sich bestimmten Restriktionen unterwerfen, aber sie nimmt dies ziemlich locker und weiß sich aufgrund der genauen Diagnose zu helfen.

Meine Entscheidung, eigene Wege der Medizin zu beschreiten, habe ich nicht bereut und kombiniere diese mit den klassischen Fähigkeiten der Schulmedizin. Entscheidungen zu meiner Gesundheit treffe ich selbst, Ärzte können mich dabei beraten, denn ich will die Verantwortung für meinen Körper nicht an andere abgeben. Ich lasse mich auch auf keinerlei medizinische Debatten mehr ein. Jeder ist seines eigenen Glückes Schmied und muss entscheiden, wie er mit seiner Gesundheit umgeht und welche Therapiewege er einschlägt. Mir liegt viel an Prävention und ich halte mich beim Essen zumeist diszipliniert an die mir vorgegebenen Grundregeln. Ein Stück Schokolade so ab und zu, kann ich mir aber nicht verkneifen – trotz Zucker und Milch. Meine Gesundheit zurückbekommen zu haben, ist ein wunderbares Gefühl, das ich nie wieder missen möchte – genauso wie das Glück, wieder ich selbst zu sein. Dennoch wird die Zeit zwischen Sommer 2002 und April 2005 stets eine sehr wichtige Rolle in meinem Leben spielen, da ich viel über mich gelernt habe. Die Autoimmunerkrankung und ihre Folgen hatten auch meine Persönlichkeit verändert. Ich habe nur noch funktioniert, weil ich nach außen hin perfekt sein wollte, es aber nicht war. Ich war das Gegenteil. Ich war nur noch Show. Ich war zunehmend Fassade und merkte es nicht. Als besonders schlimm empfinde ich es heute, dass ich den Menschen in meinem engeren beruflichen Umfeld eine ganze Menge zugemutet habe, was sie nicht verstehen konnten, weil ich mit ihnen nicht mehr kommunizierte. Doch anstatt die Ursache für ihre Verwunderung, ihren Ärger oder ihre Enttäuschung bei mir zu suchen, fühlte ich mich pausenlos furchtbar ungerecht behandelt.

Der Grund dafür war die Angst, dass man mich politisch fertig macht, wenn heraus kommt, wie krank ich wirklich bin. Ich wollte nicht in die Reihe der Politikerinnen gestellt werden, die öffentlich als Versagerinnen dastanden. Deshalb habe ich geschwiegen. Ich habe mich in dieser Zeit überschätzt. Das allerschlimmste jedoch war, dass ich, ohne mir dessen bewusst zu sein, mich mit aller Kraft an die Macht geklammert hatte, weil ich mich unschuldig fühlte und dies ständig beweisen wollte. Ich hatte mir geschworen, dass mir das nie passiert und doch war es so. Ich hatte nicht den Mut gehabt, dann zu gehen, als es aus gesundheitlichen Gründen richtig gewesen wäre. Ich hatte nicht nein gesagt, als man mir weitere Aufgaben auferlegte und ich eigentlich hätte spüren müssen, dass ich sie nicht mehr schaffen würde.

Erst Anfang 2005 hatte ich den Mut und die Kraft, mich öffentlich in der »Bunten« zu outen und war dankbar für die Feinfühligkeit der Reporterin und vor allem auch der Chefredakteurin. Es wäre klug gewesen, von Anfang an meine Erkrankung offen zu kommunizieren, das hatte ich nicht getan und damit anderen, aber auch mir selbst geschadet. Ohne meine Familie und meine Ärzte, die mich auch heute noch behandeln, hätte ich es nicht geschafft, mich und meine alte Stärke wiederzufinden. Sie alle haben geholfen, mir die Augen für das Leben neu zu öffnen und eine ungekannte Lebensqualität gewinnen zu dürfen. Heute bin ich gesundheitlich so stabil wie noch nie. Ich hatte die Grenze zur Zerstörung der eigenen Persönlichkeit überschritten und bin mir dessen voll bewusst. »Politik frisst!« Georg Tandlers Spruch ist mir all die Jahre im Gedächtnis geblieben und heute ist mir mehr denn je bewusst, wie viel Wahrheit in ihm steckt. Ich hatte mich selbst verloren und es nicht bemerkt. Nie mehr werde ich mein Leben derart aufs Spiel setzen.

Doch eine Erkenntnis ist für mich die wichtigste: Es gibt mehr als Karriere und Politik. Es gibt das Leben, das mit vielen Herausforderungen und Möglichkeiten aufwartet. Das habe ich in den vergangenen fünf Jahren gelernt. Und diese Erkenntnis werde ich in meinem Herzen bewahren.

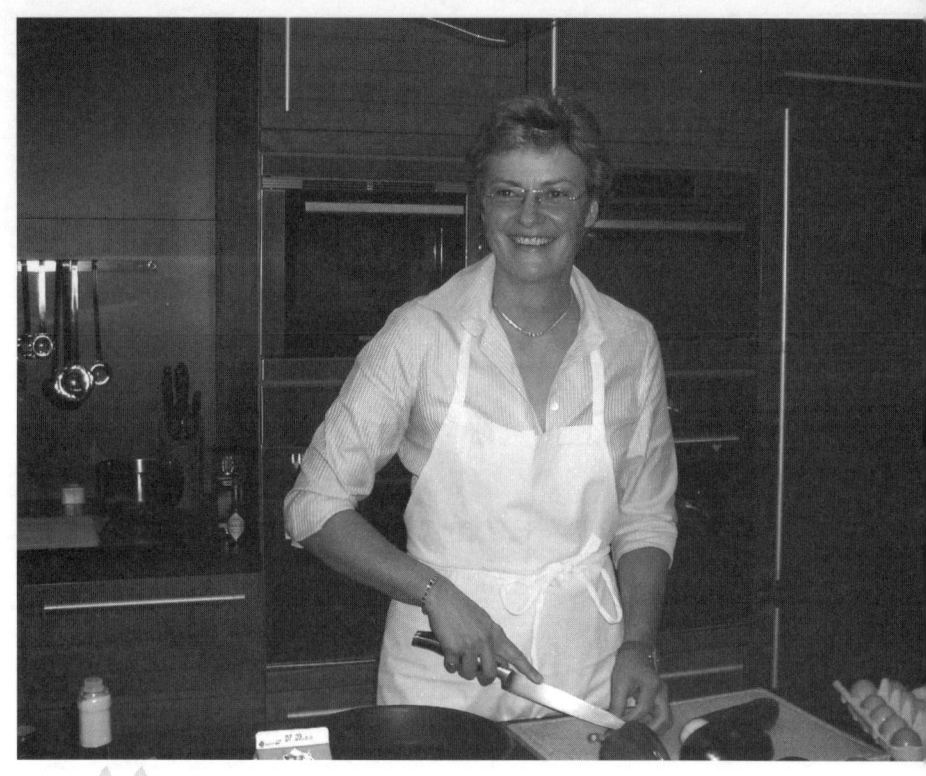

Kochen macht mir bis heute große Freude – nur dass ich heute andere Zutaten verwende als früher.

Rezepte

Ein Wort vorweg

Die nachfolgende Rezeptsammlung unterscheidet sich in der Auswahl ein wenig von anderen Kochbüchern. Ich habe genau diese Rezepte zusammengestellt, weil sie mich mein Leben lang begleitet haben. Einige sind aus meiner Kindheit, andere wiederum habe ich erst in den letzten Jahren entdeckt. In diesen Rezepten spiegelt sich natürlich auch meine Lebensmittelunverträglichkeit wider. Gerade einige meiner Lieblingsgerichte schädigten meine Gesundheit erheblich und führten sogar dazu, dass meine Erkrankung lebensbedrohliche Ausmaße annahm. Mit der Zeit habe ich gelernt, die Zutaten zu den Gerichten so zu variieren, dass ich sie wieder essen kann und dass, bei den meisten, auch meine Familie und meine Freunde Genuss daran finden. Heutzutage gibt es glücklicherweise eine so große Vielfalt an Lebensmitteln, dass man nicht an Altbekanntem festhalten muss, sondern ehemalige Lieblingsspeisen durch kleine Variationen neu belebt und damit für den eigenen Körper verträglich macht. Somit lernt man sogar vieles kennen und lieben, was man sonst nie ausprobiert hätte (zum Beispiel Apfeldicksaft statt Zucker – köstlich!). Meine Familie kann das nur bestätigen. Im Übrigen finde ich es in jedem Fall besser, auf Bestimmtes zu verzichten, als Medikamente zu schlucken, die zumeist Nebenwirkungen haben.

Natürlich bin ich keine Expertin im medizinischen oder ernährungswissenschaftlichen Bereich, noch eine ausgebildete Köchin – wenn man von meiner Ausbildung als Hotelkauffrau absieht –, aber infolge meiner Nahrungsmittelunverträglichkeit und der daraus resultierenden Immunerkrankung habe ich mich in den letzten Jahren intensiv mit dem Thema Ernährung auseinandergesetzt und auch viele fachärztliche Meinungen eingeholt. Die Rezepte beziehen sich auf meine ganz persönlichen Erfahrungen und wollen nicht das gesamte Spektrum möglicher Unverträglichkeiten oder Allergien abdecken. Sie sollen zu kulinarischer Neugier und zum Nachdenken anregen. Ich bin so vielen Menschen begegnet, die, nachdem sie ihre Ernährung auf ihre Bedürfnisse hin umstellten – wobei man sagen muss, aller Anfang ist schwer –, ihre Lebensqualität beträchtlich verbessern konnten. Man lernt zudem die Signale des eigenen Körpers kennen, man wird sensibler für seine Symptome. Man lernt den Körper besser zu unterstützen und durch die richtige Auswahl und Zubereitung von Lebensmitteln gesund und fit zu erhalten. Ernährung ist für mich ein zentraler Schlüssel für eine nachhaltige Lebensqualität und wird von vielen Medizinern kaum beachtet. Bei der Beschäftigung mit dem Thema bin ich immer wieder auf zwei Begriffe gestoßen, die deshalb in den Rezepten einen Schwerpunkt darstellen: Nahrungsmittelunverträglichkeit im Allgemeinen und Histaminunverträglichkeit im Besonderen. Es gibt jedoch viele Formen der Unverträglichkeit von Lebensmitteln oder bestimmter Stoffe und ihr Erscheinungsbild in den körperlichen Beschwerden sind unterschiedlich.

Wie schon erwähnt, bin ich nach der Methode »Try and Error« vorgegangen, als ich wieder anfing, etwas außer Kartoffeln und Karotten zu mir zu nehmen. Der Weg war steinig, aber er hat sich gelohnt. Irgendwann konnte ich auch wieder normale Gerichte kochen, meistens leicht abgewandelt. Dabei habe ich festgestellt, dass es bei einer Lebensmittelunverträglichkeit eben nicht damit getan ist, einfach ein paar bestimmte Lebensmittel wegzulassen. Die Sache ist leider viel komplizierter. Wenn die Auswirkungen einer langjährig nicht entdeckten Lebensmittelunverträglichkeit die Gesundheit zunehmend beeinträchtigen, dann kumulieren die Beschwerden in einem fast undurchdringlichen Dickicht von körperlichen Komplikationen, die sich eben nicht auf das typische Bauchweh beschränken. In diesem Fall ist es zu Beginn schwierig herauszufinden, welche Lebensmittel die Hauptursache für die Beschwerden sind. Es kann sein, dass einige Lebensmittel, auf die man am Anfang noch reagiert, später gut vertragen werden. Manchmal treten auch sogenannte Kreuzreaktionen mit Lebensmitteln auf, die man für sich allein genommen als völlig harmlos einschätzen kann. Es liegt also auch an der Kombination von Lebensmitteln, die im schlimmsten Fall weitere Unverträglichkeiten auslösen können. Und damit sind wir bei der Histaminunverträglichkeit: Menschen, die daran leiden, müssen nicht nur histaminhaltige Lebensmittel (etwa lang gelagerter Schinken oder Käse) meiden, sondern auch bei Histamin freisetzenden wie der Ananas vorsichtig sein. Unverträglichkeiten schränken mich noch heute in meinen Essgewohnheiten ein und ihnen ist nur mit ausreichenden Kenntnissen und Selbstdisziplin beizukommen. Mein Körper verträgt heute wieder wesentlich mehr. Ich habe mich erholt und kann ihm wieder einiges zumuten. Manche kulinarischen Sünden muss ich allerdings heute noch büßen und meinem Körper dann einen besonderen Schonspeiseplan gönnen.

Aber so ist es nur bei mir persönlich. Letztlich wird jeder selbst herausfinden müssen, was er verträgt und was nicht, welche Mengen und wie lange er sich schonen muss, bevor er wieder ein gesundheitlich heikles (aber meistens gerade deshalb besonders köstliches) Nahrungsmittel bzw. Gericht isst. Es ist auch sinnvoll, eine breitgefächerte medizinische Untersuchung voranzustellen, um andere Krankheiten auszuschließen, die nicht übersehen werden dürfen oder begleitend zu einer Ernährungsumstellung behandelt werden müssen. Aber weder meine Tipps noch Ratschläge von Ärzten helfen einem, wenn man nicht auf sich Acht gibt. Jeder sollte die Signale seines Körpers wahrnehmen und, in welcher Situation auch immer, adäquat reagieren. Die folgenden Rezepte sollen Lust machen, das auszuprobieren und kreativ zu werden.

Viel Spaß und viel Glück!

Gemüse und Salate

Tomatengemüse

für 4 Personen

- 1 kg reife Freilandtomaten
- 2 EL Butter oder Butteröl
- 2 Schalotten
- 1 Knoblauchzehe
- Salz, Pfeffer aus der Mühle
- einige Basilikumblättchen, fein geschnitten

Tomaten mit kochendem Wasser überbrühen, kalt abschrecken, häuten. Quer zum Stielansatz teilen und entkernen. Tomatenfleisch in Streifen schneiden.
In einem Topf Butter erhitzen. Schalottenwürfel und zerdrückten Knoblauch darin glasig dünsten. Tomaten zufügen. Mit Salz und Pfeffer würzen. Topfinhalt schwenken.
Geschnittene Basilikumblätter zufügen. Alles 2 bis 3 Minuten bei kleinster Hitze dünsten.

Tomaten gehören zu den Gemüsearten, die für Menschen mit einer Histaminintoleranz problematisch sind. Histaminhaltige und histaminfreisetzende Lebensmittel oder solche mit anderen biogenen Aminen können bei Menschen, deren Histaminabbau gestört ist, zu einer sogenannten Histaminose führen. Mögliche Symptome reichen von Hautrötungen, Juckreiz und Quaddelbildungen über Übelkeit, Magenkrämpfe, Durchfall und Erbrechen bis hin zu Kopfschmerzen, Migräne, Herzrasen oder Asthma. Auch ich hatte während meiner Erkrankung erhebliche Probleme mit dem Abbau von Histamin, was meine ohnehin vorhandenen Beschwerden verstärkte.

Anfangs konnte ich kaum mehr Tomaten essen. Inzwischen geht es wieder, aber nicht allzu häufig. Am liebsten esse ich sie einfach mit einem guten Olivenöl, Basilikumblättern und griechischem Feta.

Sauerkraut

für 4 Personen

- 1 kg Sauerkraut
- 30 g Butter oder 3 EL Butteröl
- 1 Zwiebel, gewürfelt
- 1 Knoblauchzehe, geschält

- 1 Lorbeerblatt
- 5 Wacholderbeeren
- etwas Kümmel
nach Belieben

Butter in einem Topf zerlassen, Zwiebel und Knoblauch zugeben und kurz anschwitzen.
Kraut und Gewürze zugeben und alles in etwa 30 Minuten weich kochen. Bei Bedarf mit etwas Wasser aufgießen. Vor dem Servieren Lorbeerblatt und Knoblauchzehe entfernen.

Auch Sauerkraut ist für mich leider nur schwer verträglich, weil es, wie alle lang eingelagerten Lebensmittel, stark histaminhaltig ist. Ich verzichte also meistens schweren Herzens darauf. Andere histaminhaltige Lebensmittel sind beispielsweise langgelagerter Käse, Schinken oder Salami, Hefe, Rotweinessig, Rotwein oder Sekt. Fleisch und Fisch sollten ganz frisch sein. Übrigens können auch sogenannte Histaminliberatoren wie Kakao, Zitrusfrüchte, Ananas, Papaya, Erdbeeren, Kiwi, Nüsse oder Sonnenblumenkerne, die das körpereigene Histamin freisetzen, zu Überreaktionen führen. Bayerisch Kraut ist besser verträglich, weil es eben nicht eingelegt ist. Daher ist es meine Alternative zum Sauerkraut.

216

Bayerisch Kraut

für 4 Personen

- 1 kg Weißkraut
- 30 g Fett
- 1 Zwiebel
- 2 EL Hellen Essig

- Salz und Kümmel
- 1 EL Zucker oder
  Apfelzucker

Das Kraut erst halbieren, dann vierteln und mit einem Gemüsehobel in feine Streifen hobeln.
Fett erhitzen und die Zwiebelwürfel darin andünsten. Kraut zugeben, kurz mitdünsten, die Gewürze zugeben und zugedeckt bei mäßiger Hitze weich kochen. Wenn nötig, mit Salz und Essig nachwürzen.

Blaukraut

für 4 Personen

- 1 kg Blaukraut
- 30 g Fett
- 1 Zwiebel, gewürfelt
- 1 EL Zucker oder
  Apfelzucker

- 1 säuerlichen Apfel
- 3 EL Rotwein- oder
  Apfelessig
- 3 Nelken
- Salz

Blaukraut halbieren, vierteln und mit einem Gemüsehobel oder Messer in feine Streifen schneiden. Fett erhitzen und Zwiebelwürfel mit Zucker oder Apfelzucker andünsten. Das Kraut zugeben, kurz mitdünsten.
Den Apfel schälen, entkernen und in dünne Spalten schneiden. Mit Essig, Salz und Nelken zum Kraut geben, gut durchrühren, mit Wasser aufgießen und in etwa 30 Minuten weich garen.

217

Zwiebelkraut

für 4 Personen

- 300 g weiße Zwiebeln
- 1 Zweig Thymian
- 1 Nelke
- 1 Wacholderbeere
- 1 Lorbeerblatt

- 4 EL Öl
- 100 ml Weißwein
- Salz, Pfeffer aus der Mühle
- 1 Zitrone
- 6–8 Petersilienblätter

Zwiebeln schälen und in Scheiben schneiden.
In ein kleines Gewürzsäckchen Thymian, Nelke, Wacholder und Lorbeer füllen und zusammenbinden.
Öl in einem Topf erhitzen. Zwiebeln darin anschmoren.
Weißwein und Gewürze zufügen und im geschlossenen Topf 8 bis 10 Minuten garen. Die Zwiebeln sollten etwas knackig bleiben.
Das Gemüse mit Zitronensaft säuerlich abschmecken und mit geschnittener Petersilie bestreut servieren.

Während meiner Lehre als Hotelfachfrau sollte ich einmal drei Riesenkisten Petersilie hacken. Es war Aschermittwoch, und für das große Fischbuffet wurde Petersilie in rauen Mengen gebraucht. Ich suchte nach einem Ausweg. Den fand ich in der Person meines Bruders Franz Georg, der mir heimlich unseren Häcksler vorbeibrachte. Als der Chefkoch zwischendurch hereinkam und die Haufen fein geschnittener Petersilie sah, fragte er nur: »Wo ist der Häcksler?« – so schnell wäre ich alleine nie fertig geworden! Ertappt! Als Strafe bekam ich dann nochmal drei Kisten Radieschen zum Einschneiden – das hätte ich aber wahrscheinlich sowieso machen müssen!

Brennnesselspinat

für 4 Personen

- 800 g Blattspinat
- einige junge Brennnesselspitzen
- 3 EL Butter oder Butteröl

- 1 kleine Zwiebel
- Salz, Pfeffer
- Muskat

Spinat und Brennnesseln waschen und putzen. Zwiebel schälen und fein würfeln.
Butter in einem Topf erhitzen, Zwiebelwürfel darin glasig dünsten. Spinat und Brennnessel zugeben und zusammenfallen lassen. Mit Salz und Pfeffer würzen.

Lauchgemüse

für 4 Personen

- ca. 500 g Lauch
- 3 EL Butter
- 6 EL Brühe

- 50 ml Schlagsahne
- Salz, Pfeffer aus der Mühle
- Muskat

Die dunkelgrünen Teile und Wurzeln vom Lauch abschneiden. Den Lauch der Länge nach aufschneiden. Unter fließend kaltem Wasser abspülen, dabei die Blätter stark auseinanderfächern. Den Lauch in etwa $1/2$ cm breite und 2 cm lange Streifen schneiden. Butter in einem Topf zerlassen und mit Brühe auffüllen. Die Lauchstücke darin weich dünsten. Sahne zufügen, einmal aufkochen und den Lauch mit Salz, Pfeffer und Muskat abschmecken.

» *Wegen meiner Empfindlichkeit gegen Milcheiweiß habe ich am Anfang Schlagsahne und Butter weggelassen und durch Olivenöl oder Ghee, ein ayurvedisches Butteröl, ersetzt. Heute esse ich beides wieder in Maßen, weil ich Butter- und Sahnegeschmack liebe und darin weniger Eiweiß enthalten ist als in anderen Milchprodukten. Neben der bei mir während meiner Erkrankung aufgetretenen Milcheiweißunverträglichkeit gibt es auch die weit verbreitete Laktoseintoleranz, die sich in Bauchkrämpfen, Übelkeit und Verdauungsproblemen nach Einnahme laktosehaltiger Produkte äußert. Der Körper kann den Milchzucker nicht verdauen, weil ihm das Enzym Lactase fehlt. Leider vertrage ich Laktose auch nur mangelhaft, sodass ich alle Milchprodukte außer Butter und Sahne nur seltenst und mit ganz spitzen Fingern anfasse. Allerdings ist nicht nur bei Milchprodukten Vorsicht geboten, auch Fertigprodukte, Gewürzmischungen, Süßstofftabletten und sogar Arzneimittel können Laktose enthalten, die nicht immer angegeben ist. Außerdem leiden einige der Betroffenen zusätzlich unter einer Fruktoseintoleranz. Zum Glück gibt es heutzutage sehr viele Milchersatzprodukte, die auf Soja, Reis oder Hirse basieren, sowie laktosefreie Milchprodukte. Essen Sie immer das, was Sie vertragen und nicht das, was angeblich gesund ist! Die Diät, die mir geholfen hat, muss nicht diejenige sein, die Ihnen hilft. Achten Sie ein wenig auf Ihre körperlichen Reaktionen, und mit der Zeit werden Sie entdecken, woher die Probleme kommen. Zum Beispiel sind auch Soja oder laktosefreie Milchprodukte nicht für jeden gesund.*

Befragen Sie einen Spezialisten, wenn Sie mit handfesteren Problemen im Stoffwechselbereich zu tun haben. Die richtige Ernährung ist ein wichtiger Baustein für Ihr Wohlbefinden.

Kohlrabigemüse

für 4 Personen

- 2 Kohlrabiknollen
- 2 EL Butter oder Butteröl
- 2 Tassen Wasser
- Salz, Pfeffer
- einige Petersilienblätter

Kohlrabi schälen, in Scheiben und dann in feine Streifen schneiden. Butter in einem Topf zerlassen und die Kohlrabi mit etwas Wasser weich dünsten. Mit Salz und Pfeffer würzen. Mit etwas gehackter Petersilie vermischen und servieren.

Gelbe-Rüben-Gemüse

für 4 Personen

- 400 g Gelbe Rüben
- 30 g Butter oder 3 EL Butteröl
- 1 kleine Zwiebel, gewürfelt
- 1 EL Apfelzucker oder Reissirup
- Salz

Gelbe Rüben schälen, längs halbieren und in dünne Scheiben schneiden. Butter zerlassen und die Zwiebel mit den Gelben Rüben und dem Zucker darin andünsten. Salzen und mit etwas Wasser in etwa 10 Minuten weich dünsten.

221

Früher habe ich die verschiedensten Omelettkreationen entworfen. Heute muss ich auf Eier so gut wie ganz verzichten. Das Problem bei Gemüse generell ist: Die Menge macht's. Daran schienen aber viele Köche nicht zu denken, wenn ich in Lokalen ausschließlich Gemüse bestellte – denn Hunger hatte ich ja! So musste ich oft noch Kartoffeln oder Reis nachbestellen, um einigermaßen satt zu werden.

Linsengemüse

für 4 Personen

- 500 g Linsen
- 1 Gelbe Rübe
- 2 Stangen Frühlingslauch
- 30 g Öl

- 1 l Gemüsebrühe
- Salz, Pfeffer
- Weißweinessig

Linsen waschen und gut abtropfen. Den Frühlingslauch in feine Ringe schneiden.
Die Gelbe Rübe schälen und in feine Streifen schneiden. Öl erhitzen und das Gemüse darin andünsten. Die Linsen zugeben und mit der Brühe aufgießen. Linsen etwa 40 Minuten nicht zu weich kochen. Mit Salz, Pfeffer und Weißweinessig abschmecken.

Als Kind konnte ich Linsen nicht leiden, obwohl es sie ab und zu bei uns gab. Sie sind ebenfalls histaminfreisetzend. Als es mir schlecht ging und ich kaum etwas essen konnte, habe ich sie deshalb weggelassen. Gemüse-, Rinder- oder Hühnerbrühe enthält übrigens fast immer Mononatriumglutamat, das mittlerweile kritisch diskutiert wird und bei manchen Menschen zu unangenehmen körperlichen Beschwerden führen kann.

Durch meine Erkrankung habe ich zahlreiche Menschen kennengelernt, die zwar nicht dieselben Probleme hatten wie ich, aber auf andere

Stoffe reagierten. Für mich war erstaunlich, wie viele Menschen es gibt, die Unverträglichkeiten haben und wie sorglos wir in unserer Konsumgesellschaft mit Zusatzstoffen in Lebensmitteln umgehen. Ich halte mich seitdem an das Motto: möglichst wenig und möglichst frisch!

Bohnengemüse

für 4 Personen

- 500 g dünne grüne Bohnen
- 2 EL Öl
- 30 g geräucherten Bauchspeck, gewürfelt
- 1 Schalotte, gewürfelt
- Salz, Pfeffer aus der Mühle
- 100 ml Wasser

Gewaschene Bohnen putzen, die Stielansätze abschneiden.
In einem Topf Öl erhitzen. Speckwürfel darin anbraten.
Schalottenwürfel zugeben und glasig dünsten.
Inzwischen die Bohnen in Salzwasser bissfest garen, abgießen und abtropfen lassen.
Anschließend die Bohnen im Topf zu den Schalotten- und Speckwürfeln geben und darin schwenken. Mit Salz und Pfeffer abschmecken und zügig servieren.

Das war das Rezept meiner Mutter. Während meiner Erkrankung habe ich den Speck ganz weggelassen; und auch heute meide ich ihn, da Schweinefleisch für mich nicht zu den optimalen Lebensmitteln gehört. Im Restaurant habe ich die oftmals großen Mengen an Speck aus meinen Gerichten herausgefieselt.
Heute nerve ich die Ober mit der Frage, ob denn auch kein Speck dabei ist. Nur Mut! Man muss Bauchweh oder sonstige Gesundheitsprobleme nicht wegen gesellschaftlicher »correctness« in Kauf nehmen.
Die meisten Wirte haben aber viel Verständnis und gehen auf Ge-

sundheitswünsche ein, wenn sie klar geäußert werden. Zu Hause röste ich Bio-Putenschinken anstatt Speck. Der Geschmack ist etwas anders, aber ich mag ihn gerne. Bei Bohnen oder Wirsing lasse ich den Speck jedoch meistens ganz weg, sie schmecken mir mit weißen Zwiebeln und Olivenöl genauso gut. A propos Öl: Verwenden Sie immer das für den jeweiligen Zweck geeignete Öl und achten Sie darauf, dass bei hochwertigen Ölen die vielen ungesättigten Fettsäuren durch richtige Handhabung erhalten bleiben: Also nur moderate Temperaturen oder erst ganz am Ende zugeben!

Wirsinggemüse mit Speckwürfeln

für 4 Personen

- 1 Wirsingkohl (ca. 1 kg)
- 2 Scheiben durchwachsenen Speck oder Bioputenschinken

- 40 g Butter
- 50 ml Sahne
- Salz, Pfeffer aus der Mühle
- Muskat

Wirsing putzen, waschen und in Streifen schneiden. Speck in feine Würfel schneiden, in Wasser kurz aufkochen und abtropfen lassen. Die Wirsingstreifen in Salzwasser einmal aufkochen, auf ein Sieb geben und in eiskaltes Wasser tauchen und ausdrücken. Mit Butter, Sahne und Speckwürfeln in einem Topf kurz erwärmen und durchmischen. Mit Salz, Pfeffer und Muskat würzen.

Zuckerschoten

für 4 Personen

- 500 g Zuckerschoten
- 1 EL Butter oder Butteröl
- Salz, Pfeffer aus der Mühle

Blütenansatz der Zuckerschoten abschneiden, an beiden Schotenseiten die Fäden abziehen. Das Gemüse waschen. Zuckerschoten in kochendes Salzwasser geben und bissfest kochen, auf einem Durchschlag abgießen und sofort in reichlich eiskaltes Wasser geben. Dadurch behält das Gemüse seine intensive grüne Farbe. Butter in einem Topf zerlassen. Die abgetropften Zuckerschoten zufügen und darin warm schwenken. Die Zuckerschoten mit Salz und Pfeffer würzen.

Auf Zuckerschoten bin ich gekommen, als ich auf der Suche nach neuen Gemüsesorten war, die ich vertragen würde. Unser benachbarter Gemüsehändler hat mich dabei tatkräftig unterstützt, weil er meine Neugier schätzte: In seiner großen Kundenfreundlichkeit bot er mir bei jedem Besuch etwas anderes zum Probieren an, doch so manches Mal musste ich ihn enttäuschen, denn ich konnte damals noch kaum etwas essen. Gott sei Dank muss ich ihm heute nur selten einen Korb geben!

Geschmorte Balsamico-Schalotten

für 4 Personen

- 1/4 l Gemüsefond
- 2 EL Balsamico-Essig dunkel
- 20 kleine Schalotten
- 2 EL Öl
- 1 Knoblauchzehe
- Salz, Pfeffer aus der Mühle
- 2 EL Butter oder Butteröl

Jus erwärmen. Schalotten schälen und in kochendem Wasser auskochen lassen, abgießen, kalt abschrecken und den Wurzelansatz abschneiden und die obersten Schalen entfernen. Öl in einer Pfanne stark erhitzen. Die Schalotten hineingeben und unter Wenden leicht bräunen. Den klein geschnittenen Knoblauch zufügen. Mit Salz und Pfeffer würzen und mit Balsamico-Essig ablöschen. Essig einkochen lassen. Gemüsefond zugeben und ca. 8 Minuten dünsten lassen. Die Butter zufügen, durchschwenken und gleich servieren.

Gefüllte Zucchini

für 4 Personen

- 4 Zucchini (etwa 600 g)
- 100 ml Gemüsebrühe
- 1 Bund Basilikum
- 1 Stängel Thymian, Rosmarin

- 2 Tomaten
- 1 TL Sonnenblumenöl
- Salz, Pfeffer aus der Mühle
- etwa 80 g Bergkäse oder Schafgouda

Zucchini waschen. Zwei davon in ca. 3 cm dicke Scheiben, den Rest in feine Würfel schneiden. Die Zucchinischeiben mit einem kleinen Messer oder scharfkantigen Teelöffel so aushöhlen, dass ein Boden stehen bleibt. Gemüsebrühe mit einigen Basilikumblättern, Rosmarin und Thymian erhitzen. Ausgehöhlte Zucchinischeiben etwa 2 Minuten darin dünsten. Herausnehmen und abtropfen lassen. Tomaten mit kochendem Wasser überbrühen, kalt abschrecken, häuten, quer zum Stielansatz teilen, Kerne entfernen und das Tomatenfleisch würfeln. Öl erhitzen. Zucchiniwürfel darin anbraten. Tomatenwürfel und 1 EL gehacktes Basilikum zufügen und kräftig schmoren. Mit Salz und Pfeffer abschmecken.
Die Zucchinischeiben mit der Gemüsemischung füllen. Neben-

einander in eine gefettete Form setzen. Mit geriebenem Käse bestreuen. Unter den vorgeheizten Grill schieben oder im vorgeheizten Backofen bei 250 Grad garen, bis der Käse fließt und leicht gebräunt ist.

Zucchini waren die erste Gemüsesorte, die ich problemlos essen konnte. Danach habe ich mich langsam vorgetastet, jede Woche eine weitere Sorte dazugenommen und gewartet, ob ich sie vertrage. Auberginen gingen gar nicht, ich verzichte bis heute fast vollständig darauf. Statt des Käses nehme ich manchmal auch Kartoffelpüree zum Überbacken, das bildet auch eine schöne Kruste und schmeckt gut! Außerdem kann man noch gedünsteten Fenchel, Paprika oder Karotten in die Füllung geben.

Mediterranes Artischockenomelett

für 2 Personen

- 4 Artischockenböden (TK)
- 2 EL Olivenöl
- 2 Knoblauchzehen, fein gehackt
- Salz, Pfeffer

- 4 Eier
- $1/2$ Bund Petersilie, gezupft, fein gehackt
- 4 Zweige Thymian

Die Artischocken in dünne Scheiben schneiden. Das Öl in einer Omelettpfanne erhitzen, den Knoblauch und die Artischocken darin dünsten, bis sie gar sind, aber noch Biss haben. Anschließend salzen und pfeffern.
Die Eier verquirlen, salzen und pfeffern, die Petersilie untermischen und in die Pfanne gießen. Bei mittlerer Hitze stocken lassen, wobei die Unterseite leicht gebräunt sein darf. Das Omelett auf Teller anrichten und mit Thymian garnieren.

Provençalische Gemüsepfanne

für 4 Personen

- Insg. 4 EL Olivenöl
- 2 kleine Zucchini, fein gewürfelt
- 1 rote Paprika, fein gewürfelt
- 1 gelbe Paprika, fein gewürfelt
- 1 grüne Paprika, fein gewürfelt

- 2 Zwiebeln, fein gewürfelt
- 2 Knoblauchzehen, fein gewürfelt
- 3 Fleischtomaten, geschält, gewürfelt
- Salz, Pfeffer
- 4 Zweige Basilikum, gezupft, fein geschnitten
- Salz, Pfeffer

Das Öl in einer Pfanne erhitzen, die Zucchini und die Paprika anbraten. Das Olivenöl erhitzen, die Zwiebel und den Knoblauch darin anschwitzen.

Dann die Tomaten zugeben, darin schwenken, die Hitze reduzieren, mit Salz und Pfeffer würzen, das Basilikum untermischen.

Danach die Zucchini und die Paprika in die Pfanne geben und bei geringer Hitze etwa 8 Minuten schmoren lassen.

Das Gemüse nochmals abschmecken und auf vier tiefe, vorgewärmte Teller verteilen.

》 *Für Gemüse ist überhaupt wichtig, gute Töpfe zu haben, die wenig Wasser brauchen. Gemüse soll nämlich nicht kochen, sondern sanft dünsten und dann bissfest auf den Tisch kommen. Bei meinen Töpfen brauche ich kaum Wasser, da sie optimal abgedichtet sind, somit eine minimale Wassermenge genügt und der Eigengeschmack des Gemüses voll erhalten bleibt.* 《

Mediterranes Gemüsegratin

für 4 Personen

- 3 EL Olivenöl
- 1 Zwiebel, gewürfelt
- 1 Knoblauchzehe, gewürfelt
- 1 kg Tomaten, geschält, gewürfelt
- 2 Zweige Thymian
- 120 ml Gemüsebrühe
- Salz, Pfeffer

- 1 große Fenchelknolle, in Scheiben geschnitten
- Salz, Pfeffer
- 2 Mozzarella oder Schafbutterkäse
- 4 EL Parmesan, gerieben, oder junger Schaf-Pecorino
- 1 TL Olivenöl

Das Olivenöl in einem Topf erhitzen, die Zwiebel und den Knoblauch darin anschwitzen. Die Tomaten und den Thymian zugeben, mit der Gemüsebrühe auffüllen. Mit Salz und Pfeffer würzen. Das Ganze bei kleiner Hitze etwa 5 Minuten köcheln lassen. Den Backofen auf 220 °C vorheizen.
Den Fenchel kurz in Salzwasser blanchieren, abgießen und abtropfen lassen. Anschließend zu den Tomaten geben und alles etwa 15 Minuten garen lassen. Mit Salz und Pfeffer würzen.
Das Gemüse in eine feuerfeste Auflaufform geben, mit Mozzarella belegen und mit Parmesan bestreuen. Zum Schluss mit Olivenöl beträufeln und im Backofen auf der mittleren Schiene etwa 8 bis 10 Minuten überbacken.

Dazu passen fest kochende, geschälte Kartoffeln, die im Ofen gebacken und mit Rosmarin abgeschmeckt werden. Übrigens ist auch bei Gewürzmischungen Vorsicht geboten: in vielen ist Mononatriumglutamat enthalten, selbst in Meersalzen. Am besten genau auf die Inhaltsstoffe schauen oder gleich ins Reformhaus oder in einen guten Bioladen gehen.

Den Mozzarella und den Parmesan kann man auch durch Schafbutterkäse oder Ziegenkäse austauschen, der in der heutigen Zeit in wunderbarer Vielfalt zu bekommen ist. Und wer mit der großen Menge Tomaten Probleme hat, der kann Paprika, Karotten und Zucchini dazu nehmen und die Tomaten reduzieren.

Kartoffelsalat

für 4 Personen

- 1 kg Kartoffeln, festkochend
- 1 Zwiebel
- 1 Knoblauchzehe
- Salz, Pfeffer

- 1 EL mittelscharfen Senf
- etwa 1/4 l Brühe
- etwa 3 EL Weißweinessig
- etwa 3 EL neutrales Öl
- 1/2 Bund Schnittlauch

Kartoffeln in der Schale kochen. In der Zwischenzeit die Zwiebel und Knoblauchzehe schälen und fein würfeln. Aus Brühe, Senf, Essig, Salz und Pfeffer eine Marinade zubereiten.
Die Kartoffeln abgießen, etwas auskühlen lassen und pellen. Danach die Kartoffeln in dünne Scheiben schneiden und in eine Schüssel geben. Die Marinade darüber geben und mindestens 1 Stunde ziehen lassen.
Zum Schluss das Öl untermischen und eventuell nochmals nachwürzen. Mit fein geschnittenem Schnittlauch servieren.

Eine der wenigen Beilagen, die mein Vater wirklich liebte.

Gemischter Salat mit Feigen und Büffelmozzarella, dazu Honig-Zitronen-Dressing

für 4 Personen

- 4 Stck. Büffelmozzarella
- 4 reife Feigen
- 2 Handvoll gemischter Blattsalat

- einige Blättchen Basilikum
- 2 EL dunklen Balsamico-Essig
- 4 Zweige Basilikum

Honig-Zitronen-Dressing:

- 1 EL Honig
- 6 EL natives Olivenöl
- 3 EL Zitronensaft

- frisch gemahlener schwarzer Pfeffer
- Meersalz

Alles in einer Schüssel vermischen und nach Belieben abschmecken.

Den Salat waschen und putzen. Die Feigen kreuzweise einschneiden und mit Daumen und Zeigefinger zusammendrücken, sodass sie sich öffnen und das Innere der Frucht zu sehen ist. Den Mozzarella in Scheiben schneiden. Basilikumblättchen in dünne Streifen schneiden. Inzwischen das Dressing zubereiten. Die Feige in die Mitte des Tellers setzen, darum den Salat dekorativ anrichten. Die Mozzarellastücke verteilen, mit etwas dunklem Balsamico-Essig beträufeln und mit Basilikumblättchen ausgarnieren. Alles mit dem Honigdressing marinieren und servieren.

Auf Büffelmozzarella verzichte ich lieber, wie ich erst letztens wieder feststellen musste: Ich wollte unbedingt diesen italienischen Salat probieren, mit ganz frischen Zutaten, ein wahrer Genuss – und zwei Tage später bekam ich dann die Quittung dafür!

Feta aus der Schafmilch kann ich zum Glück essen, im Abstand von vier Tagen, weil sich dann das Eiweiß in meinem Körper wieder hinreichend abgebaut hat und so keine Abwehrreaktionen mehr auftreten. Meine Vier-Tage-Regel wende ich bei einigen Zutaten an.

Spargelsalat mit Flusskrebsen und Tomaten-Kräuter-Vinaigrette

für 4 Personen

- 50 ml Fischfond oder Brühe
- 50 ml Weißwein
- 200 g Flusskrebse, küchenfertig

- einige Zweige Kerbel, fein gehackt
- 500 g grünen Spargel
- 2 EL Öl
- Salz, Pfeffer

Tomaten-Kräuter-Vinaigrette:

- 3 EL Rotweinessig
- 2 EL dunklen Balsamico-Essig
- Salz, Pfeffer
- 1 Prise Zucker oder Apfelzucker
- 1 Knoblauchzehe, fein gehackt
- 60 ml Olivenöl

- 6 Basilikumblätter, fein geschnitten (oder andere Kräuter)
- 1 große Fleischtomate, geschält, gewürfelt
- 1 Schalotte, fein gewürfelt
- 1 EL Öl
- Salz, Pfeffer
- 4 Portionen Blattsalat, geputzt

Den Fischfond zusammen mit dem Weißwein in einem Topf erwärmen. Die Flusskrebse zugeben, vom Herd nehmen, den Kerbel darüber streuen und darin ziehen lassen.
Spargel waschen, die holzigen Enden entfernen und schräg in Scheiben schneiden. Dabei die Spitzen ganz belassen. In einer Pfanne Öl erhitzen und den Spargel darin bissfest anbraten. Mit Salz und Pfeffer würzen.
Für die Vinaigrette den Rotwein- und Balsamico-Essig vermischen. Knoblauch, Salz, Pfeffer und Zucker zugeben, so lange verrühren, bis sich der Zucker aufgelöst hat. Dann nach und nach das Olivenöl darunter schlagen. Das Basilikum und die Tomaten- und Schalottenwürfel unter die Vinaigrette mischen und kurz durchziehen lassen.
Die Flusskrebse aus dem Fond nehmen, gut abtropfen und kurz in einer Pfanne mit Öl warm schwenken. Mit Salz und Pfeffer würzen.
Den gebratenen Spargel und die Flusskrebse auf Teller verteilen, mit Salat ausgarnieren und mit der Vinaigrette übergießen.

Auf Flusskrebse und andere Schalentiere verzichte ich auch lieber, da ihr Eiweiß bei mir stärkere Unverträglichkeitssymptome hervorruft, und behelfe mir stattdessen mit festen Fischen wie Barsch oder Dorade. Anfangs habe ich den Balsamico-Essig durch Apfelessig ersetzt, später roten Traubensaft hinzugenommen. Mittlerweile genieße ich in Maßen auch den dunklen Balsamico-Essig.

Mediterraner Oktopussalat
mit Oliven

für 4 Personen

- 1 kg weißes Oktopusfleisch

Für den Sud:

- 1 l Wasser
- ½ l Weißwein
- 1 Zwiebel, grob gewürfelt
- 1 Gelbe Rübe, grob gewürfelt
- 1 Stück Lauch, längs geviertelt
- 1 Stück Stangensellerie, grob gewürfelt
- 3 Lorbeerblätter
- 1 TL Pfefferkörner
- einige Pimentkörner
- 1 Naturweinkorken
- Salz

Für den Salat:

- 1 Fenchelknolle, geschält
- 3 EL Olivenöl
- 1 Knoblauchzehe
- 2 Zweige Thymian
- 1 Zwiebel, gewürfelt
- 1 rote Paprika, gewürfelt
- 1 Chilischote, entkernt, fein geschnitten
- 5 grüne Oliven, halbiert
- 5 schwarze Oliven, halbiert
- 1 TL Kapern
- 1 Tomate, geschält und gewürfelt
- 100 ml pürierte Tomaten (aus dem Glas)
- 5 Basilikumblättchen, fein geschnitten
- 60 ml Olivenöl
- 60 ml Balsamico-Essig
- Salz, Pfeffer
- 1 Bund Rucola, geputzt

Den Oktopus waschen und in kochendem Wasser kurz blanchieren und abgießen. Für den Kochsud den Topf wieder mit Wasser und Weißwein auffüllen, die Zwiebel, den Lauch, den Stangensellerie, die Gelbe Rübe, das Lorbeerblatt, die Pfefferkörner, die Pimentkörner, den Weinkorken und das Salz zugeben, alles zum Kochen bringen. Den Oktopus wieder in den kochenden Sud geben und etwa 1 Stunde kochen, bis er weich ist.

Den Fenchel mit einem Gemüsehobel in feine Scheiben schneiden. Das Olivenöl zusammen mit der Knoblauchzehe und den Thymianzweigen erhitzen. Den Fenchel, die Zwiebeln, die Paprika und die Chili nach und nach in die Pfanne geben und darin anschwitzen. Das Gemüse bissfest garen. Danach die Knoblauchzehe und die Thymianzweige entfernen. Das Gemüse in eine Schüssel geben und etwas abkühlen lassen.

Das Oktopusfleisch aus dem Sud heben, abkühlen lassen und in Scheiben schneiden. Anschließend mit dem Gemüse vermischen. Die Oliven, die Kapern, die Tomatenwürfel, das Tomatenpüree und den Basilikum ebenfalls zugeben und alles vermischen.

Den Oktopussalat mit Olivenöl, Balsamico-Essig, Salz und Pfeffer würzen und etwa 5 Minuten durchziehen lassen. Eventuell nachwürzen. Den Salat auf Tellern anrichten und mit Rucola garnieren.

Das weiße Fleisch vom Oktopus vertrage ich bestens. Vor der Tinte allerdings grauste es mir auch ohne Unverträglichkeit schon immer: Als ich einmal auf Elba war, wurde mir stolz das dortige Nationalgericht serviert – in seiner Tinte gekochter Oktopus. Die schwarze Brühe habe ich heute noch vor Augen!

Salat
von Pfifferlingen und Spargel

für 4 Personen

- 16 Stangen weißer Spargel, geschält, geputzt
- 1 Prise Zucker
- 1 Zitrone
- 500 g Pfifferlinge, geputzt
- 1 EL Öl
- 1 Knoblauchzehe, angedrückt

- 1 Schalotte, fein gewürfelt
- Salz, Pfeffer
- 1 Bund Rucola, geputzt
- 4 EL Himbeeressig
- 2 EL Olivenöl
- 1 EL Walnussöl
- Salz, Pfeffer

Den Spargel in Salzwasser mit Zucker und Zitronensaft bissfest kochen, herausnehmen, abtropfen lassen und in mundgerechte Portionen schneiden. Die Pfifferlinge fein würfeln.

Das Öl in einer Pfanne erhitzen, den Knoblauch und die Schalotte zugeben und darin anschwitzen. Die Pfifferlinge in die Pfanne geben, anbraten und mit Salz und Pfeffer würzen.

Aus Himbeeressig, Olivenöl, Walnussöl, Salz und Pfeffer eine Marinade zubereiten. Die Pfifferlinge in der Mitte des Tellers anrichten, den Spargel verteilen und mit Rucola garnieren. Zum Schluss den Salat mit der Marinade beträufeln und servieren.

Spargel konnte ich auch lange Zeit nicht essen, da meine Nieren dessen harntreibende Wirkung nicht vertragen haben. Spargel ist eine der Gemüsesorten, die für recht viele Menschen schwer bekömmlich sind. Aber vertrauen Sie besser auf Ihr Gefühl als auf allgemeine Weisheiten wie »Spargel ist so gesund«! Essen Sie das, was Ihnen bekommt! Anstatt eines Walnussöls nehme ich übrigens auch Leinöl, das ich besser vertrage.

Rohkostsalat

für 4 Personen

- 2 Gelbe Rüben, in Streifen gehobelt
- 1 Apfel, fein gerieben
- 1 Sellerieknolle, in Streifen gehobelt
- 1 Zitrone
- 2 Zucchini, in Streifen gehobelt
- 2 EL hellen Balsamico-Essig
- 2 EL Öl
- Salz, Pfeffer
- 1 Bund Petersilie, gezupft, fein geschnitten
- 1 EL Sonnenblumenkerne, geschält

Die Gelben Rüben, den Apfel, den Sellerie und die Zucchini in einer Schüssel vermischen und mit Zitronensaft marinieren. Aus Essig, Öl, Salz und Pfeffer eine Salatsauce zubereiten. Die Petersilie untermischen. Den Salat auf Teller verteilen, mit der Sauce übergießen und mit Sonnenblumenkernen servieren.
Für Rohkostsalat möglichst unraffiniertes und hochwertiges Öl verwenden. Man schmeckt den Unterschied!

Hopfensprossen
mit Radieschen und Gartenkresse

für 4 Personen

- 100 g Naturjoghurt
- 2 TL Öl
- Saft von 1 Zitrone
- Salz, Pfeffer
- 150 g Hopfensprossen, geputzt
- 1 Bund Radieschen, in dünne Scheiben geschnitten
- 1 Päckchen Gartenkresse
- 1 EL Pinienkerne, gehackt

Den Joghurt mit Öl, Zitronensaft, Salz und Pfeffer abschmecken. Die Sprossen und die Radieschen auf Teller anrichten, die Joghurtsauce darüber geben und mit Gartenkresse und Pinienkernen servieren.
Joghurt gibt es übrigens auch vom Schaf und von der Ziege oder aus Soja.

Blumenkohlsalat
mit Paprika und Kresse

für 4 Personen

- 1 mittelgroßer Blumenkohl
- 500 ml Gemüsebrühe
- 3 EL Weißweinessig
- 4 EL Öl
- 1 Bund Petersilie, gezupft, geschnitten

- Salz, Pfeffer
- 1 Zwiebel, fein gewürfelt
- 1 rote Paprikaschote, in Streifen geschnitten
- 1 Schälchen Gartenkresse

Den Blumenkohl putzen, in Röschen teilen und in heißer Gemüsebrühe bissfest kochen. Herausnehmen und abkühlen lassen.
1 Tasse von der Gemüsebrühe entnehmen, mit Essig, Öl und Petersilie zu einer Salatsauce verarbeiten. Eventuell mit Salz und Pfeffer nachwürzen.
Den Blumenkohl, die Zwiebel und die Paprika in eine Schüssel geben und die Salatsauce darübergießen. Auf Teller verteilen und mit Gartenkresse servieren.

Kresse ist eine der Zutaten, bei denen ich meine Vier-Tage-Regel anwende, genau wie beim Feta. Daher steht sie bei mir nicht allzu oft auf dem Speiseplan.

Rote-Bete-Salat
mit Minze

für 4 Personen

- 4 Knollen Rote Bete, vorgegart, küchenfertig
- 1 EL Walnussöl
- 20 ml weißen Balsamico-Essig
- Salz, Pfeffer

- 1 TL Honig
- 5 Minzeblätter, fein geschnitten
- ¹/₂ Bund Frühlingszwiebeln, in Ringe geschnitten

Die Rote Bete in Scheiben schneiden. Für die Sauce das Walnussöl, den Balsamico-Essig und den Honig in einer Schüssel vermischen. Mit Salz und Pfeffer würzen und die Minze zugeben.

Die Rote Bete mit der Sauce marinieren und kurz ziehen lassen. Dann den Salat auf vier Teller verteilen und mit Frühlingszwiebeln garnieren.

Ein kleiner Tipp: Rote Bete sind äußerst geschmacksintensiv, wenn man sie roh raspelt und zudem noch mit Zitronensaft beträufelt. Und schmecken mindestens genauso gut!

Staudensellerie
mit Walnüssen und Sonnenblumenkernen

für 4 Personen

- 1 säuerlicher Apfel, gerieben
- 1 Spritzer Zitronensaft
- 1 Orange
- 1 Staude Chicorée, entblättert
- 1 Stange Staudensellerie, hauchdünn geschnitten

- 1 EL Walnussöl
- 2 EL Weißweinessig
- 2 EL Öl
- Salz, Pfeffer
- 6 Walnüsse, geröstet
- 1 EL Sonnenblumenkerne, geschält

Den geriebenen Apfel mit Zitronensaft beträufeln. Die Orange schälen, die Filets herauslösen und mit Walnussöl übergießen. Die Chicoréeblätter und den Sellerie auf 4 Teller verteilen, darauf die Orangenfilets und den geriebenen Apfel anrichten. Aus Essig, Öl, Salz und Pfeffer eine Salatsauce zubereiten und den Salat damit beträufeln. Alles mit Walnüssen und Sonnenblumenkernen garnieren.

Staudensellerie, den ich im Gegensatz zur Knolle gern mag, gibt es bei uns zu Hause ständig! Zum Beispiel als Stifte mit rohen Karotten und Paprika, wie es in französischen Restaurants üblich ist.
Statt Walnüssen nehme ich allerdings geröstete Kürbiskerne, die vertrage ich besser und sie schmecken sehr gut. Walnüsse hingegen haben ziemlich viel Histamin.

Suppen und Eintöpfe

Eintopf mit verschiedenem Gemüse

für 4 Personen

- 600 g Kartoffeln
- 250 g Weißkraut
- 100 g Wirsing
- 2 Karotten
- 2 Stangen Lauch
- 2 Kohlrabi
- 100 g grüne Bohnen
- 1/2 Bund Petersilie
- 1/2 Bund Schnittlauch

- 3 EL Öl
- 2 Schalotten
- 1 1/2 l Brühe
- 1 Knoblauchzehe
- 2 Stängel Thymian
- 1 Lorbeerblatt
- Salz, Pfeffer aus der Mühle
- Muskat

Kartoffeln schälen und würfeln. Das Gemüse putzen. Weißkraut und Wirsing in Rauten, Karotten in Scheiben, Lauch und Kohlrabi in fingerbreite Streifen schneiden. Petersilie hacken, Schnittlauch fein schneiden.
Öl in einem Topf erhitzen und die in Streifen geschnittenen Schalotten darin glasig dünsten. Bohnen, Karotten und Kohlrabi zufügen und kurz schmoren.
Lauch, Lorbeer, Weißkraut und Wirsing in den Topf geben. Mit Brühe auffüllen und die Suppe einmal aufkochen. 10 bis 15 Minuten bei mittlerer Hitze leicht kochen lassen.
Zerdrückten Knoblauch und Thymian zufügen und weitere 5 Minuten garen. Den Eintopf mit Salz, Pfeffer und Muskat abschmecken.
In eine vorgewärmte Schüssel oder Terrine füllen. Zum Servieren mit Petersilie bestreuen.

Dieser Eintopf ist typisch bayerisch und stand bei uns in der Familie Strauß oft auf dem Tisch, vor allem erweitert als Pichlsteiner, aber mit Tafelspitzstückchen und nicht mit Schweinefleischeinlage. Ich liebe ihn bis heute, weil er wunderbar schmeckt. Besonders delikat ist er mit einer französischen Pistoumischung.

Geflügeleintopf

für 4 Personen

- 1 großes Maishähnchen
- 150 g grünen Spargel
- 1 Zwiebel
- 2 Stangensellerie
- 1 Karotte
- 2 Tomaten

- 3 EL Öl
- 1 Lorbeerblatt
- 2 Pfefferkörner
- 1 Zweig Thymian
- Salz, Pfeffer aus der Mühle
- Zitronensaft

Hähnchen halbieren. Flügel und Keulen abschneiden und Brust herauslösen. Das Knochengerüst und die Keulen einmal teilen. Spargel in 3 cm lange Stücke schneiden. Zwiebel würfeln. Geschälte Karotte in Scheiben schneiden. Stangensellerie schälen und in Stücke teilen. Tomaten mit kochendem Wasser überbrühen, kalt abschrecken, schälen, entkernen und das Fruchtfleisch würfeln. Öl in einem Topf erhitzen, Zwiebelwürfel darin glasig dünsten.
Hähnchenflügel, -keulen und -knochen, Lorbeer, Pfefferkörner und Thymian in den Topf geben und mit 1 1/2 l Wasser auffüllen. Alles einmal aufkochen und 30 Minuten bei geringer Hitze ziehen lassen. Gewürze, Knochen und Flügel herausnehmen. Schaum auf der Oberfläche abschöpfen.
Staudensellerie, Karotte und Spargel zufügen und weitere 8 Minuten garen. Hähnchenbrust zum Eintopf geben und 5 bis 10 Minuten ziehen lassen. Die Brust herausnehmen und in

Scheiben schneiden. Den Eintopf mit Salz, Pfeffer und Zitronen-saft abschmecken.
Das Gemüse aus dem Eintopf, die Keulen, Brustscheiben und Tomatenwürfel auf vorgewärmten tiefen Tellern anrichten. Mit dem heißen Sud begießen und gleich servieren.

Für diesen Eintopf darf man auf gar keinen Fall Suppenhuhn nehmen, da ist ja nichts dran – außerdem schmeckt Maishähnchen einfach besser! Ich habe früher oft selbst gemachte Hühnerbrühe gegen Virus-erkrankungen bekommen – ein altes Bauernrezept. Und wer Spargel nicht so gut verträgt, kann ihn durch Schwarzwurzel austauschen.

Französische Fischsuppe

für 4 Personen

- 400 g Fischfilet (Mittelmeerfisch)
- Saft von 1/2 Zitrone
- 4 EL Öl
- 2 Schalotten, gewürfelt
- 1 Knoblauchzehe, gehackt
- 1 Gelbe Rübe, in feine Streifen geschnitten
- 1/2 Stange Staudensellerie, in Streifen geschnitten
- 1/2 Stange Lauch, längs halbiert, in Streifen geschnitten
- Salz
- einige Safranfäden, in etwas Fischfond eingeweicht
- 2 EL Pernod
- 125 ml Weißwein
- 1 l Fischfond
- 2 Zweige Dill, gezupft

Die Fischfilets kalt abwaschen und trocken tupfen. In Portions-stücke von etwa 50 Gramm schneiden und mit Zitronensaft beträufeln. Die Filets kurz blanchieren. Das Öl in einem Topf erhitzen, die Schalotten und den Knoblauch glasig anschwitzen. Gelbe Rüben, Sellerie und Lauch zugeben und darin andünsten.

Leicht salzen und die Safranfäden einrühren. Alles mit Pernod und Weißwein ablöschen und mit Fischfond auffüllen. Das Gemüse darin weich kochen.
Die Fischfilets in die Suppe geben und darin kurze Zeit ziehen lassen.
Die Suppe auf 4 tiefe Teller verteilen und mit Dill garnieren.

>> *Diese wunderbare Suppe haben wir bei unseren Frankreich-Urlauben in der Kindheit kennengelernt. Unsere Mutter, die lange in Grenoble gelebt hat, nahm dazu noch eine rote Gewürzmischung mit Knoblauch und Chili und statt der gewohnten Butter das französische Olivenöl, das ich bis heute liebe.*
Wer einmal die Unterschiede zwischen Olivenölen kennenlernen will, der sollte sich gute kalt gepresste Olivenöle aus verschiedenen Ländern wie Italien, Spanien, Griechenland, Frankreich, Tunesien u. ä. nach Hause holen, und er wird unterschiedlichste Geschmacksnoten feststellen, die je nach Region auch zu unterschiedlichen Speisen passen.
Kaufen Sie keine Olivenöle, die einen bitteren Nachgeschmack hinterlassen, da sie den feinen Geschmack von Gemüse zerstören. Auf vielen Olivenölen findet man heute den Hinweis auf Kaltpressung. Das sagt jedoch noch wenig über die echte Qualität aus, denn es gibt verschiedene Verfahren der Kaltpressung, von hochwertig bis hin zur maximal möglichen Pressung. Entsprechend unterschiedlich fällt die Qualität aus. Probieren Sie einfach einmal die unterschiedlichen Geschmacksnoten, und Sie werden Ihre Lieblingsöle finden. <<

Fischsuppe
von heimischen Fischen

für 4 Personen

- 150 g Zanderfilet
- 150 g Saiblingsfilet
- 150 g Wallerfilet
- 1 Stange Sellerie
- 1 Stange Lauch
- 1 Karotte
- 30 g Butter oder 3 EL Butteröl

- 2 Schalotten, gewürfelt
- 1 Knoblauchzehe, fein gewürfelt
- 1 l Fischbrühe
- einige Spritzer Zitronensaft
- Salz, Pfeffer aus der Mühle
- 1 EL Dill, gehackt

Zander-, Saiblings- und Wallerfilet in gleich große Stücke oder Streifen teilen. Sellerie, Karotten und Lauch schälen, putzen und in dünne Streifen schneiden.

Butter in einem Topf zerlassen. Schalottenwürfel, Knoblauch und das in Streifen geschnittene Gemüse weich dünsten. Alles mit Fischbrühe aufgießen, einmal aufkochen lassen und bei kleiner Hitze ca. 6 Minuten kochen lassen.

Fischstücke salzen, mit Zitronensaft beträufeln und im Fond etwa 3 Minuten ziehen lassen.

Die Suppe mit Salz und Pfeffer abschmecken, auf 4 vorgewärmte Teller verteilen und mit Dill garnieren. Sofort servieren. Als Beilage eignet sich z. B. geröstetes Olivenbrot.

Wieder zurück in Deutschland, wurde aus der französischen einfach eine bayerische Fischsuppe!

für 4 Personen

- 50 ml Olivenöl
- 50 g Speck, fein gewürfelt
- 2 Schalotten, fein gewürfelt
- 1 Gelbe Rübe, gewürfelt
- 1/2 Knollensellerie, gewürfelt
- 250 g Kartoffeln, gewürfelt
- 1 l Gemüsebrühe
- 1 kleine Zucchini, gewürfelt
- 1 Stange Lauch, längs in Streifen geschnitten
- 4 Blätter Wirsing, in Streifen geschnitten
- 3 Knoblauchzehen
- 500 ml pürierte Tomaten (Glas)
- 400 g weiße Bohnen, aus der Dose mit Saft
- Salz, Pfeffer
- 250 ml Weißwein, auf 1/3 eingekocht
- 250 g Makkaroni, gekocht, geschnitten
- 1/2 Bund Petersilie, gezupft, fein geschnitten
- 50 g Parmesan, gerieben

Das Olivenöl in einem Topf erhitzen. Den Speck und die Schalotten zugeben und anbraten. Die Gelben Rüben, den Sellerie und die Kartoffeln zugeben und darin anschwitzen. Das Ganze mit der Brühe auffüllen und 10 Minuten aufkochen.
In der Zwischenzeit den Wirsing separat in Olivenöl anbraten. Lauch, Zucchini und Wirsing zur Suppe geben und nochmals aufkochen lassen. Das Tomatenpüree und die Bohnen zugeben und die Suppe köcheln lassen, bis das Gemüse gar ist.
Die Suppe mit Salz, Pfeffer und dem reduzierten Weißwein abschmecken.
Die Makkaroni zugeben, kurz darin ziehen lassen. Die Suppe auf 4 Teller verteilen, mit Petersilie und geriebenem Parmesan servieren.

Parmesan kann ich leider, wie schon erwähnt, nicht essen, stattdessen nehme ich auch hier Pecorino vom Schaf. Auch den Knollensellerie und den Speck lasse ich weg. Dafür füge ich ganz am Ende gehäutete, gehackte Tomaten ohne die schwerer verträglichen Kerne hinzu. Anstatt der Makkaroni aus Weizen nehme ich Nudeln aus Reis, Mais oder Buchweizen. Ganz selten wähle ich Kamut- oder Einkornnudeln, die aus einem Urweizen bestehen, auf den mein Körper nicht ganz so heftig reagiert. Meistens esse ich die Suppe aber ganz ohne Nudeln. So schmeckt sie mir am besten! Aber Minestrone ist ohnehin eine Geschmacksfrage – es kommt einfach alles rein, was gerade da ist und worauf man Lust hat.

Knödelgerichte

Schwammerl mit Knödel

für 4 Personen

Teig für Semmelknödel:

- 10–12 Semmeln vom Vortag
- 300 ml Milch
- 1 Zwiebel, geschält

- 20 g Butter oder 2 EL Butteröl
- 2 EL Petersilie, gehackt
- 3–4 Eier
- Salz

Semmeln in feine Scheiben schneiden, salzen und mit lauwarmer Milch übergießen, gut durchziehen lassen. In der Zwischenzeit Zwiebeln fein würfeln und in Butter anschwitzen. Gehackte Petersilie untermischen. Mit den Eiern zu den Semmeln geben und zu einem nicht zu festen Teig verarbeiten.

Teig in Portionen aufteilen und mit befeuchteten Händen gleichmäßig große Knödel formen. Reichlich Salzwasser zum Kochen bringen, Knödel in das kochende Wasser geben, Hitze reduzieren und etwa 15 bis 20 Minuten ziehen lassen.

Schwammerl:

- 400 g gemischte Waldpilze
- 20 g Butter oder 2 EL Butteröl
- 1 kleine Zwiebel
- 1 Knoblauchzehe, geschält
- 1/2 l kräftige Brühe

- 100 ml Sahne
- Muskat
- Pfeffer aus der Mühle
- 1 EL geschlagene Sahne
- 1 EL gehackte Petersilie

Die Stielenden der Pilze und alle wurmigen Stellen abschneiden. Je nach Größe zerteilen.

Butter in einer Pfanne erhitzen, gewürfelte Zwiebel und Knoblauchzehe darin glasig dünsten. Pilze zugeben, salzen und 2 Minuten anbraten. Brühe und flüssige Sahne zufügen und bis zur gewünschten Konsistenz einkochen.

Mit Salz, Muskat und Pfeffer abschmecken. Schlagsahne und gehackte Petersilie unterheben.

Pilze mit der Sauce auf vorgewärmte tiefe Teller verteilen und mit Semmelknödel servieren.

Dieses Gericht gab es früher oft bei uns zu Hause. Heute mache ich aber nur noch selten Semmelknödel – immer dann, wenn ich mal aus meiner Diät ausbreche, weil ich zu viele Zutaten ersetzen müsste: Weder Weizen noch Milch noch Eier vertrage ich problemlos. Also gibt es bei mir geröstete Kartoffelknödel dazu. Das schmeckt wunderbar.

Kartoffelknödel
von rohen und gekochten Kartoffeln

für ca. 12 Stück

- 2 EL Weißbrotwürfel
- 20 g Butter oder
  2 EL Butteröl
- 700 g rohe geschälte
  Kartoffeln (mehlig)
- 100 ml Milch

- 300 g in der Schale
  gekochte, geschälte
  Kartoffeln (mehlig)
- 80 g Mehl
- 3 Eigelb
- Salz, Pfeffer aus der Mühle,
  Muskat

Brotwürfel in Butter goldbraun und knusprig braten. Die rohen Kartoffeln fein reiben und in einer Schüssel mit kaltem Wasser übergießen.

Kartoffeln mit den Händen oder einem Schaumlöffel herausheben, kurz ausdrücken und den Vorgang wiederholen, damit ein Teil der Kartoffelstärke ausgewaschen wird. Die geriebenen Kartoffeln auf ein Küchentuch geben, fest einrollen und die Tuchenden so stark gegeneinander drehen, sodass alle Flüssigkeit ausgepresst wird. Die trockene Masse in eine Schüssel geben und mit aufgekochter Milch übergießen. Das Ganze handwarm abkühlen lassen.

Die gekochten Kartoffeln durch eine Kartoffelpresse drücken und mit Mehl und Eigelb zur Milch-Kartoffel-Mischung geben. Alles gründlich durchkneten und mit Salz, Pfeffer und Muskat abschmecken.

Aus dem Teig knapp tennisballgroße Stücke abteilen und auf der Handfläche flach auseinander drücken. Jeweils einige Brotwürfel auf die Mitte geben, den Teig darüber zusammendrücken und glatte runde Knödel formen. In einem großen Topf mit Salzwasser aufkochen und die Knödel darin bei kleiner Hitze in etwa 20 Minuten gar ziehen lassen.

» *Auch bei Kartoffelknödeln muss ich einiges ersetzen: Milch mit Wasser, Weizenmehl mit Kartoffelmehl, und die Weißbrotwürfel lasse ich ganz weg. Auch die Eier werden bei mir weggelassen. Sie werden sehen, es funktioniert auch ohne. Anstatt Wasser können Sie auch Reis- oder Hirsemilch probieren, auch milde Schafmilch eignet sich. Und keine Angst, der Geschmack leidet nicht darunter. In dieser vereinfachten Form sind sie wunderbar leicht und optimal verträglich.* «

Fisch

Forelle blau

für 4 Personen

- 4 küchenfertige Bach- oder Seeforellen à ca. 300 g
- 1 Karotte
- 2 Stangen Sellerie
- 1/4 l Weißweinessig
- 1/2 l Weißwein
- 2 weiße Zwiebeln, in Streifen geschnitten
- 3 Wacholderbeeren
- 1 EL Petersilie, gehackt
- 1 EL Basilikumblättchen, fein geschnitten
- 5 Pfefferkörner
- 1 Knoblauchzehe, fein gehackt
- Salz, Pfeffer aus der Mühle

Forellen unter fließendem Wasser innen und außen abspülen. Dabei darauf achten, dass die Schleimschicht auf der Haut nicht weggewaschen wird. Sie gibt dem Fisch beim Garen den blauen Schimmer.
Karotte und Sellerie waschen, putzen und in feine Streifen schneiden. In einem großen ovalen Topf Essig, Weißwein, und 1 Liter Wasser mischen. Zwiebel und Gemüsestreifen, Wacholderbeeren, Petersilie, Basilikum, Pfefferkörner und Knoblauch zufügen. Mit Salz und Pfeffer würzen, alles kurz aufkochen lassen.
Die Forellen einlegen und 8 bis 10 Minuten bei kleiner Hitze ziehen, aber nicht kochen lassen.
Die Forellen aus dem Sud heben und auf vorgewärmtem Geschirr anrichten.

Um eine richtig gute Forelle blau zu machen, nimmt man am besten wenig Wasser – dann schmeckt der Fisch viel intensiver. Dazu benötigt man allerdings gute Töpfe, die den Wasserdampf halten.

Was ich am Anfang nicht wusste: Wenn man wie ich den Essig weglassen muss, dann sollte man etwas Zitrone hinzufügen, sonst wird die Forelle nicht blau! Übrigens habe ich Forelle erst sehr spät vertragen, Lachs ging erstaunlicherweise besser.

Thunfischtatar mit Lauchstroh und Salat

für 4 Personen

- 100 g Thunfischfilet
- 4 cl Sojasauce
- 1 TL Wasabipulver
- 10 g Ingwer, eingelegt
- Salz, Pfeffer
- 2 EL Zucchiniwürfel
- 1/2 Bund Koriander

- 2 EL Frühlingslauch (nur das Grüne)
- 1/2 Stange Lauch für Heu
- etwas Mehl
- Öl zum Frittieren
- etwas Limettensaft
- Rucolasalat

Den Thunfisch fein hacken. Den eingelegten Ingwer fein schneiden. Das Wasabipulver mit wenig Wasser anrühren. Koriander zupfen und hacken. Die Zutaten zusammen mit den Zucchiniwürfeln in eine Schüssel geben und gut vermischen. Das Ganze mit Sojasauce und Limettensaft abschmecken. Danach alles kalt stellen.

Inzwischen den Rucolasalat waschen und putzen. Den Lauch in feine Streifen schneiden, mit etwas Mehl bestäuben und in heißem Öl goldbraun frittieren. Mit einem Schaumlöffel herausheben und auf Küchenpapier entfetten.

Das Tatar in Nocken formen, auf dem Salat anrichten und mit dem Lauchheu garnieren.

Mein erstes Thunfischtatar habe ich beim Griechen gegessen – und war danach total stolz, dass ich es so gut vertrug! Auch Thunfischsteak schmeckt wunderbar, dazu am besten ein wenig mediterranes Gemüse in Olivenöl sautiert.

Thunfisch ist eine echte Delikatesse und sollte möglichst nicht aus der Konserve genossen werden. Bei der Sojasauce sollten alle, die glutenfrei essen sollen, die Sojasaucenmischung ohne Weizen nehmen.

Den Lauch kann man genauso gut ohne Mehl braten. Er wirkt nicht frittiert, schmeckt aber dennoch bestens. Sollten Sie auf das Mehl verzichten wollen, gibt es auch Buchweizen-, Kamut- oder Dinkelmehl, das manchen besser bekommt.

Matjestatar auf Gurkencarpaccio

für 4 Personen

Matjestartar:

- 4 Matjesfilets
- 2 Schalotten, fein gewürfelt
- 1 Gewürzgurke, fein gewürfelt
- 1/2 säuerlicher Apfel, fein gewürfelt
- Zitronensaft
- Salz, Pfeffer
- 1/2 Bund Schnittlauch, in feine Ringe geschnitten

Gurkencarpaccio:

- 1/2 Knoblauchzehe, fein gehackt
- 30 ml Essig
- 30 ml Öl
- 1/2 Salatgurke
- 4 EL Naturjoghurt
- 1 Spritzer Zitronensaft
- Salz, Pfeffer

Matjesfilet in feinste Würfel schneiden. Anschließend mit den Schalotten-, Gurken- und Apfelwürfeln in einer Schüssel vermischen. Das Ganze mit Salz und Pfeffer würzen und mit Zitronensaft abschmecken. Etwa 10 Minuten kalt stellen. Vor dem Servieren den Schnittlauch untermischen.

Die Gurke waschen und in dünne Scheiben schneiden. Den Essig zusammen mit dem Öl und dem Knoblauch in einen Mixbecher geben und mit dem Stabmixer fein pürieren. Die Teller mit den Gurkenscheiben belegen und mit der Marinade beträufeln.

Den Joghurt mit Zitronensaft, Salz und Pfeffer abschmecken. Das Matjestatar in die Mitte der Teller geben und mit Joghurt garnieren.

» *Matjes habe ich als letzten Fisch vertragen, da er ja eingelegt ist (Histamin!). Aber ich habe ihn einfach immer mal wieder ausprobiert, und irgendwann ging auch das – natürlich in Maßen.*

Beim Gurkencarpaccio habe ich allerdings wieder wegen meiner Milcheiweißunverträglichkeit den Naturjoghurt durch ein bisschen Sahne oder Schmand ersetzt. «

Gebratene Garnelen auf gemischtem Salat mit asiatischem Kokosdressing

für 4 Personen

- 1 EL Öl
- 1 Knoblauchzehe, fein gehackt
- 20 g Ingwer, fein gehackt
- 1 EL rote Curry-Paste
- 1/2 Chilischote, fein gehackt

- 200 ml Kokosmilch
- 200 g Garnelen, küchenfertig
- 1 Knoblauchzehe, angedrückt
- 2 EL Öl

- Salz, Pfeffer
- 1/2 TL Austernsauce
- 1/2 TL Fischsauce
- 4 EL hellen Balsamico-Essig
- 2 EL Öl
- 100 g Blattsalat, geputzt
- 8 Kirschtomaten, halbiert
- einige Blättchen Koriander, fein geschnitten

In einem Wok mit heißem Öl den Knoblauch, den Ingwer, die Currypaste und die Chili zugeben und darin anbraten. Anschließend mit Kokosmilch aufgießen und alles etwa 8 Minuten einkochen lassen.
Die Garnelen in einer Pfanne mit heißem Öl und Knoblauch anbraten. Mit Salz und Pfeffer würzen.
Die Kokossauce mit Austernsaucc und Fischsauce abschmecken.
Danach daraus eine Salatsauce mit Balsamico-Essig und Öl zubereiten. Das Ganze abkühlen lassen.
Den Salat, die Tomaten und die Garnelen auf Teller anrichten.
Den Koriander in das Kokosdressing zugeben und den Salat damit beträufeln.

Da Garnelen besondere Eiweiße enthalten und auch in Bezug auf Histamin problematisch sind, überlasse ich sie gerne meinem Mann und nehme stattdessen Red Snapper oder Viktoriabarsch. Achtung auch bei der Austernsauce, sie enthält neben Weizen noch andere Stoffe, die nicht jeder gleich gut verträgt. Ich lasse sie einfach weg oder verwende eine hervorragende Gewürzmischung für Fischgerichte aus meinem Reformhaus.
Probieren Sie einfach mutig aus! Manchmal erlebt man Fehlschläge, am Ende hat man aber einen wesentlich besseren Überblick über die Welt der Gewürze und weiß sie besser einzusetzen.

Rotbarbe alla Livornese

für 4 Personen

- 2 EL Olivenöl
- 3 Knoblauchzehen, fein gehackt
- 150 g pürierte Tomaten (aus dem Glas)
- 8 kleine Rotbarbenfilets
- 2 Frühlingszwiebeln, in feine Röllchen geschnitten
- 1 Peperoni, fein geschnitten
- 1 TL Kapern, abgetropft
- 10 Blättchen Petersilie, gehackt
- 8 Cocktailtomaten, geschält, gewürfelt
- Salz
- 8 Basilikumblättchen
- 1 TL Olivenöl

Das Olivenöl in einer Pfanne erhitzen, Knoblauch zugeben und darin anschwitzen. Das Tomatenpüree zugeben und etwa 1 Minute kochen lassen.

Danach die Fischfilets zugeben und darin garen lassen. Nach und nach Frühlingszwiebeln, Peperoni, Kapern, Petersilie, Cocktailtomaten und Basilikumblättchen zugeben. Alles salzen und für etwa 5 Minuten mit Deckel köcheln lassen.

Alles auf vier tiefe, vorgewärmte Teller verteilen und mit einem Spritzer Olivenöl servieren.

Frisches Tomatenpüree schmeckt besser und ist verträglicher, deshalb püriere ich dafür die Tomaten selber oder gebe sie stattdessen einfach gewürfelt hinzu. Wer Tomaten schlecht verträgt, tauscht sie gegen Paprika ein.

Loup de Mer
mit mediterranem Safrangemüse

für 4 Personen

- 1 EL Olivenöl
- 1 rote Paprikaschote, gewürfelt
- 1 gelbe Paprikaschote, gewürfelt
- 1 MSP Safran, gemahlen
- Salz, Pfeffer
- 2 Zucchini, gewürfelt
- 1 EL Olivenöl
- 1 MSP Safran, gemahlen

- Salz, Pfeffer
- 50 ml Gemüsebrühe
- 1–2 EL Olivenöl
- 4 Tomaten, geschält, gewürfelt
- 2 Loups de Mer, geschuppt, filetiert und die Gräten gezogen
- Salz, Pfeffer
- Öl zum Braten

Das Olivenöl in einer Pfanne erhitzen, Paprika zugeben und darin anbraten. Safranpulver, Salz und Pfeffer hinzufügen und weich dünsten. Die Zucchini ebenfalls in einer Pfanne mit Olivenöl, Safran, Salz und Pfeffer braten.
Die Gemüsebrühe aufkochen und Olivenöl mit einem Mixstab unteremulgieren. Das Gemüse und die Tomatenwürfel unterschwenken und zur Seite stellen. Die Loupfilets mit Salz und Pfeffer würzen, in einer Pfanne mit heißem Öl auf der Hautseite anbraten und in der Pfanne gar ziehen lassen.
Das Gemüse auf 4 vorgewärmten tiefen Tellern anrichten und mit dem Loup-de-mer-Filet servieren.

Diesen Fisch kenne ich schon seit meiner Kindheit – an der Côte d'Azur stellte er für uns eine besondere Delikatesse dar, die meine Mutter wunderbar zuzubereiten verstand.

Zanderfilet
mit Spargel und Bärlauchpüree

für 4 Personen

- 16 Stangen Spargel
- 1 Salz
- 1 Prise Zucker oder Apfelzucker
- $1/2$ Zitrone, ausgepresst
- 6 Kartoffeln (mehlig), geschält
- 50 g Butter oder 5 EL Butteröl

- Salz, Muskatnuss
- 200 ml Milch
- 4 Zanderfilets, geschuppt, entgrätet, à ca. 100 g
- Salz, Pfeffer
- 2 EL Öl zum Braten
- 1 Bund Bärlauch, fein geschnitten
- $1/2$ Zitrone

Den Spargel schälen, die Enden abschneiden und im Wasser mit Salz, Zucker und Zitronensaft kochen. Warm halten.

Die Kartoffeln in Salzwasser weich kochen, abgießen und im Topf auf der heißen Herdplatte das restliche Wasser verdunsten lassen. Durch die Kartoffelpresse in eine Schüssel geben und die Butter mit einem Kochlöffel unterrühren. Mit Salz und Muskat würzen und die Milch nach und nach dazugeben.

Den Zander mit Salz und Pfeffer würzen. Das Öl in einer Pfanne erhitzen und den Zander darin anbraten.

Das Kartoffelpüree unter den Bärlauch rühren. Den Spargel und das Püree auf vorgewärmten Tellern anrichten und den Zander darauf verteilen. Vor dem Servieren den Fisch mit Zitronensaft beträufeln.

Bärlauch ist eine tolle Alternative zu Knoblauch, da er verträglicher ist.

Fleisch und Geflügel

Krautfleisch

für 4 Personen

- 750 g Schweinefleisch (Keule)
- 250 g rote Zwiebeln
- 40 g Sonnenblumenöl
- 2 TL Tomatenmark
- Salz, Pfeffer aus der Mühle

- 1 TL Kümmel
- 1 Knoblauchzehe, fein gehackt
- 300 ml Fleischbrühe
- 400 g Sauerkraut

Das Fleisch in gleichgroße Würfel schneiden. Zwiebeln schälen und würfeln. Fleischwürfel in heißem Sonnenblumenöl rundum mit wenig Farbe anbraten.
Zwiebeln und Tomatenmark zufügen und bei kleiner Hitze etwa 10 Minuten schmoren lassen. Salz, Pfeffer, Kümmel, Knoblauch und Brühe zufügen und im geschlossenen Topf bei kleiner Hitze etwa 11/2 bis 2 Stunden schmoren.
Sauerkraut unter das fertig geschmorte Fleisch mischen und mit Salz und Pfeffer nachwürzen.

Als Kind habe ich sehr gern Krautfleisch gegessen, genau wie Blut- und Leberwürste. Was früher die typisch bayerisch urige Schlachtschüssel war und eher in einfachen bayerischen Lokalen anzutreffen war, findet man heutzutage als teure Delikatesse in Form von Blutwurstgröstl mit gebratenen Apfelschnitten in besten Restaurants.

Gesottenes Bürgermeisterstück in der Senfkruste

für 4 Personen

- 400 g gekochtes
  Bürgermeisterstück
  (oder Tafelspitz)
- Salz, Pfeffer

- 3 EL mittelscharfer Senf
- 30 g Mehl
- Öl zum Braten

Beilage: Gemischter Salat mit Strauchtomaten

Das Rindfleisch in dünne Scheiben schneiden. Die Fleischscheiben von beiden Seiten mit Salz und Pfeffer würzen und mit Senf bestreichen. 10 Minuten stehen lassen.
Das Fleisch in Mehl wenden und in heißem Öl von beiden Seiten bei mittlerer Hitze goldbraun braten.
Die warmen Rindfleischscheiben mit gemischtem Salat anrichten und sofort servieren.

Tipp: Schmeckt besonders gut mit einem Spritzer Kürbiskernöl

Gekochtes Rindfleisch mit Meerrettich

für 4 bis 6 Personen

- 1 Zwiebel
- 1 Bund Suppengrün
- 400 g klein gehackte
  Rinderknochen
- Salz
- 1 kg Rindfleisch (Tafelspitz,
  Schwanzstück)

- 2 Knoblauchzehen
- 5 weiße Pfefferkörner
- 1 Stängel Liebstöckel
- 1 Zweig Rosmarin
- 1 EL Butter oder Butteröl
- 2 EL geriebener
  Meerrettich

Die Zwiebel halbieren und in der trockenen Pfanne bräunen. Das Suppengrün putzen und würfeln. Die Knochen mit kochend heißem Wasser übergießen und abgetropft in einem Topf mit etwa 2 1/2 Liter kaltem, leicht gesalzenem Wasser bedecken. Zum Kochen bringen und das Fleisch hineinlegen. Fleisch und Knochen im geschlossenen Topf bei kleiner Hitze etwa 1 1/2 Stunden leise sieden lassen. Die Brühe soll nicht sprudelnd kochen, sonst wird das Fleisch zäh.

Das vorbereitete Suppengrün, die ungeschälten Knoblauchzehen, die Pfefferkörner, den Liebstöckel und den Rosmarin zufügen und weitere 30 Minuten bei kleiner Hitze kochen. Das fertige Fleisch aus der Brühe nehmen und einige Minuten ruhen lassen.

Inzwischen die Brühe durchsieben, ein Viertel davon mit kalter Butter im Mixer oder mit dem Pürierstab aufmixen und mit Salz und Pfeffer nachwürzen. Meerrettich unterrühren. Rindfleisch in Scheiben schneiden und in der Sauce auf vorgewärmten tiefen Tellern anrichten.

Dieses Gericht gab es in meiner Kindheit sehr häufig, es war neben dem Rindskron das Lieblingsessen meines Vaters. Er aß es am liebsten mit Sambal Oelek oder frischem Meerrettich. Es musste aber unbedingt bissfest sein – wie schon Edmund Stoiber zu seinem Leidwesen erfahren hat!

Meine erste Begegnung mit Meerrettich ist mir bis heute in Erinnerung: Meine Mutter hatte in Rottach-Egern frischen geriebenen Meerrettich gekauft und in einer Dose luftdicht verschlossen, damit die Intensität des Geschmacks erhalten blieb. Neugierig, wie ich war, musste ich natürlich unbedingt meine Nase hineinstecken und zog den scharfen Duft des Meerrettichs in einem gierigen Atemzug in meine Nebenhöhlen! Mir blieb die Luft weg, und meine Gesichtsfarbe wechselte von Weiß über Rot bis zu Grün-blau. Danach war ich erst mal etwas vorsichtiger mit unbekannten Doseninhalten.

Gebratene Kalbsleber
mit Zwiebelringen

für 4 Personen

- 4 Scheiben Kalbsleber
  à 150 g
- Öl zum Braten

- etwas Mehl
- Salz, Pfeffer
- 2 Zwiebeln, geschält

Beilage: Kartoffelschnee

Zwiebeln in dünne Ringe schneiden, in heißem Öl goldbraun braten und auf einem Küchenpapier entfetten, warm stellen. Leber mit Mehl bestäuben und im verbleibenden Zwiebelöl beidseitig jeweils etwa 3 Minuten braten.
Das Fleisch vor dem Servieren würzen und mit den Zwiebelringen garnieren.

>> *Ich war das einzige Straußkind, das dieses Gericht aß – am liebsten mit gebratenen Apfelringen!* <<

Wiener Schnitzel

für 4 Personen

- 4 dünne Kalbsschnitzel
  aus der Oberschale
  (à 150 g)

- Salz, Pfeffer

Für die Panade:

- 30 g Mehl
- 150 g Semmelbrösel
- 1–2 Eier

Außerdem:

- 30 g Butter oder 3 EL Butteröl
- 3 EL Pflanzenöl zum Braten

Die Kalbsschnitzel dünn vom Metzger schneiden lassen. Eventuell mit einem Plattiereisen gleichmäßig flach klopfen. Die Kalbsschnitzel auf beiden Seiten mit Salz und Pfeffer würzen. Das Mehl und die Semmelbrösel jeweils auf einen großen Teller geben. Die Eier verquirlen und in einen großen, tiefen Teller geben. Die Schnitzel zuerst in Mehl wenden – überschüssiges Mehl entfernen –, durch die Eier ziehen und anschließend in den Semmelbröseln wenden und dabei fest andrücken. In einer großen Pfanne die Butter und das Öl erhitzen und die panierten Schnitzel darin auf beiden Seiten jeweils 2 bis 3 Minuten bei mittlerer Hitze goldbraun braten.

Das war mein absolutes Lieblingsgericht, das es aber leider nicht allzu oft bei uns gab. Als wir Kinder dann einmal zehn Tage bei unserer benachbarten Tante Lisbeth wohnten – unsere Eltern waren verreist –, und uns die Freundin meiner Eltern Jossi Hurler mittags und abends ins Hotel »Überfahrt« einlud, brachte ich es doch glatt fertig, jeden Mittag und jeden Abend Wiener Schnitzel mit Zitrone, Preiselbeeren und Pommes frites zu essen – zehn Tage lang! Meine Mutter schmunzelte über das ganze Gesicht, als sie später davon erfuhr.

Kalbsrahmbraten

für 6 bis 8 Personen

- 1,5 kg Kalbsnuss
- Salz, Pfeffer aus der Mühle
- 3 EL Öl
- 2 Zwiebeln
- 1 Karotte
- 1 Stange Lauch

- 1 Knoblauchzehe
- ¹/₂ EL Tomatenmark
- 6 Wacholderbeeren
- ¹/₄ l Weißwein
- ¹/₄ l Brühe oder Wasser
- 300 ml Schlagsahne

Beilage: Spätzle

Kalbsnuss mit Salz und Pfeffer einreiben. In heißem Öl in einem
Bratentopf ringsherum hellbraun anbraten, dann in den auf
180 °C vorgeheizten Backofen schieben. Etwa 1 Stunde garen
und dabei hin und wieder mit Bratensaft begießen.
Inzwischen Zwiebeln, Karotte, Lauch und Knoblauch putzen
und fein würfeln. Gemüse, Tomatenmark und Wacholderbeeren
zum Braten geben und kurz anrösten. Wein und Brühe zugießen, den Topf schließen und den Kalbsbraten weitere 1¹/₂
Stunden bei 180 °C im Backofen garen.
Fleisch herausnehmen und warm stellen. Bratensaft mit Sahne
im offenen Topf auf der Herdplatte aufkochen. Durch ein Sieb
gießen und mit Salz und Pfeffer nachwürzen. Fleisch in Scheiben
mit der Sauce anrichten.

Briesroulade

für 8 Personen

- 300 g küchenfertiges Kalbsbries
- 50 g Butter oder 5 EL Butteröl

- Salz, Pfeffer aus der Mühle
- Muskat
- 2 EL Schlagsahne
- 40 g Kerbel

Für den Teig:

- 100 g Mehl
- 200 ml Milch
- 20 g Butter, zerlassen, oder 2 EL Butteröl

- 2 Eier
- 2 EL gehackte Petersilie
- 30 g Butter oder 3 EL Butteröl

Außerdem:

- ½ l kräftige Fleischbrühe

- ½ Bund Schnittlauch, in dünne Ringe geschnitten

Das Bries kalt abspülen, die Häute und Adern entfernen, sodass die einzelnen Nocken übrig bleiben. 50 g der Brieswürfel im Mixer pürieren. Das restliche Bries in 50 g heißer Butter hell anbraten, mit Salz, Pfeffer und Muskat würzen. Abkühlen lassen. Brieswürfel und -püree verrühren. Sahne, Petersilie und gehackten Kerbel zufügen.

Aus Mehl, Milch, Eiern und flüssiger Butter einen glatten Teig rühren und etwas ruhen lassen. In einer beschichteten Pfanne mit wenig Butter 4 dünne Pfannenkuchen backen. Die etwas abgekühlten Pfannenkuchen dünn mit der Briesmischung bestreichen und aufrollen.

Die Briesrouladen auf Backtrennpapier legen. Im vorgeheizten Ofen bei 180 °C etwa 15 Minuten backen. Sie dann in Scheiben aufschneiden, mit Schnittlauch in heißer Brühe servieren.

> *Kethi machte gerne Bries, und da der Schlachter Stechl in Rott am Inn das wusste, legte er jedes Mal, wenn er schlachtete, die Thymusdrüsen für sie beiseite. Die briet sie dann in Butter raus oder bereitete sie in einer Zitronen-Weißweinsauce zu. Ich liebte dieses Gericht.* «

Rindsrouladen

für 4 Personen

- 2 Zwiebeln
- 1 Gewürzgurke
- 2 Karotten
- 2 Stangen Staudensellerie
- 4 Rinderrouladen
  aus der Oberschale
  (je etwa 180 g)
- 1 EL Senf

- 4 Scheiben Räucherspeck,
  dünn geschnitten
- Salz, Pfeffer aus der Mühle
- 2 EL Öl
- 1 TL Tomatenmark
- 1/8 l Rotwein
- 200 ml Brühe
- 10 g Butter o. 1 EL Butteröl

Beilage: Kartoffelpüree oder Kartoffelschnee

Eine Zwiebel schälen, in Scheiben schneiden und in Öl glasig dünsten. Gurke, eine geschälte Karotte und den Sellerie der Länge nach vierteln.

Die Fleischscheiben mit Senf bestreichen und mit Speck belegen. Gedünstete Zwiebel, Gurken, Karotten und Sellerie darauf verteilen. Salzen und pfeffern.

Die Roulade aufrollen und verschließen. In heißem Öl bei mittlerer Hitze gründlich braun anbraten, dann aus dem Topf nehmen. Restliche Zwiebel und Karotte gewürfelt zufügen und kurz mitbraten. Tomatenmark mit anrösten. Alles mit Rotwein ablöschen und kurz einkochen lassen. Mit Brühe auffüllen.

Die Rouladen wieder zugeben und bei mittlerer Hitze im geschlossenen Topf etwa 45 bis 60 Minuten schmoren. Rouladen herausnehmen. Schmorsud durch ein Sieb streichen und im offenen Topf bis auf ein Drittel eindampfen lassen. Mit Butter im Mixer aufmixen und mit Salz und Pfeffer abschmecken. Rouladen mit Kartoffelpüree anrichten.

Die Gewürzgurke und den Speck lasse ich persönlich weg, obwohl es damit noch besser schmeckt. Aber wie bei allem, was eingelegt oder lang gelagert ist, muss ich sparsam damit umgehen.

Gebratener Rehrücken mit Preiselbeersauce

für 4 Personen

- 800 g Rehrücken
- Salz, Pfeffer

- Öl zum Braten

Sauce:

- 1 Zwiebel
- 1 Karotte
- 3 EL Öl
- 2 Wacholderbeeren
- $1/2$ Knoblauchzehe
- $1/2$ l Wildfond

- 80 ml Sahne
- Salz, Pfeffer aus der Mühle
- 1 EL Preiselbeeren aus dem Glas
- 10 g Butter oder 1 EL Butteröl

Den Rehrücken vom Knochen auslösen und von Haut und Sehnen befreien.
Für die Sauce Zwiebel und Karotte putzen und grob würfeln. Knochen und Abschnitte in 1 EL heißem Öl braun anrösten.
Vorbereitetes Gemüse, Wacholderbeeren und Knoblauch zufügen und kurz mitschmoren. Mit Wildfond ablöschen und im ge-

schlossenen Topf bei kleinster Hitze 1 Stunde kochen lassen. Anschließend durch ein Sieb passieren.

Den Sud in einem Topf bis zur Hälfte einkochen lassen. Den Rehrücken salzen, pfeffern und in heißem Öl von beiden Seiten kurz anbraten. Auf ein Gitter legen und im auf 180 °C vorgeheizten Backofen 10 bis 15 Minuten garen.

Den verbleibenden Bratensaft mit dem eingekochten Sud und Sahne aufgießen und alles bis zur gewünschten Konsistenz einkochen lassen. Im Mixer oder mit dem Pürierstab aufmixen. Zum Schluss die Preiselbeeren untermischen und nochmals mit Salz und Pfeffer nachwürzen.

Den Rehrücken aus dem Ofen nehmen, in heißer Butter wenden und in Scheiben schneiden. Mit der Sauce auf vorgewärmten Tellern anrichten.

Als ich mit zehn Jahren eine Blinddarmoperation hatte, durfte ich danach drei Tage nichts essen. Die ganze Zeit über redete ich nur noch über Rehrücken mit Spätzle, Rahmsoße und Preiselbeeren, den ich mir wünschte, wenn ich nach Hause käme! Und wirklich – kurz nach meiner Entlassung fuhr mein Vater mit mir nach Kufstein zum Rehrückenessen.

Übrigens ist auch in Wildfond häufig Mononatriumglutamat enthalten. Man kann ihn ebenso wie jeden anderen Saucenfond oder auch Hühner- und Rinderbrühe selbst machen und dann in kleinen Gläsern einfrieren – so hat man schnell eine gute Sauce bzw. Suppe und weiß, was drin ist.

Rinderfiletcarpaccio mit grünem Spargel, Bärlauch und Parmesanflöckchen

für 4 Personen

- 400 g Rinderfilet
- etwas Olivenöl
- 1 Zitrone
- 500 g grünen Spargel

- ½ Bund Bärlauch
- 80 g Parmesan
- Salz, Pfeffer

Das Rinderfilet in dünne Scheiben schneiden und zwischen Frischhaltefolie fein klopfen. Das Fleisch auf dem Teller anrichten und mit Salz, Pfeffer, Olivenöl und Zitrone würzen. Kalt stellen.

Den Bärlauch waschen und fein schneiden. Die holzigen Enden des Spargels abschneiden. Das untere Drittel schälen und anschließend den Spargel in heißem Salzwasser blanchieren, herausnehmen und in Eiswasser kurz abschrecken.

Das Carpaccio mit dem grünen Spargel und dem geschnittenen Bärlauch garnieren und mit Parmesanflocken servieren.

Bei meinem ersten Carpaccio wusste ich noch nicht, dass man das Fleisch vorher anfrieren muss, um es besser schneiden zu können. Die Scheiben waren demnach alles andere als hauchdünn!

Pochiertes Rinderfilet
in Rotweinsud mit Gemüsestreifen

für 4 Personen

Rotweinsud:

- 500 ml Rotwein
- 250 ml Fleischbrühe
- 1 Gelbe Rübe, grob gewürfelt
- 1 Stange Staudensellerie, grob gewürfelt
- 1 kleine Zwiebel, geviertelt

- 1 Thymianzweig
- 1 Rosmarinzweig
- 1 Lorbeerblatt
- 5 Pfefferkörner
- 1 Prise Salz
- 600 g Rinderfilet, ohne Fett und Sehnen

Den Rotwein und die Fleischbrühe in einen großen flachen Topf geben. Die Gelben Rüben, den Staudensellerie, die Zwiebel, den Thymian, den Rosmarin, das Lorbeerblatt und Pfefferkörner zugeben und salzen.
Den Sud aufkochen lassen und das Rinderfilet hineinlegen. Die Hitze reduzieren. Das Rinderfilet im Sud etwa 20 Minuten gar ziehen lassen. (Der Sud darf nicht kochen.)

Gemüsestreifen:

- 3 EL Öl
- 1 Knoblauchzehe, fein gehackt
- 3 Gelbe Rüben, längs in Streifen geschnitten
- $1/2$ Knollensellerie, in dünne Streifen geschnitten

- 2 Zucchini, längs in Streifen geschnitten
- 2 Stangen Lauch, längs in Streifen geschnitten
- 400 ml Gemüsefond
- Salz, Pfeffer
- $1/2$ Bund Petersilie, gezupft, fein geschnitten

Das Öl in einem Topf erhitzen, den Knoblauch zugeben und darin anschwitzen. Danach die Gelben Rüben und den Sellerie zugeben und darin andünsten. Anschließend die Zucchini und den Lauch zugeben, kurz anschwitzen. Alles mit Gemüsebrühe aufgießen, aufkochen lassen und das Gemüse darin bissfest kochen. Mit Salz und Pfeffer abschmecken.

Das Rinderfilet aus dem Sud nehmen, in Scheiben aufschneiden und auf vorgewärmte Teller verteilen. Das Gemüse aus der Brühe heben, neben dem Filet anrichten und mit etwas Rotweinsud und Petersilie servieren.

Wegen seines hohen Histamingehaltes kann ich nur ganz jungen Rotwein verwenden; meistens ersetze ich ihn aber durch Fleischbrühe (selbstgemacht!) und jungen Roséwein.

Tagliata vom Kalbsrücken mit Kräutern und Carponata

für 4 Personen

Carponata:

- 2 EL Olivenöl
- 1 gelbe Paprika, fein gewürfelt
- 1 rote Paprika, fein gewürfelt
- 1 Zucchini, fein gewürfelt
- 2 Knoblauchzehen, angedrückt
- 80 ml weißen Balsamico-Essig
- 2 EL Zucker
- 3 Stck. getrocknete Tomaten, in Streifen geschnitten
- 12 Oliven, zerkleinert
- 1 TL Kapern
- 1 EL Pinienkerne
- 1 TL Rosinen
- 1 Spritzer Tabasco
- Salz, Pfeffer

Kalbsrückentagliata:

- 600 g Kalbsrücken, ohne Fett und Sehnen
- Salz, Pfeffer
- 2 Knoblauchzehen, gehackt
- 1/2 Bund Petersilie, gezupft, fein geschnitten
- 10 Basilikumblättchen, fein geschnitten
- 4 Zweige Thymian, gezupft
- 100 ml Olivenöl
- Salz, Pfeffer
- Spritzer Zitrone
- 4 EL Traubenkernöl
- etwas Balsamico-Sirup
- 1 kleines Stück Parmesan

Die Paprika und die Zucchini getrennt in heißem Olivenöl mit Knoblauch anbraten. Den Essig mit zwei Esslöffeln Zucker aufkochen und über die getrockneten Tomaten gießen, kurz darin ziehen lassen.

Das gebratene Gemüse, die getrockneten Tomaten im Sud, die Oliven, die Kapern, die Pinienkerne und die Rosinen in eine Schüssel geben, gut vermischen und mit Tabasco, Salz und Pfeffer abschmecken.

Den Backofen auf 200 °C vorheizen. Das Kalbfleisch mit Salz und Pfeffer würzen. Den Knoblauch, die Petersilie, den Basilikum, den Thymian und das Olivenöl in einen Mixer geben und pürieren. Die Kräutermarinade mit Salz, Pfeffer und Zitronensaft abschmecken.

Das Traubenkernöl in einer Pfanne erhitzen, das Kalbfleisch am Stück zugeben und rundum anbraten. Danach vom Herd nehmen und im Backofen bei 200 °C etwa 10 Minuten garen lassen, herausnehmen und ruhen lassen.

Kurz vor dem Servieren nochmals für 10 Minuten in den Ofen geben. Vor dem Servieren in dünne Scheiben schneiden. Das Gemüse auf Teller verteilen, darauf die Kalbfleischscheiben legen und mit der Kräutermarinade beträufeln.

Zum Schluss etwas Parmesan darüber hobeln und mit Balsamico-Sirup garnieren.

Pinienkerne können mitunter allergische Reaktionen hervorrufen. Die Kräuter habe ich am Anfang nicht alle vertragen, aber das ging erstaunlicherweise schnell vorüber. Parmesan wird wie immer durch Pecorino vom Schaf ersetzt. Manchego ist auch eine interessante Alternative.

Mediterrane Lammkeule mit Bohnen und Kartoffelplätzchen

für 4 Personen

• 1 Lammkeule

Lammsauce:

• Öl zum Braten
• 1 weiße Zwiebel, grob gewürfelt
• 1 Stange Staudensellerie
• 1 TL Tomatenmark
• 500 ml Rotwein
• 5 Zweige Thymian
• 1 Knoblauchzehe, fein gehackt
• 250 ml Lammfond aus dem Glas

• Salz, Pfeffer
• 4 EL Öl
• 2 Knoblauchzehen, angedrückt
• 5 Zweige Thymian
• 5 EL Senf, mittelscharf
• 1/2 Bund Petersilie, gezupft, fein gehackt

Karoffelteig:

• 4 Kartoffeln (mehlig kochend), geschält, grob gewürfelt
• Salz, Pfeffer

• 1 Prise Muskat
• 1 Ei
• 1 Eigelb

Gemüse:

- 500 g Bohnen, geputzt
- Salz
- 1 Paprika, geschält, in
  Streifen geschnitten

- 2 EL Olivenöl
- Salz, Pfeffer
- 1–2 EL Olivenöl
- Salz, Pfeffer

Den Backofen auf 200 °C vorheizen. Die Lammkeule von Sehnen und Fett befreien und in ihre Einzelteile zerlegen. Die Knochen klein hacken. In einer Pfanne Öl erhitzen und die Knochen und Sehnen darin anbraten. Die Zwiebeln und den Staudensellerie zugeben und leicht anbräunen.

Das Tomatenmark zufügen und weiter rösten. Mit einem Drittel des Rotweins ablöschen und einkochen lassen. Danach mit dem restlichen Rotwein auffüllen und einkochen lassen. Den Thymian und den Knoblauch zugeben, mit dem Fond aus dem Glas auffüllen und bis zur gewünschten Konsistenz einkochen lassen. Den Sud durch ein feines Sieb gießen.

Das Lammfleisch mit Salz und Pfeffer würzen und in einer heißen Pfanne mit Öl von allen Seiten braten. Knoblauch und Thymian zugeben und bei mittlerer Hitze braten, dass es innen noch rot ist. Auf Gitter abliegen lassen.

Das Fleisch mit dem Senf einstreichen und mit der Petersilie bestreuen. Im Backofen auf dem Gitter bei 200 °C fertig garen, je nach Größe des Fleisches etwa 20–30 Minuten. Vor dem Servieren in Scheiben schneiden.

Die Kartoffeln in Salzwasser weich kochen. Abschütten und ausdämpfen lassen. Durch die Kartoffelpresse drücken. Mit Salz, Pfeffer und Muskatnuss abschmecken. Das Ei unterrühren. Auf ein Backblech Backpapier legen. Die Kartoffelmasse in einen Spritzbeutel mit Sterntülle füllen, die Masse auf das Backblech aufspritzen. Mit Eigelb bepinseln. Die Kartoffeln in den Backofen schieben und in etwa 10 Minuten backen, bis das Ei leicht gebräunt ist.

Die Bohnen in kochendem Salzwasser bissfest kochen, abgießen

274

und in Eiswasser abschrecken. Die Paprika in Olivenöl anbraten, mit Salz und Pfeffer würzen. Bohnen mit unterschwenken und gut abschmecken. Die Lammsauce aufkochen und mit Olivenöl binden. Das Gemüse und die Kartoffelplätzchen auf vorgewärmten Tellern anrichten, das Lammfleisch verteilen und mit der Sauce umgießen.

Lammfleisch kannte meine Mutter aus Frankreich, aber wir Kinder haben es nur dort gerne gegessen. Bei einem Staatsbesuch in Marokko, zu dem uns mein Vater mitgenommen hatte, ist mir als Teenager vom Hammelgeruch einmal so schlecht geworden, dass meine Mutter mir auf dem Rückflug Whisky als Gegenmittel verabreicht hat – diese Rosskur hat tatsächlich geholfen!

Gans im Ganzen gebraten

für 4 Personen

- 1 küchenfertige Gans (etwa 3–4 kg)
- Salz, Pfeffer aus der Mühle

Die Gans waschen, abtrocknen. Innen und außen salzen und pfeffern. Die Gans auf der Brustseite in den Bratentopf legen und etwa 2 cm hoch Wasser zugießen. Im auf 180 °C vorgeheizten Backofen eine Stunde braten. Die Gans wenden und weitere 1 1/2 bis 2 Stunden fertig braten. Dabei hin und wieder mit Bratensud begießen, das gibt der Sauce später einen guten Geschmack und der Haut eine schöne Farbe. Die fertige Gans noch 10 Minuten im ausgeschalteten Backofen ruhen lassen. Inzwischen den Bratensud entfetten und im offenen Topf bei großer Hitze bis auf die Hälfte eindampfen lassen. Durch ein

Sieb gießen und im Mixer oder mit dem Pürierstab aufmixen.
Die Gans mit der Sauce servieren.

Tipp: Bei der Gans Faustregel »Jedes Pfund a halbe Stund«

Avocados mit Perlhuhnbrust

für 4 Personen

- 300 g Perlhuhnbrust
- 1–2 reife weiche Avocados
- Salatblätter zum Garnieren
- weißer Balsamico-Essig
- Olivenöl
- Salz

- Pfeffer
- Knoblauch
- Zitronensaft
- etwas Thymian
- etwas Rosmarin

Den Salat putzen und waschen und, wenn vorhanden, mit einer
Salatschleuder trocken schleudern. Die Avocados schälen und
halbieren. Den Kern herausnehmen und in Stücke schneiden.
Mit Zitronensaft, Essig, Olivenöl, Salz und Pfeffer marinieren.
In einer Pfanne Öl erhitzen. Perlhuhnbrust hineingeben, ebenso
den Knoblauch, Thymian und Rosmarin. Für kurze Zeit garen.
Die Avocados auf Tellern anrichten und die Perlhuhnbrust
darauf legen. Den Salat mit Salatsauce anmachen und damit
die Teller ausgarnieren.

Salatsauce:

- 1 EL Balsamico-Essig
- 3 EL Rotweinessig
- 1 EL Sherryessig
- 8 EL Wasser
- 10 EL Olivenöl
- 2 EL reduzierter Noilly Prat oder anderen Wermut
- Salz, Pfeffer

Noilly Prat in einem kleinen Topf einkochen. Balsamico-Essig, Rotweinessig, Wasser, Noilly Prat, Salz und Pfeffer in einer Schüssel verrühren. Das Olivenöl mit einem Schneebesen darunter rühren.

Süßspeisen

Strudelteig Grundrezept

für 6 Personen

- 275 g Mehl
  (Wiener Grießler)
- 1 Prise Salz
- 1 EL Öl

- 100 ml Wasser
- 1 EL flüssige Butter
  oder Butteröl

Mehl, Salz, Öl und 100 ml lauwarmes Wasser mischen und mit den Knethaken des Handmixers oder in der Küchenmaschine in etwa 10 Minuten zu einem glatten, elastischen Teig verarbeiten. Den Teig zu einer Kugel formen und mit Butter bestreichen, in Folie verpackt bei Zimmertemperatur 2 Stunden ruhen lassen. Ein Tischtuch gleichmäßig mit Mehl einstäuben. Den Strudelteig so dünn wie möglich darauf ausrollen. Mit den flachen Händen unter die Teigplatte gehen und den Teig gleichmäßig über die Handrücken immer dünner ausziehen. Der Teig ist richtig, sobald man durchsehen kann.

Den Teig nach Rezept füllen und aufrollen, indem man die Tischdecke an der gefüllten Teigseite so weit anhebt, dass sich der Strudel ganz von selbst aufrollt.

Quarkstrudel

für 6 Personen

- 80 g Butter oder 8 EL Butteröl
- 1 Vanilleschote
- 2 Eier
- $^1/_8$ l Schlagsahne
- $^1/_8$ l Sauerrahm
- 500 g Quark (20 % Fett)
- 1 unbehandelte Zitrone
- 100 g Zucker
- 1 Prise Salz
- 50 g Rosinen, in Rum eingeweicht nach Belieben
- 1 Rezept Strudelteig
- 1 EL gemahlene Mandeln
- $^1/_8$ l Milch

60 Gramm weiche Butter mit dem Schneebesen schlagen, bis sie hell und schaumig geworden ist. Die Vanilleschote längs aufschneiden und das Vanillemark auskratzen. Eier, Sahne, Sauerrahm, Vanillemark und Quark untermischen. Abgeriebene Zitronenschale, 80 g Zucker, Salz und Rosinen unterrühren. Den fertigen Strudelteig, wie im Rezept angegeben, hauchdünn ausziehen. Mit der restlichen zerlassenen Butter bestreichen und mit Mandeln bestreuen. Die Quarkmasse in einem dicken Streifen auf eine Längsseite des Strudelteigs geben. Dabei einen etwa 5 cm breiten Rand freilassen. Den Strudel mit Hilfe des Tuches aufrollen und in eine gebutterte ofenfeste flache Form legen. Mit restlichem Zucker bestreuen.

Den Strudel in den auf 200 °C vorgeheizten Backofen schieben und nach etwa 10 Minuten Backzeit die Milch darüber gießen. Weitere 35 Minuten backen, bis der Strudel hellbraun ist.

Den fertigen Strudel einige Minuten stehen lassen, in Portionsstücke schneiden und servieren.

Wenn ich heute Strudel backe, nehme ich eine spezielle Kombination aus Dinkel-, Kamut- und Buchweizenmehl. Das funktioniert so gut, dass meine Kinder extra danach verlangen!

Birnen-Apfelstrudel

für 6 Personen

- 3 reife Birnen
- 3 säuerliche Äpfel
- 2 EL Mandelblättchen
- 150 ml Sauerrahm
- 50 ml Schlagsahne
- 3 EL gemahlene Haselnüsse
- 1 unbehandelte Zitrone

- 2 EL Zucker
- 4 EL Rum
- 10 g Rosinen
- 1 Rezept Strudelteig
- 30 g Butter oder
  3 EL Butteröl
- 2 EL Puderzucker

Birnen und Äpfel schälen, entkernen und würfeln, Mandeln in einer beschichteten Pfanne ohne Fett hellbraun rösten. Birnen, Äpfel, Sauerrahm, Sahne, 2 EL Haselnüsse, Mandeln, Zitronensaft, Zucker, Rum und Rosinen in eine Schüssel geben und durchmischen. 30 Minuten stehen lassen.
Den fertigen Strudelteig hauchdünn ausziehen, mit zerlassener Butter bestreichen und mit den restlichen Haselnüssen bestreuen. Die Füllung in einem dicken Streifen auf eine Längsseite des Teigs geben. Dabei einen 5 cm breiten Rand freilassen. Den Strudel mit Hilfe des Tuches aufrollen und in eine gebutterte ofenfeste Form legen. In den auf 200 °C vorgeheizten Backofen schieben und den Strudel etwa 30 bis 40 Minuten backen.
Den fertigen Strudel einige Minuten abkühlen lassen, mit Puderzucker bestäuben und servieren.

» Zum Glück habe ich mich schon in meiner Kindheit zur Genüge an traditionellem Strudel gütlich tun können – Kethi machte den besten Apfelstrudel der Welt! Da kommt keine Bäckerei ran. «

Reisauflauf

Für 4 bis 6 Personen

- 250 g Milchreis
- 1 l Milch
- 1 Prise Salz
- 1 Stück Zitronenschale
- 60 g Zucker oder Apfelzucker
- 250 g Quark

- 5 Eier
- 50 g Butter oder 5 EL Butteröl
- 1 Päckchen Vanillezucker
- 500 g Steinobst (Aprikosen, Pfirsiche etc.)

Reis waschen und in der Milch mit 1 Prise Salz und Zitronenschale weich kochen und abkühlen lassen. Zitronenschale entfernen. Eigelb und Eiweiß trennen.

In der Zwischenzeit Butter, Zucker, Vanillezucker, Quark und Eigelb schaumig aufschlagen. Das Eiweiß zu einem festen Eischnee verarbeiten.

Den erkalteten Reis nach und nach in die Eier-Quarkmasse unterrühren. Zuletzt den Eischnee unterheben. In eine gefettete Auflaufform geben.

Steinobst waschen, evtl. häuten, halbieren und den Auflauf damit belegen. Bei mäßiger Hitze etwa 45 Minuten goldgelb backen.

Obwohl ich selbst keinen Milchreis essen kann, mache ich ihn heute noch: Er ist die Lieblingsspeise meines Sohns Markus und meines Mannes. Sie lieben besonders den ganz einfachen, aber sehr nahrhaften und kalorienreichen Milchreis, der nur aus Milchreis, Milch, Sahne, Vanillezucker, Vanilleschote, Zitronenschale sowie Apfelzucker besteht und anschließend im Ofen mit Pfirsichen vermischt herausgebacken wird.

Rohrnudeln

für 4 Personen

- 500 g Mehl
- 1/8 l Milch
- 2 Eier
- 60 g Butter oder
  6 EL Butteröl

- 2 EL Zucker oder
  Apfelzucker
- 1 Prise Salz
- 20 g Hefe

Für die Füllung:

- 1 Glas Zwetschgenmus oder andere dunkle Marmelade

Mehl in eine große Schüssel sieben, in die Mitte eine Vertiefung drücken und die Hefe hineinbröseln, ganz wenig warme Milch darübergießen und wenig Zucker darüberstreuen. An einem warmen Ort ca. 1/4 Stunde gehen lassen.
Butter erwärmen. Vorteig mit Mehl abdecken und erst dann alle Zutaten zufügen und zu einem mittelfesten Teig verarbeiten. Den Teig so lange kneten, bis er sich von der Schüssel löst. Zugedeckt nochmals etwa 1 Stunde an einem warmen Platz gehen lassen.
Den Teig wieder durcharbeiten und in 8 Stücke teilen, zu Kugeln formen und etwas flach drücken. Mus einfüllen, wieder gut verschließen und nochmals ruhen lassen. Mit der Öffnung nach unten in eine gebutterte feuerfeste Form geben und im Ofen bei 180 °C 40 bis 50 Minuten goldbraun backen.

Auf dieses leckere Gericht meiner Kindheit muss ich heute leider ganz verzichten. Überhaupt ist es bei Mehlspeisen sehr schwer, die für mich unverträglichen Zutaten auszutauschen. Für Eier beispielsweise gibt es zwar Ersatzmittel wie Maispaste zum Anrühren mit Wasser, die durchaus funktionieren, aber es schmeckt einfach nur halb so gut! Pfannenkuchen lassen sich auch mit Buchweizen machen, sodass ich wenigstens

*ab und zu eine meiner früheren Lieblingsspeisen zubereiten kann. Ganz
selten nehme ich Kamut oder Dinkel.*

In Weinteig ausgebackene Früchte
mit warmem Weinschaum

für 6 Personen

- 2 Eier
- 225 g Mehl
- ⅛ l Weißwein
- 1 Prise Salz
- 60 g Butter oder
  6 EL Butteröl
- 1 kg frische Früchte
  (z. B. Johannisbeeren,
  Zwetschgen)

- 1 EL Zucker oder
  Apfelzucker
- 1 l Öl oder Butterschmalz
  zum Ausbacken
- Mehl zum Wenden
- Puderzucker zum
  Bestäuben

Eier trennen. Mehl mit Wein, Eigelb und Salz zu einem glatten
Teig verrühren. Flüssige Butter untermischen und den Teig
30 Minuten zum Quellen beiseite stellen.
Inzwischen das Obst waschen, gut abtrocknen, je nach Sorte
entkernen, entsteinen und in mundgerechte Stücke schneiden.
Eiweiß zu steifem Schnee schlagen, Zucker unter Schlagen ein-
rieseln lassen, Eischnee unter den Weinteig heben.
Fett in einem großen Topf auf 180 °C erhitzen. Es ist heiß
genug, wenn an einem hineingetauchten Holzlöffelstiel kleine
Blasen aufsteigen.
Die Früchte portionsweise in Mehl wenden, in den Teig tauchen
und im heißen Fett goldbraun ausbacken. Auf Küchenpapier
abtropfen lassen und mit Puderzucker bestäubt servieren.

Warmer Weinschaum:

- 4 Eigelb
- 2 Eier
- 4 EL Zucker oder
  Apfelzucker

- 2 EL Obstbrand
- 160 ml Weißwein
- 4 EL Zitronensaft

Für das Wasserbad etwa eine Handbreit Wasser in einem weiten Topf erhitzen. Eine passende Schüssel so in den Topf hängen, dass der Boden die Wasseroberfläche nicht berührt. Alle Zutaten in die Schüssel geben und auf dem leise kochenden Wasserbad mit einem großen Schneebesen oder dem Handrührgerät schlagen, bis sich ein gleichmäßig fester Schaum gebildet hat. Den fertigen Weinschaum sofort auf Tellern oder in Gläsern anrichten und servieren.

Holunderkücherl

für bis 6 Personen

- 8–12 Holunderblüten
- 200 g Mehl
- 1/4 l Bier
- 1 Prise Salz
- 1 TL Zucker oder
  Apfelzucker

- 1 Ei
- Öl zum Ausbacken
- 3 EL Zucker zum
  Bestreuen

Holunderblüten in eine Schüssel mit Wasser legen, vorsichtig hin und her schwenken, damit der Staub entfernt wird. Auf einem Tuch zum Trocknen ausbreiten. Wenn die Blüten noch feucht sind, nehmen sie den Teig später nicht an.
Mehl, Bier, Salz, Zucker und Ei zu einem flüssigen Teig verquirlen. 30 Minuten zum Quellen stehen lassen.

In einem flachen Topf das Fett auf 180 °C erhitzen. Es ist heiß genug, wenn an einem hineingetauchten Holzlöffelstiel kleine Blasen aufsteigen. Die Holunderblüten in den Teig tauchen, abtropfen lassen und schwimmend im heißen Fett goldgelb ausbacken.

Auf Küchenkrepp abtropfen lassen. Die Holunderkücherl mit Zucker bestreut servieren.

Holunder gab es bei uns im Garten in Hülle und Fülle – ein typisches Rezept vom Land.

Topfenknödel mit Mohn und Fruchtragout

für 4 Personen

- 100 g geriebenes Weißbrot
- 250 g Topfen (auf Küchenkrepp etwas trocknen)
- 1 Ei
- 75 g Zucker oder Apfelzucker
- 1 Prise Salz
- Vanilleschote
- Abrieb von Zitrone und Orange (unbehandelt)

- 30 g Butter oder 3 EL Butteröl
- 50 g Brösel
- 10 g Zucker oder Apfelzucker
- 10 g gemahlenen Zimt
- 200 g fertige Mohnbackmischung
- Puderzucker
- 250 g frische Beeren oder entsprechend Fruchtmark
- einige Blätter Minze

Ei, Zucker und Vanillemark kräftig verrühren. Die restlichen Zutaten untermengen, gut durchrühren. Etwas Masse in die Hand nehmen, flach drücken, etwas von der Mohnmasse in die Mitte legen, die Seiten zusammenklappen und einen Knödel formen.

285

In einer Pfanne Butter zerlassen und die Brösel darin hell bräunen, Zucker und Zimt beigeben und durchmischen. Knödel in wallendem Salzwasser ca. 5 bis 7 Minuten ziehen lassen. Die Knödel aus dem Topf nehmen und in den Zuckerbröseln schwenken.
Mit Beeren und Fruchtmark servieren, mit Minze garnieren.

Mit Topfenknödeln verbinde ich Erinnerungen ans Skifahren, denn hinterher gab es jedes Mal welche – herrlich! Heute esse ich allerdings nur das Fruchtragout, die Knödel überlasse ich meiner Familie. Wenn ich es gar nicht lassen kann, dann nehme ich die Zutaten meiner Neukreation: Schafquark, Kartoffelmehl, gepresste Kartoffel, Apfeldicksaft. Das klappt auch ganz gut

Lebkuchenmousse

für 4 Personen

- 2 Eier
- 1 Eigelb
- 30 g Zucker oder Apfelzucker
- 2 Blatt Gelatine
- 2 cl Kirschwasser
- 75 g dunkle Kuvertüre
- 75 g Lebkuchen
- 5 g Lebkuchengewürz
- 250 g Sahne

Sahne schlagen, im Kühlschrank aufbewahren. Gelatine im kalten Wasser einweichen. Kuvertüre im Wasserbad schmelzen. Lebkuchen fein hacken oder reiben.
Eier, Eigelb und Zucker in einer Metallschüssel auf einem heißen Wasserbad schaumig weiß rühren. Kalt rühren. Kuvertüre zur Eiermasse geben, sowie Lebkuchen und Lebkuchengewürz.
Gelatine in Kirschwasser in einem Töpfchen auf der Herdplatte

schmelzen. Geschlagene Sahne unterheben. Im Kühlschrank fest werden lassen.
Zum Servieren mit einem Löffel Nocken ausstechen und mit Früchten, Kompott etc. anrichten.

Natürlich hieß Lebkuchenmousse früher noch Lebkuchenpudding – aber er war ebenso lecker! Es gab ihn bei uns regelmäßig zu Weihnachten.

Christstollen mit Marzipan

- 50 g Zitronat
- 50 g Orangeat
- 200 g Zucker oder Apfelzucker
- 600 g Rosinen
- 150 ml Rum
- 100 g Hefe
- 450 ml Milch
- 1,2 kg Mehl
- 3 Eier
- 10 g Salz
- 5 Päckchen Vanillezucker
- 1/2 TL Anis, getrocknet
- 500 g Butter oder 50 EL Butteröl
- 175 g gehackte Mandeln
- 100 g Marzipanrohmasse
- 50 g Puderzucker
- 100 g Butter oder 10 EL Butteröl zum Bestreichen
- 200 g Puderzucker zum Bestäuben

Zitronat und Orangeat fein hacken. 2 EL Zucker mit 2 EL Wasser aufkochen und abgekühlt über die Succade gießen. Rosinen mit Rum übergießen. Beide Mischungen zugedeckt für 2 bis 3 Tage stehen lassen.
Für den Vorteig die Hefe mit 1 EL Zucker in 50 ml lauwarmer Milch auflösen. Mehl in eine Schüssel geben und eine Mulde hineindrücken. Hefemilch hineingeben und mit etwas Mehl verrühren. Die Schüssel zum Gehen an einen warmen Ort stellen.

Nach etwa einer Viertelstunde, wenn der Vorteig blasig aufgegangen ist, die restliche lauwarme Milch, die verquirlten Eier, den restlichen Zucker, das Salz, den Vanillezucker, den Anis und die flüssige lauwarme Butter zum Mehl in die Schüssel geben und gründlich verkneten, bis der Teig glatt und elastisch geworden ist und sich vom Schüsselrand löst. Mandeln, eingeweichte Succade und Sultaninen unterkneten. Den Teig zugedeckt für 1 Stunde an einem warmen Ort gehen lassen, bis er sich etwa verdoppelt hat.

Mit den Händen auf wenig Mehl durchkneten. Marzipanrohmasse mit Puderzucker verkneten, teilen und zwei fingerdicke Rollen daraus formen. Aus dem Stollenteig zwei dicke ovale Fladen formen, die Marzipanrollen jeweils in die Mitte legen und den Teig zur Stollenform übereinander schlagen.

Die Stollen (evtl. mit Stollenform) auf ein Blech legen, noch einmal 30 Minuten gehen lassen und in den auf 175 °C vorgeheizten Backofen schieben und 45 bis 50 Minuten goldbraun backen.

Noch warm mit flüssiger Butter bestreichen, gut auskühlen lassen und in Alufolie verpackt für 10 bis 14 Tage kühl aufheben.

Vor dem Servieren mit Puderzucker bestäuben und in dünnen Scheiben servieren.

Das ist der berühmte und im Buch erwähnte Christstollen von meiner Tante Maria. Sie verwendete dafür zweierlei Sorten Rosinen, helle Sultaninen und dunkle Weinbeeren. Dafür nahm sie weder Anis noch Marzipanrohmasse. Und sie bereitete ihn mit einer schier endlosen Geduld und Sorgfalt zu.